U0199488

妇科肿瘤化疗手册

主　编　闫　震　段　微

副主编　苏　丽　康海利

编　者（以姓氏笔画为序）

王　娇　闫　震　苏　丽　李　巍

辛德梅　尚晨光　段　微　胡晓頔

徐嘉欣　黄　磊　康海利

人民卫生出版社

·北　京·

图书在版编目（CIP）数据

妇科肿瘤化疗手册 / 闫震，段微主编 . —北京：
人民卫生出版社，2022.1
ISBN 978-7-117-32257-7

Ⅰ.①妇… Ⅱ.①闫…②段… Ⅲ.①妇科病 —肿瘤
—药物疗法 —手册 Ⅳ.①R737.305.3-62

中国版本图书馆 CIP 数据核字（2021）第 210963 号

人卫智网	**www.ipmph.com**	医学教育、学术、考试、健康，
		购书智慧智能综合服务平台
人卫官网	**www.pmph.com**	人卫官方资讯发布平台

妇科肿瘤化疗手册

Fuke Zhongliu Hualiao Shouce

主　　编：闫　震　段　微
出版发行：人民卫生出版社（中继线 010-59780011）
地　　址：北京市朝阳区潘家园南里 19 号
邮　　编：100021
E - mail：pmph @ pmph.com
购书热线：010-59787592　010-59787584　010-65264830
印　　刷：北京汇林印务有限公司
经　　销：新华书店
开　　本：889 × 1194　1/32　印张：12.5
字　　数：291 千字
版　　次：2022 年 1 月第 1 版
印　　次：2022 年 1 月第 1 次印刷
标准书号：ISBN 978-7-117-32257-7
定　　价：69.00 元
打击盗版举报电话：010-59787491　E-mail：WQ @ pmph.com
质量问题联系电话：010-59787234　E-mail：zhiliang @ pmph.com

前　言

　　北京妇产医院历史悠久，妇科肿瘤科是北京市唯一集手术、化疗、放疗、教学和科研为一体的妇科肿瘤单位，在妇科恶性肿瘤临床诊治方面一直处于国内外先进水平。得益于老一辈医师的谆谆教诲和对科学技术发展的领悟与创新，妇科肿瘤科与时俱进，不断改进与完善各项医疗工作细节，形成了一整套切实可行的医疗规范。

　　从多年对来自全国各地的进修医师培训中，我们发现，由于临床实践的不足，各地临床妇科医生对恶性肿瘤药物治疗知识掌握的差距在逐步加大，大多数的妇科医生即使对于传统的化疗药物也难以做到较好地掌握，更多的是主观上对抗肿瘤药物的不良反应有恐惧感，干脆把妇科化疗工作交给肿瘤内科去做。其实，有化疗经验的妇科专家们的一致观点是：妇科恶性肿瘤治疗是一个系统工程，化疗作为其中的一个重要组成部分，由妇科医生来实施更合理、更有优势。

　　目前，基于诊疗理念和临床实践的发展，有关妇科恶性肿瘤治疗相关的各种"指南""共识"在不断发布并更新，其作用是为了诊疗规范化，但临床实践及经验的积累对医生的成长同样重要。有句话叫作"细节决定成败"，其中的细节多是指实践中的经验，很多情况下，我们是靠经验走出困境。因此,在编写此书时,我们以最新发布的指南和共识为准则,同时尽可能把多年积累和摸索的经验一并总结,使大家能少走弯路,扫清前进中的障碍,从容应对化疗中出现的各种问题。

本书的总论内容是化疗相关最基础知识的简要概括,包括细胞生物学、细胞动力学、化疗药物的作用机制等,需要每个医生应知应会。化疗方案以医嘱的模式展示给大家,比着"葫芦"就能画"瓢",可解决初学者不知如何下笔的最基本问题。对每个方案使用中需要重点关注的地方给予了点评。本书中还加入了基因检测的相关内容,解决"如何看报告""如何应用报告结果"这类很实用的问题。

近年来,随着分子靶向药物和免疫治疗药物等全新机制抗肿瘤药物在妇科恶性肿瘤细胞治疗中的推广,患者的预后得以明显改善,药物的适应证在不断扩展,本书的校订过程中不时会有其新内容的公布,使得我们不断"被迫"补充。我们真诚希望各位同道在使用本书的同时,能够提出宝贵建议,促进共同进步。欢迎发送邮件至邮箱 renweifuer@pmph.com,或扫描封底二维码,关注"人卫妇产科学",对我们的工作予以批评指正,以期再版修订时进一步完善,更好地为大家服务。

闫　震　段　微

2022 年 1 月

目　录

第一章

化疗的基本理论

本章内容是肿瘤化疗相关基本理论知识的简要回顾,属于妇科医生在恶性肿瘤化疗方面应掌握的基础理论知识。

一、肿瘤组织细胞生物学

(一) 组织细胞的生长方式

1. 正常组织细胞的生长方式

(1)静止型细胞群:很少有细胞分裂,如神经元、骨骼肌。

(2)更新型细胞群:经常有细胞分裂,但细胞增殖与消亡是平衡的,如骨髓、上皮。

(3)增生型细胞群:在特殊情况下增殖,如肝脏。

2. 癌细胞的生长方式　细胞消亡与增殖之间的平衡失调,癌细胞不受机体约束,无限增殖。

(二) 肿瘤细胞的增殖动力学

1. 肿瘤细胞增殖周期(图 1-1)

(1)概念:肿瘤细胞从一次分裂结束到下一次分裂结束的

时间。

(2)4 个时相:DNA 合成前期(G_1 期)、DNA 合成期(S 期)、DNA 合成后期(G_2 期)和有丝分裂期(M 期)。

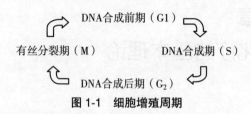

图 1-1　细胞增殖周期

2. 肿瘤细胞在体内的存在状态

(1)增殖期细胞(细胞不断进行分裂增殖)。

(2)静止期(G_0 期)。

(3)无活力细胞(细胞不能进行分裂,逐渐老化死亡)。

Tips:①任何时候,肿瘤组织都包含有增殖周期各时相的细胞、静止期细胞和无活力细胞;②各类肿瘤细胞的增殖周期的时间长短不一,增殖期细胞所占的比例亦不同;③处于增殖周期中的细胞对化疗药物最敏感。

二、抗肿瘤药物分类及作用机制

根据药物对细胞增殖动力学影响的不同分为细胞毒类和非细胞毒类抗肿瘤药物。

(一)细胞毒类抗肿瘤药物(传统化疗药物)

依据药物对增殖周期各时相肿瘤细胞的敏感性不同,将细胞毒类抗肿瘤药物分为两大类:细胞周期非特异性药物和细胞周期特异性药物。

1. 细胞周期非特异性药物

(1) 在大分子水平上直接破坏 DNA 的双链,与之结合成复合物,从而影响蛋白质的合成,因此能迅速杀灭处于细胞周期各时相的细胞(甚至包括 G_0 期细胞)。

(2) 此类药物作用较强,并且起效快,对细胞的杀伤作用呈剂量依赖性(也称浓度依赖性,即在机体能耐受的药物毒性限度内,杀伤作用与药物剂量成正比)。

(3) 常用药物:①抗肿瘤抗生素:阿霉素类、放线菌素 D、丝裂霉素;②烷化剂:环磷酰胺、异环磷酰胺;③杂类:铂类、氮烯咪胺、亚硝脲类。

2. 细胞周期特异性药物

(1) 此类药物在小分子水平上阻断 DNA 合成,从而影响RNA 转录和蛋白质合成。

(2) 药物只对增殖周期中的某时相敏感,对静止期细胞是不敏感的,因此其对肿瘤细胞的作用往往较弱并且慢,杀伤作用呈时间依赖性(即需要一定时间后才能发挥作用,当药物达到一定剂量后即使再增加剂量,其作用也不再增强)。

(3) 常用药物包括:① G_1 期特异性药物:门冬酰胺酶;② S 期特异性药物:5- 氟尿嘧啶、甲氨蝶呤、健择;③ G_2 期特异性药物:博来霉素、平阳霉素,足叶乙苷;④ M 期特异性药物:紫杉醇类、长春新碱。

Tips:①静止期(G_0 期)细胞对抗肿瘤药的敏感性极低。当抗肿瘤药物杀伤增殖期细胞后,G_0 期细胞即进入增殖期。所以在肿瘤的化疗方面,主要是如何消灭增殖期细胞和 G_0 期细胞的问题。②在化疗药物的使用上,常常是细胞周期非特异性药物和特异性药物配合,序贯应用比较合理。一方面,有效的细胞周期非特异性药物可使 G_0 期细胞进入增殖周期,为细胞周期特异性药物发挥作用创造了条件。另一方面,细胞周期特异性药物在杀灭敏感时相的肿瘤细胞的同时,能延缓肿瘤细胞在增殖周期的进程,阻止细胞进入下一时相,导致细胞暂时性蓄积。当该阻滞解除后,肿瘤细胞将同步进入下一个时相,此时如给予作用于这一时相的化疗药,则将明显增加化疗效果。③细胞增殖周期和药物作用示意图,见图1-2。

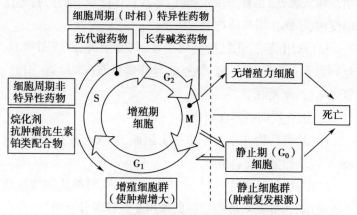

图 1-2 细胞增殖周期和药物作用示意图

(二) 非细胞毒类抗肿瘤药

1. 调节体内激素水平的药物

(1)改变激素平衡失调状态,抑制激素依赖性肿瘤的生长。

(2)常用药物:①孕酮类:甲羟孕酮等;②抗雌激素类:他莫昔芬;③芳香化酶抑制剂:来曲唑、依西美坦。

2. 分子靶向药物

(1)酪氨酸激酶信号转导途径是癌症发生的重要转导途径,与此途径密切相关的表皮生长因子受体(epidermal growth factor receptor,EGFR)和血管内皮生长因子(vascular endothelial growth factor,VEGF)成为药物作用靶点。

(2)常用药物:①单克隆抗体:曲妥珠单抗、贝伐珠单抗;

②小分子化合物：PARP 抑制剂、格列卫、吉非替尼。

3. 肿瘤免疫治疗药物

(1)通过增强抗肿瘤免疫应答和 / 或打破肿瘤的免疫抑制来产生抗肿瘤作用。

(2)分类：①主动免疫治疗(肿瘤疫苗)：乙肝疫苗、HPV 疫苗；②被动免疫治疗；③非特异性免疫调节剂治疗。

4. 其他　如重组人血管内皮抑素可通过多种通路抑制肿瘤血管生成。

三、影响化疗效果的因素

涉及药物学、肿瘤生物学和患者免疫功能三个方面。

(一) 药物学因素

1. 用药途径及吸收

(1)口服、肌内注射和静脉注射属于全身性化疗。

(2)动脉注射属于区域性化疗。腔内和肿瘤局部注射属于局部化疗。此类途径时肿瘤组织接受的药物浓度高。

2. 药物的分布　分布至肿瘤的药物浓度受多种因素的影响。如药物本身的物理性质,小分子的药物易进入肿瘤组织。

3. 药物代谢

(1)大多数药物直接具有抗肿瘤作用。有的药物需经代谢后才有抗肿瘤活性,如环磷酰胺和异环磷酰胺需要在肝内转换成具有烷化活性的磷酰胺氮芥。

(2)大多数药物通过肾脏排泄,少数经肝脏(如阿霉素、长春新碱)。

Tips：①理解环磷酰胺不能用于腔内注射和肿瘤局部注射的原因；②肝肾功能不全时,排泄减慢,可能会增加毒性反应。

4. 药物的相互作用

(1)相加效应:抗瘤效果和毒性都增加。

(2)协同作用:增加抗瘤效果,毒性相对减轻。

(3)拮抗作用:抗瘤效果减低,如 5-氟尿嘧啶能阻止甲氨蝶呤的抗叶酸作用。

(二)肿瘤生物学因素

1. 不同肿瘤对不同抗肿瘤药的敏感性不同:卵巢癌对烷化剂、铂类、阿霉素敏感;子宫颈癌对氟尿嘧啶、顺铂敏感;滋养细胞肿瘤对氟尿嘧啶、放线菌素 D、甲氨蝶呤等敏感。

2. 不同增殖比率的肿瘤对抗肿瘤药的敏感性不同:高增殖比率的肿瘤(滋养细胞肿瘤、卵巢恶性生殖细胞肿瘤)对周期特异性药物敏感;低增殖比率的肿瘤(卵巢上皮性癌)对周期非特异性药物较易产生疗效。

3. 肿瘤的大小直接影响疗效,肿瘤越大,化疗效果越差。

4. 肿瘤细胞耐药是化疗失败的重要原因。

(1)天然耐药:非增殖 G_0 期肿瘤细胞一般对多数抗肿瘤药不敏感。

(2)获得性耐药:常见的是多重耐药性,为肿瘤细胞在接触一种抗肿瘤药后,产生了对多种结构不同、作用机制各异的其他抗肿瘤药的耐药性。

Tips:初始化疗剂量不足,或肿瘤较大,需长时间、多疗程化疗的患者,易产生耐药。

(三)患者方面因素

患者一般状况差或肝肾功能不全时,既影响化疗效果,又易发生不良反应。

四、抗肿瘤药物用药原则

这是临床合理用药的基础,主要从以下方面考虑。

(一) 细胞增殖动力学

1. 招募作用　细胞周期非特异性药物和特异性药物序贯应用,使更多 G_0 期细胞进入增殖周期,从而得以杀灭。

(1)对增长缓慢的实体瘤,先用细胞周期非特异性药物杀灭增殖期和部分 G_0 期细胞,使瘤体缩小而招募 G_0 期细胞进入增殖周期,继而用细胞周期特异性药物发挥作用。

(2)对增长快的肿瘤,宜先用细胞周期特异性药物(作用于 S 期或 M 期),杀灭处于增殖周期中的大量肿瘤细胞,再用细胞周期非特异性药物杀伤其他各时相的细胞,待 G_0 期细胞进入增殖周期后,再重复上述用药方法。

2. 同步化作用　先用细胞周期特异性药物将肿瘤细胞阻滞于某时相,待药物作用消失后,肿瘤细胞即同步进入下一时相,再用作用于后一时相的药物。

(二) 药物作用机制

联合应用作用于不同靶点的药物,提高疗效,同时考虑减少不同药物毒性的重叠,使毒性分散。

(三) 药物抗肿瘤药谱

(四) 合理用药

一定剂量的药物只能杀灭恒定比例(注意,不是恒定数量)的肿瘤细胞(一级动力学),所以不能剂量过小;同时由于机体耐受原因,也不可能无限制加大剂量。合适剂量、足疗程、及早给药很重要。

Tips:对药物一级动力学的理解应用:①人体所能耐受的最大药物剂量是最合适的量,即使当肿瘤体积较小(肿瘤负荷较少)时,也不应为片面避开药物毒副反应而随意减小剂量;②在肿瘤细胞数量较少的时候开始化疗是最合适的时机。

五、肿瘤化疗分类

1. 根治性化疗 如侵袭性葡萄胎和绒毛膜癌对化疗敏感,多数患者单靠化疗即可治愈。

2. 姑息化疗 针对全身播散、无治愈可能的实体瘤所进行的化疗,以延长生存期和改善生活质量为目标,如晚期外阴黑色素瘤的姑息化疗。

3. 手术后辅助化疗 消除残留肿瘤灶、减少复发,如卵巢癌术后补充化疗。

4. 术前新辅助化疗 降低肿瘤负荷、提高手术切除率。

5. 同步放化疗 放疗的同时进行化疗,可以增加放疗敏感性、提高对肿瘤的局部控制效果、减少远处转移,如子宫颈癌的同步放化疗。

6. 局部化疗 通过动脉、胸腹腔内、鞘内途径给予抗肿瘤药。不是所有药物都可局部化疗。

7. 靶向药物加化疗 同时应用提高了肿瘤细胞对化疗的敏感性,如卵巢癌时新生血管抑制剂贝伐珠单抗和传统化疗药并用。

六、合理用药

1. 考虑用药原则，了解拟用药物特性。

2. 正确掌握化疗适应证，充分化疗前评估。

3. 选用有效方案及合适的用药途径，及时尽早化疗。

4. 原则基础上给药个体化。药物的剂量很大程度上是参考患者的骨髓和肝肾功能后，由医生凭经验确定的。

5. 重视监测化疗效果及不良反应。

6. 初始治疗化疗者，以治愈为治疗目标，较重的毒副反应是允许的。

7. 对于复发后再次化疗者，了解既往所用药物、疗效、毒性反应及耐药情况。有必要与患者共同探讨后续化疗方案和治疗目标(减轻肿瘤负荷，缓解症状)。

七、联合化疗

单一化疗药物的疗效有限、易耐药、常复发，联合化疗能发挥药物协同作用，降低耐药发生，达到最佳疗效。

(一) 首选敏感药

1. 卵巢上皮性癌　环磷酰胺、铂类、阿霉素、六甲蜜胺等较敏感。

2. 卵巢恶性生殖细胞肿瘤　博来霉素、长春新碱、顺铂、足叶乙苷等敏感。

3. 子宫内膜癌、输卵管癌　与卵巢上皮性癌相似。

4. 子宫颈癌、外阴癌和阴道癌　氟尿嘧啶、丝裂霉素、博来霉素、顺铂等。

（二）根据细胞增殖周期选择药物

1. 任何时候肿瘤内部同时存在增殖期和非增殖期细胞，也同时存在增殖周期中各时相细胞。

2. 选用作用于不同时相的药物，各药之间抗瘤作用相互补充。

（三）避免化疗药物毒性的累加

1. 尽可能降低药物不良反应的重叠，使各药毒性反应分散。

2. 药物剂量比单药化疗的剂量适当减少。

Tips：不可因为过于担心药物的毒副作用而随意降低药物剂量，这样做既降低疗效又容易发生耐药。

八、化疗适应证

1. 对化疗敏感，通过化疗可完全控制甚至根治的肿瘤，如滋养细胞肿瘤、卵巢恶性生殖细胞肿瘤。

2. 实体瘤术后或者局部放疗后辅助化疗，可减少复发，提高生存率。

3. 术前新辅助化疗提高手术切除率。

4. 与放疗联合对子宫颈癌的根治性治疗。

5. 姑息性化疗，用于肿瘤远处广泛转移且不适用手术或放疗者，或者术后或放疗后肿瘤复发播散者。

6. 经特殊给药途径的局部化疗，如常用的胸腹腔化疗控制胸、腹水，以及鞘内注射和动脉介入化疗。

Tips：除个别有一定指征的葡萄胎可预防性化疗外，化疗只用于已经确诊的恶性肿瘤患者。化疗有风险，不可超适应证使用。

九、化疗禁忌证

1. 疾病终末期(预计生存期很短)。

2. 孕期前 3 个月和哺乳期。

3. 严重感染期。

4. 患者处于无意识状态或者极度不合作。

5. 患者一般情况极差,重要脏器功能严重异常难以耐受化疗者。

Tips:临床患者情况复杂,肿瘤也可导致器官的功能异常,需根据具体情况来谨慎判断能否化疗。

十、化疗患者的管理

(一) 化疗前评估

1. 病史 复习患者病史,确认化疗指征,排除化疗禁忌证。

2. 既往史 尤其是有化疗史者,需详细了解既往所用药物、剂量、时间、疗效及毒副反应等情况。

3. 系统回顾 尤其是骨髓、心肺及肝肾功能方面。

4. 体格检查

5. 辅助检查

(1)实验室检查:血尿常规、肝肾功能、凝血功能、肿瘤标记物等。

(2)影像学检查:超声、CT、MRI、X 线等。

(3)心功能检查:心电图(紫杉醇类)、心功能(蒽环类)。

(4)肺功能检查(使用博来霉素或平阳霉素时)。

（二）化疗患者知情

1. 向患者及家属谈明化疗必要性及可能毒副反应等问题。

2. 叮嘱患者按要求做好化疗后监测项目。

3. 签署化疗知情同意书。

（三）化疗期间监测

1. 血、尿常规 血常规每周复查 2 次，尿常规每周检查 1 次。

2. 肝、肾功能和肿瘤标记物 每次化疗前检查。

3. 心电图 于每次化疗前检查。

4. 影像学检查 超声于每次化疗前检查；CT 或 MRI 于首次化疗前和化疗计划完成后各检查一次。

5. 填写化疗观察表。

6. 停药指征 多天化疗的患者在化疗期间发生 2 度以上骨髓抑制时或腹泻超过 5 次（或血性腹泻）时，需要暂停当天化疗，若 3 天内症状缓解，可继续后面化疗；若超过 3 天症状仍不能缓解，则结束本疗程化疗。其他停药指征：①呕吐频繁而剧烈，带来难以纠正的电解质紊乱；②感染性发热>38℃；③出现较严重并发症如胃肠道出血或穿孔等。

十一、化疗期间评估

在化疗过程中，需要根据患者的毒副反应和疗效反应调整药物剂量、增减疗程次数或变换化疗方案。

（一）毒副反应评价

1. 指标 根据监测的主客观指标，参照世界卫生组织

（World Health Organization，WHO）或美国国立癌症研究所常见毒性反应标准（national cancer institute common toxicity criteria，NCI-CTC）毒性分级标准，对化疗毒副反应分级。

2. 分度　根据上一疗程的毒副反应决定下一疗程的抗肿瘤药物剂量。

（1）出现 1、2 度毒性反应，一般维持上一疗程用药剂量。

（2）出现 3 度及以上非血液学毒性反应（恶心、呕吐、脱发除外），需减量。

（3）出现 4 度骨髓抑制或粒细胞减少性发热或 3 度及以上血小板减少，需减量。

（4）剂量减量幅度：一般为 20%，不超过 30%。

（5）未出现明显毒性反应或仅是 1 度反应，可考虑在剂量调整允许范围内适当增加剂量。

Tips：①强调：剂量的调整必须有理有据，片面为追求抗瘤作用而随意加大药物剂量和片面追求小的毒副反应而随意减少药物剂量，对疾病的治疗都是不利的；②部分药物如蒽环类、博来霉素等达到累计剂量后不能再用。

（二）化疗效果评估

1. 评估原则　化疗方案选择遵循"循证医学"原则和"个体化"原则。

2. 评估时机　化疗效果评估一般在 2~3 个疗程时进行（短期内迅速进展者除外）。

3. 评估指标　一般通过肿瘤标记物变化和影像学检查结果（肿瘤大小）来评估。

4. 化疗有效者继续化疗并完成规定的疗程次数；病情进展者更换化疗方案。

Tips：①姑息性化疗只要未进展即可维持原方案，达到规定疗程次数后,一般不再增加化疗次数;②对于化疗敏感、可治愈的疾病如滋养细胞肿瘤,一定周期后未完全缓解者,应更换化疗方案并积极寻找原因。

(三) 终止化疗

1. 初始辅助化疗有效者完成规定疗程。

2. 姑息性化疗有效且达到规定疗程。

3. 多次更换方案效果仍不佳者或难以耐受毒副反应者,应停止化疗,建议采用生物治疗、中医药治疗等综合治疗或采用最佳的支持治疗。

十二、化疗失败的常见原因

涉及患者、肿瘤和医疗三个方面。

(一) 患者方面

1. 不能耐受足够剂量的化疗,主要是患者重要脏器功能不全,一般情况太差。

2. 患者不能配合。

(二) 肿瘤方面

1. 原发或继发耐药。

2. 药物难以到达肿瘤所在区域,如肿瘤发生颅内转移。

(三) 医疗方面

1. 化疗方案、药物剂量或者给药途径选择不当。

2. 不良反应处置不及时。

3. 综合治疗能力欠缺。

十三、化疗毒性反应

（一）近期毒性反应

1. 共有反应

(1)骨髓抑制：是化疗的主要障碍。

(2)消化道反应：恶心、呕吐最常见。

(3)脱发：停止化疗后可再生。

2. 特有反应

(1)心脏毒性：以阿霉素类(多柔比星)最常见，可引起心肌退行性变和心肌间质水肿。

(2)呼吸系统毒性：主要是间质性肺炎和肺间质纤维化，主要药物有博来霉素、丝裂霉素、甲氨蝶呤。

(3)肝脏毒性：药物有放线菌素 D、环磷酰胺。

(4)肾脏和膀胱毒性：大剂量环磷酰胺可引起出血性膀胱炎。顺铂对肾脏的损害。

(5)神经毒性：长春新碱最易引起外周神经病变；紫杉醇易有末梢神经的损害。

(6)过敏反应：博来霉素、紫杉醇均易发生。

(7)组织坏死和血栓性静脉炎：多柔比星、丝裂霉素刺激性强,血管外渗后可致局部组织坏死。

（二）远期毒性反应

1. 第二原发恶性肿瘤　特别是烷化剂具有致癌性和致突变性,以及免疫抑制作用。第二原发肿瘤中以白血病和恶性淋巴瘤多见。白血病一般发生在化疗后 2 年。

2. 不孕和致畸　烷化剂最明显,可致永久性卵巢功能障碍和闭经。

3. 生长发育迟缓(青少年)。

Tips: 分子靶向药物、免疫治疗药物具有与传统抗肿瘤药显著不同的不良反应。

十四、患者出院须知内容

1. 需要监测的辅助检查内容,特别是血常规检查和肿瘤标记物检查。

2. 化疗后可能出现的常见不良反应及对策,特别是所用药物突出的不良反应。

3. 需要及时就诊的情况　①发热超过 38℃;②4 度骨髓抑制;③严重胃肠反应,呕吐>6 次 /d;④腹泻>5 次 /d。

4. 经外周静脉穿刺中心静脉置管的日常维护。

5. 下一次化疗时间。

6. 结束计划化疗疗程后,告知患者长期随访的重要性及时间要求。

十五、其他需要关注的问题

(一)联合化疗中化疗药物的给药顺序

给药顺序是很有讲究的,正确的给药顺序不仅可以增加抗肿瘤效果,还可以减少毒副反应。给药顺序基本原则:

1. 相互作用原则　许多化疗药物之间会发生相互作用,从而改变药物的体内过程,可能影响到疗效和毒性。如紫杉醇和顺铂联合使用时,铂类会延缓紫杉醇的排泄,加重其不良反应,所以铂类需要在紫杉醇后使用。

2. 细胞动力学原则　生长较慢的肿瘤处于 G_0 期的细胞较多,增殖期的细胞较少,需要先用周期非特异性药物杀灭一部分肿瘤细胞,诱导肿瘤细胞进入增殖期后再用周期特异性药物。对于生长快的肿瘤先用周期特异性药物大量杀灭处于增殖周期的细胞,减少肿瘤负荷,随后用周期非特异性药物杀灭残存的肿瘤细胞。

3. 刺激性原则　使用非顺序依赖性化疗药物时,应先用对组织刺激性较强的药物。这是由于开始治疗时静脉结构稳定性好,药液渗出机会小,由此可能产生的对局部组织的损害风险小。当前外周静脉穿刺中心静脉置管(peripherally inserted central venous catheters,PICC)在静脉化疗中的推广,避免了化疗药物对局部皮肤组织的损害。

常用联合化疗方案的用药顺序:TP(先紫杉醇,后顺铂)、EP(先足叶乙苷,后顺铂)、GP(先吉西他滨,后顺铂或先卡铂,后吉西他滨)、AP(先表阿霉素,后顺铂)、TAC(依次给紫杉醇、阿霉素、环磷酰胺)、AT(先阿霉素,后紫杉醇)、PF(先顺铂,后氟尿嘧啶)、IP(先异环磷酰胺,后顺铂)、CMF(MTX 之后 4~6小时再用 5-FU)。

Tips:具体方案的具体给药顺序是全面考虑各种因素来确定的,不可片面依据某一原则来刻板使用。

(二)化疗输液中各类药物使用顺序

1. 一般原则　止吐药—保肝护胃药—普通液体—化疗药—普通液体—止吐药(必要时)。

2. 化疗药物不宜第一瓶或最后一瓶输注,也不宜晚间输注。

3. 刺激性强的药物上午输注,如阿霉素、长春新碱。

（三）化疗药物输注速度

1. 需要快速滴注的药物 阿霉素类（多可静脉推注）、吉西他滨（30 分钟）、环磷酰胺（静脉推注）、多西他赛（前 15 分钟慢滴，1 小时内滴完）等。与药物对光、热敏感，溶液不稳定有关。

2. 需慢速滴注的药物 5FU（4~6 小时）、顺铂（2~3 小时）、IFO（2~4 小时）、紫杉醇（3 小时）等。与快速滴注时毒性明显增加有关。

（四）关于计算卡铂用量中的曲线下面积

药时曲线下面积（area under the curve，AUC），代表药物的生物利用度，具体到卡铂 AUC，指卡铂在体内被吸收利用的程度。AUC 越大，药物在体内的吸收利用程度越大。AUC 值的选择是人为的，但它的合理选择范围是经过了严格科学论证的。卡铂几乎完全通过肾脏排泄，按照 AUC 来选择剂量，是充分考虑了人体代谢和排泄的个体差异，以及性别、年龄、身高、体重等诸多个体因素，因而较按照体表面积计算剂量更加科学、精准。

（五）关于肿瘤化疗药物敏感性检测

相同组织类型的肿瘤对同一化疗药物的反应也是不尽相同的。目前绝大多数化疗所采用的是针对某种脏器既定的方案，这样必然会有一定的盲目性。基于肿瘤化疗个体化的观念，产生了各种化疗药物敏感性试验方法，包括体内和体外方法两大类，当前尚无证据表明这些方法的检测结果比标准化疗方案更有效，这是由于人体内外环境差异较大所致。因此，通常情况下尚不建议单纯根据药物敏感试验结果来选择化疗方案，当然这并不否认药敏试验结果的参考价值。

（闫震 黄磊）

第二章

细胞毒类抗肿瘤药物

传统细胞毒抗肿瘤药物在目前的肿瘤化疗中仍占主导地位,本节主要对妇科肿瘤常用的传统化疗药物即细胞毒类抗肿瘤药物给予评价,非细胞毒类药物在后续章节评价。

细胞毒类抗肿瘤药物根据化学结构和来源主要分为以下种类(表 2-1)。

表 2-1　细胞毒类抗肿瘤药物分类

类型	药物名称
烷化剂	环磷酰胺、异环磷酰胺
抗生素类	阿霉素、表阿霉素、吡柔比星、多柔比星、柔红霉素、脂质体阿霉素、放线菌素 D、博来霉素、丝裂霉素、米托蒽醌
抗代谢类	氟尿嘧啶、卡培他滨、甲氨蝶呤、六甲蜜胺、培美曲塞、替加氟、吉西他滨
植物类	长春新碱、足叶乙苷、紫杉醇类、脂质体紫杉醇、白蛋白紫杉醇、多西紫杉醇、拓扑替康、伊立替康
铂类	顺铂、卡铂、草酸铂、奈达铂

顺铂(Cisplatin)

【别名】

DDP。

【适应证】

1. 联合化疗对卵巢癌、子宫内膜癌、宫颈癌、外阴癌、阴道癌均有较好疗效。

2. 单药与放疗联合应用时,有增敏作用,常在宫颈癌放疗中首选。

3. 治疗癌性腹水。

【药理学】

1. 细胞周期非特异性药,G_1期最敏感,抗瘤谱广且作用强,多用于联合化疗。

2. 腹腔给药时腹腔内药物浓度明显高于静脉给药多倍。

【用法用量】

1. 静脉、动脉或腔内给药　用生理盐水或5%葡萄糖溶液稀释。

2. 静脉滴注(联合化疗时)　① 20mg/(m²·d),连用5天,间隔3~4周重复;② 50~70mg/m²,间隔3周1次。

3. 宫颈癌增敏　①顺铂单药:每次40mg/m²,每周1次,静脉滴注1~2小时,与放疗同步进行,约进行6次,当日补液2 000ml;②顺铂+5-FU:顺铂60mg/m²,静脉滴注1~2小时,同时水化3天,与放疗同步进行,每3周1次。

4. 腹腔灌注　参见后续相关章节。

【不良反应】

1. 肾脏毒性　是突出的毒性反应,为剂量限制性毒性。

2. 胃肠道反应　恶心、呕吐反应明显,发生早,持续约1周。

3. 骨髓抑制　1/3 发生率。一般 3 周左右发生,4 周左右恢复。

4. 耳毒性　1/3 发生率。儿童更易发生。

5. 过敏反应　较少见,往往是多次铂类化疗后发生。

【注意事项】

1. 为减轻肾脏毒性,需要至少水化 3 天。

2. 严重的恶心、呕吐时需加强支持治疗。

3. 监测尿常规、血肌酐、血尿素氮。用药期间肾功异常多为暂时性。

【剂型规格】

粉针剂:10mg、20mg。

【临床经验】

1. 致恶心、呕吐作用强。

2. 肾毒性突出。

3. 水化实施:使用中等剂量(50mg/d)顺铂时,每天输液至少 2 000ml。单次大剂量使用时至少水化 3 天,化疗当天输液不少于 3 000ml,另外两天输液不少于 2 500ml。

卡铂(Carboplatin)

【别名】

碳铂、铂尔定、CBP。

【适应证】

1. 联合化疗对卵巢癌、子宫内膜癌、宫颈癌、外阴癌、阴道癌均有较好疗效。

2. 当前妇科恶性肿瘤治疗中最常用药物。

【药理学】

1. 为二代铂类,作用机制及抗瘤谱与顺铂相似。

2. 胃肠反应、肾毒性明显低于顺铂,但骨髓抑制较顺铂显著。

3. 与顺铂不完全交叉耐药,既往顺铂无效者,改用卡铂仍可能有效。

【用法用量】

1. 用法　静脉滴注,先 5% 葡萄糖 10~20ml 溶解,再 5% 葡萄糖稀释至 0.5mg/ml。避光输注。

2. 用量　多采用曲线下面积(AUC)计算剂量,在三周方案国内一般按 AUC5 左右取药物剂量值。

3. 联合化疗用量　也可按每疗程 300~350mg/m^2 给药,间隔 4 周重复。

【不良反应】

1. 骨髓抑制较突出,表现为剂量限制性(抑制程度与剂量、累积有关)。

2. 胃肠道反应、肾毒性、耳毒性反应较轻。

【注意事项】

1. 对铂类过敏者慎用。

2. 老年患者不用或慎用。

3. 尤其关注血小板、白细胞的降低情况。

【剂型规格】

粉针剂:50mg、100mg、150mg。

【临床经验】

1. 按 AUC 计算卡铂剂量较按体表面积更科学合理。每疗程最大量一般不超过 800mg,最小量一般不低于 400mg。

2. 卡铂较顺铂更易被患者接受,毒副反应可控性强。

3. 均可溶于 5% 葡萄糖溶液中使用。

4. 卡铂的骨髓抑制较重。

奥沙利铂（Oxaliplatin）

【别名】

草酸铂、OXA、奥铂。

【适应证】

1. 当卵巢癌常用的化疗方案发生耐药时，可以选择奥沙利铂。

2. 用于黏液性卵巢癌。

【药理学】

1. 为第三代铂类抗肿瘤药，与顺铂无交叉耐药性。

2. 肾毒性和骨髓抑制反应很轻，更容易和其他化疗药联合应用。

【用法用量】

1. 用法　溶于 5% 葡萄糖溶液中静脉滴注。不需要水化。

2. 用量　联合卡培他滨用于黏液性卵巢癌时按 130mg/m^2 计算用量，加入 5% 葡萄糖溶液 500ml 中输注 2~6 小时。每 3 周重复 1 次。

3. 联合用量　与 5-FU 联合用于黏液性卵巢癌时，按 85~100mg/m^2 计算用量，可参见化疗方案中具体用法。

4. 复发用量　单药或联合用于复发患者时按 70~75mg/m^2 计算用量。

【不良反应】

1. 神经系统毒性　为本药的剂量限制性毒性，主要为感觉迟钝和异常之类的周围感觉神经病变，遇冷加重，当总剂量超过 800mg/m^2 时（6 个周期）出现概率增高，一般可逆，停药后逐渐缓解。

2. 胃肠反应　较顺铂轻，与 5-FU 联合应用时，反应显著增加。

3. 骨髓抑制　多是轻中度,与 5-FU 联合用药时血液学毒性增加。

【注意事项】

1. 不得使用盐溶液配制。

2. 输注奥沙利铂后,需要冲洗输液管。

3. 和 5-FU 联合应用时,奥沙利铂要先于 5-FU 使用,最好间隔 1 小时。

4. 本品输注时间不少于 2 小时,否则会明显增加其神经毒性。

【剂型规格】

粉针剂:50mg、100mg。

【临床经验】

1. 用药当天注意保暖、避免寒冷(包括吃冷食)是预防神经毒性的关键措施。

2. 调整药物剂量主要是以神经系统的安全性为依据。

3. 神经毒性严重时可发生肠梗阻,出现相应症状时应有所警惕。

4. 对于其他铂类耐药的复发卵巢癌患者,仍可使用本品。

奈达铂(Nedaplatin)

【适应证】

1. 主要用于头颈部癌、肺癌、食管癌等实体瘤。

2. 用于妇科肿瘤,骨髓抑制较卡铂轻,胃肠道反应较顺铂、卡铂轻,可替换顺铂和卡铂联合紫杉醇用于上皮性卵巢癌、中晚期宫颈癌等的化疗。

【药理学】

1. 为顺铂类似物。

2. 毒性与顺铂类似。

【用法用量】

1. 静脉滴注,时间不少于 1 小时。

2. 推荐剂量 80~100mg/m^2,每疗程给药 1 次,间隔 3~4 周方可下一疗程。

3. 老年患者初次剂量按 80mg/m^2。

【不良反应】

1. 骨髓抑制是主要的不良反应,程度较卡铂轻。

2. 其次比较常见胃肠道反应、肝肾功异常、耳毒性。

3. 可发生较严重的反应如过敏性休克和重度骨髓抑制。

【注意事项】

1. 使用奈达铂先用生理盐水溶解,再稀释至 500ml。滴注时间不少于 1 小时。

2. 静脉滴注奈达铂后需要继续输液 1 000ml 以上。

3. 注意出血倾向和感染性疾病的发生或加重。

4. 对骨髓功能低下、肾功能不全及应用过顺铂者,适当降低初次奈达铂剂量。

5. 本药主要经肾脏排泄,使用时需确保充分尿量,必要时给予利尿剂。

6. 育龄患者需注意本药对性腺的影响。儿童使用本药的安全性未确定。

【剂型规格】

粉针剂:20mg。

【临床经验】

使用前用过其他铂类、有听力低下以及肾功能低下者,使用本药要特别注意。

顺铂、卡铂、奈达铂和奥沙利铂的比较见表 2-2。

表 2-2 顺铂、卡铂、奈达铂和奥沙利铂的比较

名称	特点	妇科肿瘤适应证	使用方法	综合评价
顺铂	①作用广泛；②缺乏对肿瘤组织的选择性,导致产生一些严重副反应	①卵巢癌首选药物之一；②宫颈癌放疗增敏	生理盐水或 5% 葡萄糖溶液稀释,可经动脉、静脉和腔内给药,需水化	①抗瘤谱广；②肾毒性及胃肠反应重,一般用于身体状况较好的患者
卡铂	①肠道反应低于顺铂,患者耐受性好；②与顺铂不完全交叉耐药	①上皮性卵巢癌首选药物；②子宫内膜癌、宫颈癌、生殖细胞癌次选	先用 5% 葡萄糖溶液 10~20ml 溶解,再用 5% 葡萄糖溶液稀释 0.5mg/ml,避光静脉输注	①抗瘤作用稍弱于顺铂,抗瘤谱窄；②骨髓抑制作用偏重
奈达铂	①作用比顺铂好；②肾毒性比顺铂低	卵巢癌、宫颈癌	临用前,用生理盐水溶解后,稀释至 250~500ml,静脉滴注 60 分钟以上,滴完后再补 1 000~1 500ml	耳毒性显著
奥沙利铂	①广谱抗肿瘤活性；②对耐顺铂的肿瘤细胞有作用	卵巢癌其他铂类耐药时	5% 葡萄糖溶液 250~500ml 中静脉输注 2~6 小时	①主要用于消化道肿瘤；②用于黏液性卵巢癌；③有神经毒性,积极预防可避免

顺铂、卡铂、奈达铂及奥沙利铂的主要不良反应比较。

1. **胃肠反应** 顺铂>卡铂,奈达铂>奥沙利铂。

2. 肾脏毒性 顺铂>卡铂>奈达铂>奥沙利铂。

3. 血液毒性 卡铂>奈达铂>顺铂>奥沙利铂。

4. 神经毒性 奥沙利铂>奈达铂>顺铂>卡铂。

紫杉醇(Paclitaxel)

【别名】

泰素、安素泰、紫素、特素、Taxol。

【适应证】

1. 卵巢癌与输卵管癌的一线、二线、新辅助化疗和术后辅助化疗。

2. 子宫颈癌、子宫内膜癌的辅助化疗。

3. 在滋养细胞肿瘤治疗中也有应用。

4. 紫杉醇是目前最常用的化疗药,大多数肿瘤的化疗方案都包含此药。

【药理学】

1. 对 G_2 和 M 期细胞敏感。

2. 有明显的放射增敏作用。

3. 与顺铂联合时,先用顺铂会加重紫杉醇的主要毒性反应。

【用法用量】

1. 用法 多经静脉滴注,也可腹腔灌注。

2. 用量 单药剂量 $135\sim200mg/m^2$,联合用药剂量 $135\sim175mg/m^2$。加入生理盐水或 5% 葡萄糖溶液 500ml 中滴注,3~4 小时滴完。3~4 周重复给药。

3. 周疗剂量 每次 $60\sim90mg/m^2$,第 1、8、15 天给药,休息 2 周后重复给药或者连用 2 周停 1 周。联合用药时铂类足量用在第 1 周。

4. 腹腔灌注　每次 60~70mg/m^2,溶于 1 500~2 000ml 生理盐水。1~2 周重复。

5. 抗过敏预处理　给药前晚 22 点和当日清晨 6 点各口服地塞米松 6 片(0.75mg/ 片),给紫杉醇前 30 分钟给予地塞米松 10mg 静脉注射、苯海拉明 40mg 肌内注射、西咪替丁 200mg 静脉注射。

【不良反应】

1. 过敏反应　多为 1 型变态反应,较明显,严重者发生较快,主要症状是支气管痉挛性呼吸困难、荨麻疹、胸痛、心动过速、面色潮红常见,并常持续到第 2 天。

2. 心血管毒性　可发生低血压等,需严密监护生命体征。

3. 神经病变　多数患者有周围神经病变,四肢麻木感最常见,不是停药指征。

4. 关节痛和肌痛　多数患者均有,多在用药 2 天后发生,持续约 1 周。

5. 骨髓抑制。

【注意事项】

1. 有心脏传导障碍、低血压、周围神经系统疾病及明显过敏史者慎用。

2. 滴注开始时需要心电监护,床旁配备急救药品。

3. 与铂类(特别是顺铂)联合时先用紫杉醇,后用铂类,可减少毒性作用且杀瘤作用好。

4. 需要使用特殊输液器并避光。

【剂型规格】

注射液:30mg。

【临床经验】

1. 禁用　严重过敏史(含酒精过敏)、严重心血管疾病、难以控制的糖尿病。

2. 过敏反应　是重点关注内容,发生率约 40%,2% 的患者超敏反应严重,多发生在前两个疗程开始输注的几分钟内。除了常规预处理,还需可做如下防范:

(1)开始用药同时进行心电监护、专人床旁严密观察生命体征。

(2)先用紫杉醇 30mg 加入 100ml 生理盐水或 5% 葡萄糖溶液中,从 10 滴 /min 开始滴注,逐渐增加滴速。无明显不良反应后再将剩余剂量配液输入。

(3)过敏反应发生后立即停止输注,更换输液器和输液瓶,确保静脉通路通畅,密切监护生命体征,同时给予:地塞米松 10mg 静脉注射、苯海拉明 20mg 肌内注射。待症状缓解后可重新开始试用紫杉醇,多数患者可完成化疗。若又出现过敏反应,则换药(紫杉醇脂质体或紫杉醇白蛋白结合型或非紫杉类药物)。

(4)严重超敏反应者不再试用普通紫杉醇,可 24 小时后尝试紫杉醇脂质体或紫杉醇白蛋白结合型或非紫杉类药物。

3. 疼痛　关节痛和肌肉痛发生率高,轻重不一,症状明显者口服止痛药。

4. 常见症状　告知患者手指和脚趾麻木感、关节肌肉痛是常见症状。

多西他赛(Docetaxel)

【别名】

多西紫杉醇、泰索帝、紫杉特尔、艾素、taxotere。

【适应证】

1. 上皮性卵巢癌的一线方案。

2. 复发性卵巢癌联合铂类使用或者单独用药用于铂耐

药型复发卵巢癌。

【药理学】

1. 作用机制　同紫杉醇相同,抗瘤谱广。抗瘤活性大于紫杉醇,和铂类联合使用时疗效与紫杉醇相似。

2. 不良反应　相对较轻。

【用法用量】

1. 用法　只能用于静脉滴注,通常限定时间 1 小时。使用生理盐水或者 5% 葡萄糖溶液。

2. 月疗用量　单药剂量 75~100mg/m^2(国内多用 75mg/m^2),联合用药 70~75mg/m^2,静脉滴注 1 小时,每 3 周重复 1 次。

3. 周疗用量　单药剂量 30~40mg/m^2,第 1、8、15 天给药,间隔 2 周后重复,或者连用 6 周,停 2 周后重复。

4. 抗过敏处理方法　从化疗前 1 天开始服用地塞米松 7.5mg/ 次,每 12 小时 1 次,连续 3 天。

【不良反应】

1. 骨髓抑制　较重,主要是中性粒细胞减少。

2. 体液潴留　较重,多为下肢水肿。多在累计量 400mg/m^2 后发生,个别严重者可出现胸腹水、心包积液,宜停用该药。

3. 过敏反应　发生率较紫杉醇低,通常不严重,但需要抗过敏预处理。

4. 皮疹及周围神经系统症状。

【注意事项】

1. 有心脏传导障碍、低血压、周围神经系统疾病及明显过敏史者慎用。

2. 肝功能有损害时,如果 ALT、AST 超过正常值 1.5 倍,同时伴有碱性磷酸酶超过正常值 2.5 倍,存在发生严重不良反应的高度风险。

3. 滴注开始时需要心电监护,床旁配备急救药品,密切观察生命体征。

【剂型规格】

注射液:20mg、80mg。

【临床经验】

1. 骨髓反应较重,3/4患者出现3~4度骨髓抑制(中性粒细胞),适时使用药物干预。化疗开始时必须要血常规正常。

2. 激素除了抗过敏,还能减轻水钠潴留,不可随意减量。

紫杉醇脂质体

【适应证】

1. 卵巢癌一线化疗及卵巢转移性癌的化疗。

2. 子宫颈癌、子宫内膜癌、输卵管癌的辅助化疗。

【药理学】

1. 抗肿瘤作用同紫杉醇。

2. 具有肿瘤组织和淋巴靶向性,治疗作用增强。

3. 毒副反应强度较紫杉醇轻。

【用法用量】

1. 用法　静脉滴注。先向瓶内注入5%葡萄糖溶液10ml,专用振荡器振摇5分钟,完全溶解后注入5%葡萄糖溶液500ml中,滴注3小时。

2. 用量　联合化疗常用剂量按135~175mg/m^{2}计算。

3. 抗过敏预处理　使用本药前30分钟,给予抗过敏预处理:地塞米松10mg静脉注射,苯海拉明40mg肌内注射,西咪替丁200mg静脉注射。

【不良反应】

1. 过敏反应　面色潮红、皮疹、呼吸困难等,发生率较紫杉醇少。

2. 神经毒性　常见轻度四肢末梢麻木和感觉异常。

3. 骨髓抑制　为主要剂量限制性毒性。

4. 心血管毒性　可有低血压。

5. 肌肉关节痛　常见,为剂量依赖性。

【注意事项】

1. 紫杉醇类过敏者禁用。

2. 只能用 5% 葡萄糖溶液溶解和稀释,不可用生理盐水。

3. 先使用顺铂后再给予本药,可加重骨髓毒性作用,需要注意用药顺序。

【剂型规格】

粉针剂:30mg。

【临床经验】

1. 毒副反应程度较普通紫杉醇轻,若普通紫杉醇毒副反应偏重时或为减轻紫杉醇毒副反应的发生率,可考虑选用本药。

2. 糖尿病患者或并发神经毒性患者使用紫杉醇脂质体更合适。

注射用紫杉醇(白蛋白结合型)

【适应证】

1. 同紫杉醇,用于卵巢癌等妇科恶性肿瘤化疗。

2. 妇科恶性肿瘤二线化疗。

【药理学】

1. 紫杉醇与人血白蛋白结合,过敏反应少,输注时间短。

2. 肿瘤中药物蓄积多,靶向性强,抗瘤活性较普通紫杉醇增加。

【用法用量】

1. 用法　静脉滴注,溶于生理盐水静脉滴注30分钟。

2. 联合化疗用量　剂量260mg/m^2,滴注时间30分钟,每3周重复1次。

3. 周疗用量　每次100~125/m^2,每周1次,连续2周或3周。

4. 抗过敏预处理　不需要。

【不良反应】

骨髓抑制,主要是白细胞减少,是剂量依赖性和剂量限制毒性。

【注意事项】

1. 禁用　妊娠和哺乳期、对紫杉醇或人血白蛋白过敏者。

2. 其他　肝功能异常者发生骨髓抑制的风险增加。

【剂型规格】

粉针剂:100mg。

【临床经验】

在普通紫杉醇发生比较明显过敏反应的情况下,可在24小时后尝试用紫杉醇白蛋白结合型,此时仍需严密监护观察过敏反应的发生。

四种紫杉类药物比较,见表2-3。

表 2-3 四种紫杉类药物比较

名称	月疗方案 (mg/m²)	周疗方案 (mg/m²)	剂型	溶媒	预处理	特点（与紫杉醇比较）	特殊反应	滴注时间
紫杉醇	135~175	60~90	30mg	生理盐水／葡萄糖溶液	地塞米松 10mg 西咪替丁 200mg 苯海拉明 40mg	/	对铺料过敏反应	3~4 小时
多西他赛	75~100	30~40	20mg、80mg	生理盐水／葡萄糖溶液	地塞米松 7.5mg 每天 2 次 共 3 天	余同紫杉醇	骨髓抑制更重 液体潴留反应	1 小时
紫杉醇脂质体	135~175	60~90	30mg	葡萄糖溶液	地塞米松 10mg 西咪替丁 200mg 苯海拉明 40mg	/	肿瘤内药物浓度增加，毒性减低	3 小时
白蛋白紫杉醇	260	100~125 (w1~2/3)	100mg	生理盐水	不需要	/	肿瘤内药物浓度增加，毒性减低	30 分钟

环磷酰胺（Cyclophosphamide）

【别名】

环磷氮芥、癌得星、CTX。

【适应证】

1. 卵巢癌敏感，联合用于各期和各类型卵巢癌。

2. 滋养细胞肿瘤化疗。

【药理学】

1. 体外无活性，体内经肝脏氧化，在肿瘤细胞内分解出磷酰胺氮芥发挥作用。

2. 口服易吸收。

3. 抗瘤谱广，是目前广泛应用的烷化剂。

【用法用量】

1. 用法　可以口服、静脉、肌内和皮下注射，CTX 的抗癌作用主要是浓度依赖性的，只有静脉注射才能达到有效的高浓度。生理盐水配制，水溶液仅能稳定 2 小时。

2. 口服用量　每次 50mg，每日 3~4 次，总量 10~15g。或每日 2~4mg/kg，连用 10~14 天，休息 1~2 周重复。

3. 静脉注射用量　每次 500~600mg/m^2，加入生理盐水 20ml 中缓慢静脉推注，每周 1 次，8g 为一疗程。或每次 500~1 000mg/m^2，加生理盐水 20~30ml 静脉滴注，每周 1 次，连用 2 次，休息 1~2 周重复。

4. 联合化疗用量　每次 500~600mg/m^2，加入生理盐水 20ml 中缓慢静脉推注，3 周重复。

5. 儿童常用剂量

（1）静脉注射：每次 10~15mg/kg，加生理盐水 20ml 稀释后缓慢注射，每周 1 次，连用 2 周，休息 1~2 周后重复。

(2)口服:每日 2~6mg/kg,连用 10~14 天,休息 1~2 周后重复。

【不良反应】

1. 泌尿道反应　大剂量环磷酰胺可引起出血性膀胱炎。

2. 骨髓抑制　白细胞减少最常见。

3. 胃肠道反应　恶心、呕吐在停药 1~3 天即可消失。

4. 其他　长期应用可产生免疫抑制、垂体功能低下、不育症和继发性肿瘤。

【注意事项】

1. 有骨髓抑制、感染、肝肾功能损害者禁用或慎用。

2. 与多柔比星合用时,二者的心脏毒性增加。

3. 有致畸作用,孕妇和哺乳期禁用。

【剂型规格】

片剂:为肠溶型,50mg/ 片;粉针剂:100mg、200mg。

【临床经验】

1. 体外无效,不宜局部、腔内或动脉给药。

2. 大剂量使用可致出血性膀胱炎,需要多饮水(用药期间 2 000~2 500ml)并可适当使用巯乙磺酸钠预防。

3. 高剂量使用可致肝脏毒性和膀胱毒性,需要高剂量时宜用异环磷酰胺。

4. 妇科肿瘤治疗中主要是联合用药,主要是静脉注射。

异环磷酰胺(Ifosfamide)

【别名】

匹服平、IFO。

【适应证】

1. 卵巢癌铂耐药时使用有一定疗效。

2. 子宫颈癌、子宫肉瘤的治疗。

【药理学】

1. 作用同环磷酰胺,抗瘤谱广。

2. 体外无活性,需经肝脏代谢活化后才有抗肿瘤作用。

3. IFO 的抗肿瘤作用主要是时间依赖性的,即在一定药物浓度下,维持时间的长短决定其抗癌作用(环磷酰胺的抗癌作用主要是浓度依赖性的)。

【用法用量】

1. 用法 静脉滴注给药可溶于 250ml 林格液、生理盐水或 5% 葡萄糖溶液中静脉滴注 30~120 分钟,或溶于 500ml 上述液体中静脉滴注 2~3 小时。

2. 单药治疗用量 每次 $1.2 \sim 2.5g/(m^2 \cdot d)$,连续 5 天为 1 个疗程,间隔 3~4 周重复。

3. 联合用药用量 每日 $1.2 \sim 2.0g/m^2$,连续 4~5 天为一个疗程,间隔 3~4 周后重复。

4. 美司钠解毒 美司钠用量为 IFO 量的 60%,使用时间为给 IFO 的同时及其后的第 4 和第 8 小时(每次为 IFO 剂量的 20%),溶于生理盐水 10ml 中静脉推注。

【不良反应】

1. 出血性膀胱炎的发生与药物剂量有关,需美司钠解毒。

2. 骨髓抑制很常见,较环磷酰胺轻,主要为轻 - 中度白细胞和血小板减少。

3. 中枢神经毒性与剂量相关性,常是感觉迟钝、幻觉等。停药 3 天内消失。

4. 长期应用可产生免疫抑制、垂体功能低下、不育症和继发性肿瘤。

【注意事项】

1. 预防出血性膀胱炎,分次给药 + 水化(每日 3 000ml 液体)+ 美司钠解毒。每日或隔日复查尿常规。

2. 先应用顺铂者可加重 IFO 的骨髓抑制、神经毒性和肾毒性。

3. 禁止与镇静剂、镇痛剂、抗组胺药等中枢神经抑制药物并用。

4. 妊娠及哺乳期、严重骨髓抑制患者禁用。心功能、肝肾功能和神经功能不全者慎用或禁用。

【剂型规格】

粉针剂:0.5g、1.0g。

【临床经验】

1. IFO 骨髓抑制偏重,为剂量限制性,应予以关注。若前一疗程骨髓抑制严重,需适当减量。与其他细胞毒性药物联合使用时,宜酌情减量。

2. 使用美司钠解毒时如计算本疗程 IFO 总用量为 8g,则每日 IFO 2.0g,共用 4 天。美司钠用量为 IFO 量的 60%,即每日美司钠用量 1.2g,分别在给 IFO 的第 0、4、8 小时各给 0.4g,溶于生理盐水 10ml 中静脉推注。

多柔比星(Doxofubicin)

【别名】

阿霉素、Adriamycin、ADM。

【适应证】

1. 对多数的妇科恶性肿瘤有效,多用于上皮性卵巢癌。

2. 与铂类、紫杉醇联合用于子宫内膜癌和子宫肉瘤的化疗。

3. 对子宫颈癌也有一定疗效。

【药理学】

1. 为蒽环类抗生素,抗癌活性强,对各期细胞均有作用,对 S 期早期最敏感,对 G_1 期最不敏感。

2. 不能通过胃肠道吸收,必须经血管给药。

【用法用量】

1. 用法　主要通过静脉途径用药,使用前用无菌注射用水或者生理盐水溶解,然后缓慢静脉给药(2~3 分钟)。可用溶液为生理盐水、5% 葡萄糖溶液或者氯化钠葡萄糖溶液。还可浆膜腔用药,不能鞘内用药。

2. 单药用量　①每次 50~60mg/m^2,每 3~4 周重复;②每次 20mg/(m^2·d),连用 3 天,每 3 周重复。

3. 联合用药　①每次 30~40mg/m^2,每 3 周重复;② 25mg/m^2,每周 1 次,连用 2 周,每 3 周重复。

4. 胸腔内用药　可每次给药 30~40mg。

5. 儿童用量　约为成人的一半。

6. 总剂量　不宜超过 400mg/m^2。

【不良反应】

1. 心脏毒性　是本药最严重最突出的毒性反应,多发生在总剂量超过 400mg/m^2 的患者,可发生充血性心衰,与原有心脏病无关。未超过使用剂量时出现的一过性心电图改变多不影响继续用药。

2. 骨髓抑制　以粒细胞减少常见。

【注意事项】

1. 发生心脏严重不良反应的高危因素有:老年患者、幼儿患者、心血管疾病、纵隔部位放疗史等,此时用药需慎重。

2. 严重心功能不全、近期心肌梗死者、纵隔或胸腔部位放疗期间、既往已经足量使用过蒽环类药物者不再使用本药。

3. 妊娠及哺乳期、水痘及带状疱疹者禁用。

4. 用药前后需要监测心脏功能、心肌酶谱、心电图等。

5. 阿霉素外渗可致严重的组织坏死,使用时要确保静脉通畅。

6. 药液与皮肤或眼睛接触后,立即用大量水或肥皂水(或碳酸氢钠溶液)冲洗。药液渗出时,用 1% 次氯酸钠溶液浸泡过夜,然后用水冲洗。

【剂型规格】

粉针剂:10mg、20mg、50mg。

【临床经验】

使用阿霉素类药物时一定注意累计剂量,特别是患者既往有多种方案治疗时,要问清每次化疗的方案及药物用量,避免发生严重心脏毒性反应。

表柔比星(Epirubicin)

【别名】

表阿霉素、EPI。

【适应证】

1. 与阿霉素相同,用于卵巢癌的化疗。

2. 常用于子宫内膜癌和子宫肉瘤的化疗。

【药理学】

1. 为阿霉素的异构体,为蒽环类抗生素,抗癌活性强,对增殖期各期细胞均有作用。

2. 疗效与阿霉素等同,毒副反应明显低于阿霉素。

【用法用量】

1. 用法　静脉注射或滴注给药,使用不超过 250ml 的生理盐水。动脉介入治疗或腹腔内化疗效果也较好。不可肌内注射和鞘内注射。

2. 单药治疗用量　$60\sim90mg/m^2$,溶于 20ml 生理盐水中静脉注射 3~5 分钟,通常 3 周 1 次;或者加入 100~200ml 生理盐水中静脉滴注。每个疗程剂量可以单次给药,也可以均分于 2~3 日内分次给药,或在每个疗程的第 1、8 日给药。

3. 联合化疗用量　按 50~60mg/m^2 用量,加入 100~250ml 生理盐水静脉滴注,或者加入 20ml 生理盐水中冲入。3~4 周重复给药。

4. 腹腔化疗用量　每次用 60mg,可 2~3 周后重复。

5. 累计剂量　不宜超过 800mg/m^2。

【不良反应】

1. 心肌毒性较阿霉素轻,发生与剂量累加相关,常见一过性的心律失常。总剂量超过 800mg/m^2 时,发生严重心肌毒性的风险明显增加,可以发生在治疗中甚至治疗后较长时间。

2. 注射部位药液外渗可致严重组织坏死。

3. 脱发及骨髓抑制常见,程度较阿霉素轻。

【注意事项】

1. 避免同时应用可能引起心脏或肝功能损害的药物。

2. 用药前需全面评估心脏功能,每次用药前复查心电图。

3. 以往用过足量蒽环类药物者、心肺及肝肾功能失代偿者不再选用本药。

【剂型规格】

粉针剂:10mg、50mg。

【临床经验】

1. 某些患者在本药累计量很低时也有发生心脏毒性的可能,所以用药前出现心功能检查异常时,需慎重评估是否使用该药。

2. 与顺铂联合使用会明显增加胃肠道反应,故多在用药前静脉给予地塞米松避免出现恶性呕吐。

吡柔比星（Pirarubicin）

【别名】

吡喃阿霉素、THP。

【适应证】

1. 同阿霉素，用于上皮性卵巢癌的化疗。

2. 用于宫颈癌、子宫内膜癌的化疗。

【药理学】

1. 蒽环类抗肿瘤药物，使肿瘤细胞终止于 G_2 期，不能进行到有丝分裂而死亡。

2. 抗瘤谱广，疗效同表阿霉素。

3. 心脏毒性较其他蒽环类明显减轻。

【用法用量】

1. 用法　多用静脉注射，5% 葡萄糖溶液（或注射用水）10ml 溶解后，入壶静脉滴入。

2. 联合化疗用量　每次 $40{\sim}50\text{mg/m}^2$，静脉注射，3~4 周重复。

3. 总限制剂量　为 $700{\sim}950\text{mg/m}^2$。

【不良反应】

1. 心脏毒性比阿霉素小，但既往使用过蒽环类者需要谨慎使用、严密观察。

2. 骨髓抑制较阿霉素和表阿霉素明显。白细胞和血小板减少，有时发生出血倾向。

【注意事项】

1. 本药难溶于生理盐水，一般用 5% 葡萄糖溶液 10ml 溶解后加入滴管内给药。

2. 严重心功能异常、既往足量使用蒽环类抗生素者以及放疗后骨髓抑制者禁用。

3. 孕妇及哺乳期禁用,高龄患者慎用。

【剂型规格】

粉针剂:10mg、20mg。

【临床经验】

1. 在蒽环类中心脏毒性较轻,骨髓抑制较重。

2. 对于既往未使用过蒽环类药物的患者,本药总量超过950mg/m^2 时,有可能发生充血性心衰。对于既往使用过蒽环类药物或其他心脏毒性药物的患者、心脏或纵隔部位接受过放疗且本品使用剂量超过 700mg/m^2 者,应慎重使用本药。

脂质体阿霉素(Liposome doxorubicin)

【别名】

盐酸多柔比星脂质体注射液。

【适应证】

1. 卵巢癌初始化疗及复发性卵巢癌的治疗。联合卡铂使用疗效同 TC(紫杉醇类 + 环磷酰胺)。

2. 脂质体阿霉素单药是复发铂类耐药卵巢癌治疗的首选方案之一。

3. 用于子宫内膜癌、子宫肉瘤的治疗。

【药理学】

1. 脂质体阿霉素可向肿瘤组织富集,显著提高了肿瘤组织内的药物浓度。

2. 脂质体载体使阿霉素在正常组织内的药物浓度明显减少,尤其对心肌毒性作用减轻或消失。

【用法用量】

1. 用法　本品只能静脉滴注,只能用 5% 葡萄糖溶液稀释应用。开始时慢速度滴入,起始速率 ≤0.3mg/min,如果

10~30 分钟内无不良反应,剩余药液可在 1 小时内滴完。

2. 单药治疗用量　40~50mg/m^2,静脉滴注(>1 小时),4 周重复。

3. 联合化疗用量　30mg/m^2,静脉滴注(>1 小时),4 周重复。

【不良反应】

1. 骨髓抑制常见,主要是白细胞减少,重度抑制的发生率较传统蒽环类低。

2. 手足综合征,是本品的主要剂量限制毒性。手掌 - 足底红斑性感觉迟钝是一种有痛感的红色斑症,多在治疗 ≥6 周时出现,与剂量和用法有关,通过延长给药间期 1~2 周或者减量后得以缓解。多数患者 1~2 周后消除,极少数严重者需要停药。当药物剂量在 40mg/m^2 时,可发生 3~4 级反应。

3. 心脏毒性,和阿霉素相比明显减轻。

4. 口腔黏膜炎,若不影响治疗则无须调整剂量,可给予维生素 C 和 B$_6$。当明显影响患者进食时,可延长给药间期或减量。

【注意事项】

1. 本品不能使用常规的阿霉素剂量相互换算。

2. 当累计剂量>400mg/m^2 时要注意心脏毒性(约需 20 个疗程)。心血管疾病患者需慎重用药。

3. 孕妇及哺乳期禁用。

【剂型规格】

注射液:10mg、30mg。

【临床经验】

1. 紫杉醇过敏或不能耐受者,可使用本品替代。

2. 开始时注意低速给药,对有滴注反应的患者,可以总剂量的 5% 在开始的 15 分钟缓慢滴注(控制滴速 5~10 滴 /min);如果患者可以耐受且无不良反应,接下来的 15 分钟内滴速加倍；如果仍能耐受，剩余药量在 1 小时内完成，总滴注时间 90 分钟。

3. 滴注前可预防性使用地塞米松或抗组胺药物减少滴注反应。

甲氨蝶呤（Methotrexate）

【别名】
氨甲蝶呤、MTX。

【适应证】
1. 对绒毛膜癌和侵蚀性葡萄胎疗效突出。
2. 脊髓腔内注射可治疗脑转移。
3. 卵巢癌、宫颈癌。

【药理学】
1. MTX 结构与叶酸相似，与二氢叶酸还原酶的结合力比叶酸大 100 余倍，呈竞争性抑制作用，使二氢叶酸不能还原成具有生理活性的四氢叶酸，从而阻止嘌呤环和核苷酸的合成，最终抑制肿瘤细胞 DNA 和 RNA 合成。

2. 上述过程的同时也会使正常细胞缺乏还原型叶酸，最终影响正常组织细胞 DNA 的合成。因此在使用大剂量 MTX 后需给予亚叶酸钙，使正常细胞所需的还原型叶酸得到补充，从 MTX 的毒性中得以"解救"。为避免肿瘤细胞也得到解救，亚叶酸钙宜在使用 MTX 24 小时后给予。

【用法用量】
1. 用法　肌内注射和静脉滴注常用，也可动脉、腔内和鞘内用药，也可口服。注射时用 0.9% 氯化钠溶液或 5% 葡萄糖溶液稀释。

2. 滋养细胞肿瘤治疗用量　肌内注射常规剂量每次

15~20mg,每日 1 次,连续 5 天为 1 疗程,总量 80~100mg,2 周重复;也可溶于 5% 葡萄糖溶液 500ml 中静脉滴注,1 日 1 次,用 5 天。

3. 脊髓腔内注射用量 每次 10~15mg(溶于 4~6ml 注射用水或 3ml 脊髓液,要求 1ml 水中 MTX 不超过 2.5mg)缓慢注入,3~7 天 1 次,总量 50mg 为 1 疗程。

4. 动脉注射用量 每次 10~15mg,每日 1 次,连续 5 天为 1 个疗程。

5. 胸腔内注射用量 每次 30~40mg,1 周 1 次。当抽出胸腔积液量少于 500ml 时酌情减少注射频次。

6. 大剂量应用或者动、静脉滴注时,需要四氢叶酸解毒。大剂量静脉给药时,适宜用 5% 葡萄糖溶液稀释。

7. MTX 在滋养细胞肿瘤治疗中用法有多种,详见后续具体化疗方案。

【不良反应】

1. 消化道反应 恶心、呕吐,腹痛腹泻,严重者可有消化道出血。

2. 骨髓抑制 较明显,主要是白细胞和血小板减少,重者全血细胞减少。

3. 肝肾功能损害 长期大量用药时可发生。

4. 其他 鞘内注射后可能出现视物模糊、眩晕、意识障碍等。

【注意事项】

1. 长期使用或大剂量使用可致闭经,一般不严重。

2. 本品可致胎儿畸形,妊娠早期禁用,停药 3 月内严禁怀孕。

3. 本品可经母乳排泄,用药期间不得哺乳。

4. 肝肾功能不全、骨髓功能差者禁用。

5. 与氟尿嘧啶同用时,若是先用氟尿嘧啶,可产生拮抗作用;若先用本品,4~6 小时后再用氟尿嘧啶则产生协同作用。

【剂型规格】

注射液:5mg、50mg、100mg。

【临床经验】

MTX 在妇科肿瘤治疗中最常用于滋养细胞肿瘤。连续滴注的毒性比单次注射严重若干倍,需给与解毒,并在滴注前后大量补液、碱化尿液以及避免进食酸性成分的食物。化疗前 1 天至化疗后 1~2 天,每天补液 3 000ml,碳酸氢钠碱化尿液(小苏打 1g,每日两次口服),每日尿量>2 500ml。

附:四氢叶酸

【别名】

亚叶酸钙、甲酰四氢叶酸钙、Calcium Folinate(CF)。

【适应证】

用作叶酸拮抗剂(甲氨蝶呤等)的解毒剂,防止大剂量甲氨蝶呤所产生的毒性作用,以保护正常细胞。

【药理学】

1. 四氢叶酸是叶酸在体内的活化形式,具有"解救"过量的叶酸拮抗剂在体内的毒性反应。在滋养细胞肿瘤使用甲氨蝶呤化疗时,四氢叶酸可通过竞争作用限制甲氨蝶呤对正常细胞的损害,但对已经存在的甲氨蝶呤神经毒性无效。

2. 四氢叶酸可增加 5-FU 的抗肿瘤作用,但其本身无抗肿瘤作用。

【用法用量】

1. 用法　静脉或肌内注射,也有口服剂型。

2. 用量　作为 MTX 解毒剂,所用 CF 量约为 MTX 总量的 10%。当大剂量使用 MTX 时,CF 的剂量、次数应增加。

(1)MTX 单药化疗时,CF 用量为 MTX 的 1/10 加生理盐水 4ml,肌内注射(于 MTX 给药 24 小时后)。

(2)EMA/CO 方案中,CF 15mg 加生理盐水 4ml 肌内注射(与静脉给予 MTX 24h 后),每 12 小时 1 次,共 4 次。

3. CF 在其他不同情况下有各自不同的具体使用方法。

【不良反应】

1. 常见不良反应　恶心、呕吐、腹泻、感觉神经及运动神经毒性反应。

2. 其他　偶有皮疹、荨麻疹、哮喘等过敏反应。

【注意事项】

1. 本品禁用于鞘内注射。

2. 禁用于恶性贫血或维生素 B_{12} 缺乏所致巨幼细胞性贫血患者。

3. 妊娠期禁用,哺乳期慎用。

4. 本品不可与 MTX 同时使用,一般在 MTX 后 24 小时启用本品。本品过量使用可能抵消叶酸拮抗剂的效果。

【规格剂型】

注射液:3mg/1ml、5mg/1ml;冻干粉:3mg、5mg、6mg。

【临床经验】

1. 本品使用多用肌内注射,也有口服制剂,口服吸收的饱和剂量为 25mg/d。故每日口服量超过 25mg 时应选用肌内注射给药。

2. 用于 MTX 解毒治疗时,在 MTX 治疗前及治疗后 24 小时应测定血清肌酐,如用药 24 小时后肌酐较治疗前升高 50%,提示有严重肾毒性,要慎重处理。

3. 四氢叶酸给药 2 小时左右,其血液中浓度达到峰值,此时给予 5-FU 静脉滴注,后者抗肿瘤作用增强。

氟尿嘧啶（Fluorouracil）

【别名】

5- 氟尿嘧啶、5-FU。

【适应证】

1. 对绒癌、滋养细胞肿瘤疗效好。

2. 对子宫颈癌疗效好。

3. 可用于卵巢癌联合化疗。

4. 局部涂抹用于外阴白斑的治疗。

【药理学】

1. 为抗嘧啶类抗代谢药，S 期最敏感。

2. 口服吸收不规则，需静脉给药。吸收后在肝脏和肿瘤组织中浓度较高。

【用法用量】

1. 用法　不同种类的肿瘤，本品用法用量不同。可经静脉、动脉、腔内及局部给药。

2. 治疗滋养细胞肿瘤时用量

（1）单药时每次 28~30mg/kg，每日 1 次，溶于 5% 葡萄糖溶液（或生理盐水）500ml 中静脉滴注 6~8 小时，连续 8~10 天为 1 疗程。间隔 2 周重复。

（2）与放线菌素 D 联合化疗每次 24~26mg/kg，每日 1 次，溶于 5% 葡萄糖溶液（或生理盐水）500ml 中静脉滴注 6~8 小时，连续 8 天为 1 疗程。间隔 3 周重复。

3. 动脉注射用量　每次 26~28mg/kg，每日 1 次，连续 10 天为 1 疗程。间隔 3 周重复。

4. 腔内灌注用量　抽出胸、腹水后，灌入 5-FU 750~1 000mg。腹水量少时，溶于 1 000~1 500ml 生理盐水中灌入。7 天可重复。

5. 瘤体局部注射用量 250mg 多点注射入瘤体内。3~5 天可重复注射。

【不良反应】

1. 消化道毒性 较大,有恶心、呕吐、口腔溃疡、腹泻,有时腹泻严重。

2. 骨髓抑制 较严重,可致全血下降。

3. 其他 脱发、皮肤色素沉着常见。

【注意事项】

1. 滴注速度宜慢,滴注速度越慢,疗效越好,不良反应越小。

2. 妊娠早期和哺乳期禁用,带状疱疹禁用;不宜与阿司匹林同用。

3. 与 MTX 合用时,需要先用 MTX,4~6 小时后再用本品。

4. 出现下述情况之一需停药。

(1) 24 小时腹泻 > 5 次或腹泻为血性。

(2) 血 WBC $< 3.0 \times 10^9$/L,PLT $< 80 \times 10^9$/L。

(3) 出现神经系统症状。

(4) 出现严重黏膜反应。

【剂型规格】

注射剂:250mg/ 支、500mg/ 支;软膏:0.5%。

【临床经验】

1. 严密观察各项不良反应。特别关注腹泻严重者需停药,并注意防治水、电解质紊乱。

2. 持续静脉泵入可提高某些肿瘤的疗效。比如宫颈癌放疗期间 5-FU 4g 96 小时持续静脉泵入。

3. 在多日连续静脉滴注时,要根据患者体重情况准确计算药物剂量。

4. 与其他药物联合化疗时,氟尿嘧啶总是放在最后输注。

卡培他滨(Capecitabine)

【别名】

希罗达。

【适应证】

1. 结直肠癌辅助化疗。

2. 乳腺癌化疗(单药 / 联合)。

3. 美国国立综合癌症网络(National Comprehensive Cancer Network, NCCN)推荐联合奥沙利铂作为卵巢黏液性癌初始化疗首选方案之一。

【药理学】

卡培他滨本身无细胞毒性,通过三步酶链反应,在肿瘤细胞内被激活为具有细胞毒性的 5- 氟尿嘧啶,从而最大程度地降低了 5- 氟尿嘧啶对人体正常细胞的损害。

Tips: 本品是在肿瘤部位转化为 5-FU 后产生抗肿瘤效果,因此是具有针对肿瘤细胞的选择性靶向作用。

【用法用量】

1. 用法 口服给药,餐后 30 分钟内用水吞服。

2. 单药推荐剂量 每次 1 250mg/m²,每日 2 次(早晚各一次,相当于每日总剂量 2 500mg/m²,服用 2 周后停用 1 周,3 周为 1 个疗程,共计 8 个疗程。

3. 联合用药

(1)联合奥沙利铂:在对患者使用奥沙利铂(130mg/m²,静脉滴注 2 小时)后的当天即可开始口服卡培他滨,剂量为每次 1 000mg/m²,每日 2 次,服用 2 周后停用 1 周。3 周为 1 个疗程。

(2)联合多西他赛:患者使用多西他赛(75mg/m²,静脉滴注 1

小时)后的当天即可开始口服卡培他滨,剂量为每次 1 250mg/m^2,每日 2 次,服用 2 周后停用 1 周。3 周为 1 个疗程。

【不良反应】

1. 腹泻 有时比较严重,可致脱水。

2. 皮肤反应 本品可致严重皮肤反应,如史 - 约综合征和中毒性表皮坏死松解症,需永久停药。

3. 其他 手足综合征(手掌 - 足底感觉迟钝或肢端红斑)较常见,症状从轻度麻木到溃疡、严重疼痛不等。

【注意事项】

1. 对氟尿嘧啶过敏、有二氢嘧啶脱氢酶缺陷、严重肾功能损害(肌酐清除率<30L/min)、妊娠及哺乳期禁忌使用。

2. 老年人无须调整剂量,但相对容易产生不良反应(尤其是胃肠道反应),需密切监测。

3. 患者发生腹泻脱水需及时补充液体和电解质,及早并合理使用止泻药物。出现 2 级及以上脱水症状时,停用本品,待纠正不良脱水后方可重新恢复用药。

【剂型规格】

片剂:0.15/ 片、0.5g/ 片。

【临床经验】

根据卡培他滨所引起的毒性反应程度有时需要对症处理或者调整剂量(减量或者停药),一旦减量,之后不再增加剂量。

1. 不良反应时剂量调整原则

(1) 1 级反应一般不需调整。

(2) 2/3 级反应需首先暂停用药并纠正。

(3) 4 级反应需永久停药。

2. 具体调整方案

(1) 2 级反应:第 1 次出现经纠正后可维持原剂量继续治

疗;第2次出现经纠正后按维持剂量的75%继续治疗;第3次出现经纠正后按维持剂量的50%继续治疗;第4次出现后永久停药;

(2)3级反应:第1次出现经纠正后按维持剂量的75%继续治疗;第2次出现经纠正后按维持剂量的50%继续治疗;第3次出现后永久停药。

吉西他滨(Gemcitabine)

【别名】

GEM。

【适应证】

1. 晚期卵巢癌的二线治疗,联合铂类治疗铂敏感型复发性卵巢癌。

2. 早期宫颈癌的新辅助治疗。

【药理学】

1. 为核苷同系物,主要杀伤处于S期(DNA合成期)的细胞。

2. 抗瘤谱广,对多种实体瘤有效。

3. 滴注后很快分布到身体各组织。

【用法用量】

1. 用法 静脉滴注给药,先用生理盐水溶解,给药前再用生理盐水进一步稀释,30~60分钟滴完。

2. 联合卡铂用药时用量 吉西他滨1 000mg/(m² · d),第1、8天静脉滴注(30分钟),卡铂AUC取4,第1天给药。每3周重复(第2次给药后间隔2周)。

3. 联合顺铂化疗时用量 吉西他滨1 000mg/(m² · d),第1、8天静脉滴注(30分钟),顺铂25mg/(m² · d),第1~3天给药。

每 3 周重复(第 2 次给药后间隔 2 周)。

4. 依据上述用药后患者的毒性反应相应调整剂量。

【不良反应】

1. 骨髓抑制 是本药的剂量限制性毒性。常见 WBC 和 PLT 下降,需着重关注。

2. 消化道反应 轻、中度恶心、呕吐,半数以上患者有轻度转氨酶升高。

【注意事项】

1. 妊娠及哺乳期禁用。肝肾功能受损者慎用。放疗后避免使用。

2. 老年患者对本品耐受性尚可,但考虑其肾功能代偿差,仍宜适当减量。

3. 与铂类联合用药时,先用铂类。

4. 吉西他滨只能用生理盐水溶解。

【剂型规格】

粉针剂:200mg、1 000mg。

【临床经验】

1. 吉西他滨尚有推荐使用方法为 800~1 000mg/m^2,第 1、8、15 天输注,铂类用在第 1 天。该方法骨髓抑制偏重,很多患者第 3 次(即第 15 天时)用药时间骨髓抑制程度难以承受化疗进行。若推迟数日后仍不能达到化疗条件,则可以完成前两次给药即算该疗程结束。后续疗程根据患者具体情况调整给药即可。如果第 3 次给药时间时患者的情况基本正常(血液指标很接近正常),可以适当减量完成第 3 周的化疗。当然,这需要医生熟悉该药特点,有丰富的化疗经验。

2. 少数患者对吉西他滨过敏,首次使用时先缓慢滴注并密切观察患者反应。

放线菌素 D（Actinomycin D）

【别名】

更生霉素、Act-D。

【适应证】

绒毛膜癌、侵蚀性葡萄胎和卵巢恶性生殖细胞肿瘤敏感，疗效好。

【药理学】

1. 为多肽类抗恶性肿瘤抗生素，属细胞周期非特异性药物，但对 G_1 期作用较强。

2. 抗肿瘤谱窄。

【用法用量】

1. 用法　静脉滴注。

2. 单药用量　用于侵蚀性葡萄胎：10~12μg/（kg·d）　溶于 5% 葡萄糖溶液中静脉滴注 4 小时，连续 5 天。每 2 周重复（间隔 9 天）。

3. 联合化疗用量　在不同方案中具体用法不同，参见本书后续相关具体化疗方案。

【不良反应】

1. 骨髓抑制　为剂量限制性毒性。其中对血小板影响明显。

2. 胃肠道反应　口腔溃疡多见，多发生在每天剂量达到 400μg 时。

3. 其他　皮肤色素沉着和脱发常见。

【注意事项】

1. 药液漏出血管外时对软组织损害严重，用 1% 普鲁卡因局部封闭或 50~100mg 氢化可的松局部注射并冷湿敷。

2. 孕妇及哺乳期慎用。水痘病史及水痘患者禁用。

3. 长期应用可影响卵巢功能引起闭经。

【剂型规格】

粉针剂：200μg/支。

【临床经验】

口腔溃疡常见，有时较重，影响患者饮水进食。尝试以下方法给予防治：①勤漱口保持口腔清洁；②多说话交谈，增加唾液分泌，改善口腔血液循环；③高蛋白、多种维生素等易消化饮食。

博来霉素（Bleomycin）

【别名】

争光霉素、BLM。

【适应证】

1. 卵巢恶性生殖细胞肿瘤、卵巢性索间质肿瘤。

2. 宫颈鳞癌及外阴阴道鳞癌。

3. 侵蚀性葡萄胎。

4. 恶性胸腔积液。

【药理学】

1. 为复合抗生素，属细胞周期非特异性药物。

2. 口服无效，注射后分布到肺和皮肤较多。

3. 对放疗有增敏作用。

【用法用量】

1. 用法 可肌肉、静脉及皮下注射，也可胸腔注射。静脉注射所致肺纤维化发生率较高，已经少用。

2. 联合用药用量 静脉滴注博来霉素 15mg/d，加入生理盐水或 5% 葡萄糖溶液 500ml 中静脉滴注 6~8 小时，连续 1~3

天。间隔 21 天重复。

3. 其他用量 胸腔内注射尽量抽静胸腔积液后注入 BLM 20~40mg,并变换体位使药液能分布均匀(详见本书第七章中内容)。

【不良反应】

1. 肺毒性 最为严重,与剂量和年龄相关,可引起间质性肺炎或者肺纤维化。需定期检测动脉血氧分压、肺泡动脉血氧分压差、一氧化碳弥散功能指标以及胸部 X 线检查。

2. 过敏反应 常见迟发性高热。

3. 其他 色素沉着。

【注意事项】

1. 肺纤维化不常见但后果严重。要求成人终身累计量不超过 300mg/m² 或 360mg。60 岁以上患者、肺功能不全、肝肾功能不全者总量达 150mg 时发生肺纤维化概率明显增加,需慎用。

2. 严重肺部疾患;胸部或周围部位接受放疗;严重心脏疾病和肾脏疾病;孕妇及哺乳禁用。

【剂型规格】

粉针剂:15mg/ 支。

【临床经验】

1. 静脉注射所致肺纤维化发生率较高,已经少用,持续静脉滴注可明显较少肺纤维化。

2. 高热发生比例较高,可提前服用吲哚美辛片(25mg)预防。发生后给药解热镇痛药等对症处理即可缓解。

拓扑替康(Topotecan)

【别名】

托泊替康、和美新、Hycamtin、金喜素、TPT。

【适应证】

1. 卵巢癌二线化疗。

2. 铂耐药的复发卵巢癌和复发宫颈癌的化疗。

【药理学】

1. 抗瘤谱广。

2. 与顺铂、紫杉醇无交叉耐药。

3. 大部分经肾脏排泄,肾功能不全时清除率降低。肝功能不全对本品影响不大。

【用法用量】

1. 用法 静脉滴注给药,先用注射用水溶解,再用 100ml 生理盐水或 5% 葡萄糖溶液稀释,静脉滴注时间 30 分钟。

2. 单药化疗用量

(1)常规用法:拓扑替康 1.2~1.5mg/(m^2·d),每日 1 次,连用 5 天,每 3 周重复 1 次。

(2)周疗用法:拓扑替康 4mg/(m^2·d),每周 1 次,连用 3 周(第 1、8、15 天),间隔 2 周后重复。

3. 联合化疗用量 拓扑替康 0.75mg/(m^2·d),每日 1 次,连用 3 日。每 3 周为 1 疗程。

【不良反应】

1. 骨髓抑制 是最主要的毒性反应,主要为白细胞、血小板减少,多较重(3~4 度),为剂量限制性毒性。与铂类、IFO 等其他细胞毒药物联合化疗时,需适当减量。

2. 其他 胃肠道反应。

【注意事项】

1. 妊娠和哺乳期、严重骨髓抑制患者禁用。

2. 用药期间严密观察血象变化,适当增加血常规检查频次。

3. 拓扑替康显效时间长,通常 4 疗程后才能看到效果,需向患者说明,耐心等待。

【剂型规格】

粉针剂:2mg、4mg。

【临床经验】

1. 铂耐药复发型卵巢癌采用单药治疗时,本品是主要药物之一,总有效率13%~25%。用法为常规5天疗法和周疗两种。

2. 晚期宫颈癌或宫颈癌复发患者,拓扑替康联合顺铂化疗是很有效的方案。推荐用法为:拓扑替康$0.75mg/m^2$静脉滴注30分钟,第1~3天;顺铂$50mg/m^2$静脉滴注,第1天。每3周重复。

3. 根据化疗期间骨髓抑制程度和肾功能相应剂量调整拓扑替康:①轻度肾功不全(肌酐清除率40~60ml/min)时,一般不需调整剂量;②肌酐清除率20~39ml/min或者出现4度骨髓抑制,拓扑替康每日剂量调整为$0.6mg/m^2$(联合方案)。

伊立替康(Irinotecan)

【别名】

开普拓、Campto。

【适应证】

1. 晚期大肠癌一线化疗用药。

2. 对宫颈癌和卵巢癌有一定疗效。

【药理学】

为喜树碱的半合成衍生物,可特异性的与拓扑异构酶Ⅰ结合,最终导致DNA单链及双链的断裂,阻止DNA复制。为细胞周期S期特异性药物。

【用法用量】

1. 用法　仅用于成人,只能静脉滴注,加入生理盐水及

5% 葡萄糖溶液中静脉滴注 30~90 分钟。

2. 用量　联合用药(与顺铂)伊立替康每次 60mg/m^2,第 1、8、15 天,静脉滴注 60 分钟;顺铂 60~70mg/m^2,水化 3 天。每 4 周为一个疗程。

【不良反应】

1. 迟发性腹泻(用药 24 小时后发生)　多发生在用药后 5 天左右,约 15%~20% 的患者腹泻较严重,个别发生伪膜性肠炎。为剂量限制毒性反应。

2. 恶心、呕吐　较常见,与顺铂联合用药时反应较重。

3. 乙酰胆碱综合征　与本品具有抗胆碱酯酶活性有关。表现为急性腹泻、唾液增多、低血压、多汗等。

4. 其他　骨髓抑制。

【注意事项】

1. 对迟发性腹泻必须重视,一定对患者做好宣教。发生后及时给予补液和抗腹泻治疗。

2. 妊娠期及哺乳期妇女、儿童禁用。

3. 老年人及肝肾功能不良患者慎用。

4. 只能静脉滴注,时间不少于 30 分钟,不超过 90 分钟。

【剂型规格】

注射液:40mg/2ml、100mg/5ml。

【临床经验】

本品所具有的抗胆碱酯酶作用可发生急性腹泻,也可引起迟发性腹泻。急性腹泻和迟发性腹泻的处理方法是不同的。发生急性腹泻时可给予阿托品(0.25mg,皮下注射)。迟发性腹泻发生后,应立即口服洛哌丁胺,首剂 4mg,以后每腹泻一次再服 2mg,直到腹泻停止或用量达 16mg/d。腹泻超过 48 小时者需要预防性使用抗生素并考虑换用其他止泻药物。

依托泊苷（Etoposid）

【别名】

足叶乙苷、鬼臼乙叉苷、VP-16、Lastet。

【适应证】

1. 各类卵巢恶性肿瘤。

2. 针剂主要用于卵巢恶性生殖细胞肿瘤和滋养细胞肿瘤化疗,疗效好。

3. 对于铂耐药复发性卵巢癌效果好。

【药理学】

1. 抑制 DNA 拓扑异构酶 Ⅱ 活性,干扰 DNA 结构和功能。属于细胞周期特异性药物。

2. 抗瘤谱广。

3. 口服制剂在体内代谢变异较大,生物利用度约 50%。

【用法用量】

1. 用法　静脉滴注和口服给药,不能肌内注射和静脉推注,不能腔内和鞘内注射。

2. 静脉滴注（联合化疗）用量　每次 60~100/m²,加入生理盐水 500ml 中静脉滴注,每日 1 次,连续 3~5 天。每 3~4 周重复。

3. 口服用量　每天 50mg,连续 21 天,停药 1 周为一个疗程。每疗程约 1 000mg。一般连续 2~3 个疗程(有时可长期服用)。

【不良反应】

1. 骨髓抑制　是常见的剂量限制毒性,主要是白细胞下降,血小板下降少见。

2. 消化道反应　食欲缺乏、恶心呕吐,一般较轻。

3. 其他 脱发较明显。

【注意事项】

1. 静脉滴注时用生理盐水稀释,不能用葡萄糖溶液。

2. 不宜静脉推注,静脉滴注过快(<30分钟)易致低血压。

3. 孕妇及哺乳期慎用。

4. 骨髓抑制严重、心肝肾功能严重不全为禁忌证。

5. 与他莫昔芬合用,本药毒性增加。

【剂型规格】

针剂:100mg;片剂:25mg、50mg。

【临床经验】

1. 本药在临床中经常使用,口服用药可以维持较长疗效,抗肿瘤效果好,在耐药型复发性卵巢癌联合化疗效果不佳、静脉用药耐受性差时可长期使用。

2. 在博来霉素-依托泊苷-顺铂(BEP)方案中:足叶乙苷每天100mg,静脉滴注,共5天(成人)。青少年按100mg/($m^2 \cdot d$)计算3天总量,每日100mg静脉滴注。

长春新碱(Vincristine)

【别名】

VCR、Oncovin。

【适应证】

1. 卵巢恶性生殖细胞肿瘤化疗效果好。

2. 恶性葡萄胎、绒毛膜癌化疗。

3. 宫颈癌。

【药理学】

1. 抗肿瘤作用的靶点是微管,属细胞周期特异性药物,主要作用于M期。

2. 能选择性的集中在肿瘤组织,可使增殖细胞同步化,进而使抗肿瘤药效增加。

3. 药液浓集在神经细胞较血细胞多,因此神经毒性重。

4. 抗瘤谱广。

【用法用量】

1. 用法　只能静脉注射,用生理盐水溶解后使用。

2. 成人常用量　1 次 1~2mg 或按 1.4(1~1.5)mg/m^2 或按 0.025~0.075mg/kg 溶于 20ml 生理盐水后静脉注射或冲入,1 次量不超过 2mg(65 岁以上患者 1 次量不超过 1mg)。

3. 儿童常用量　1 次按 0.05~0.075mg/kg 静脉注射,1 周 1 次。

4. 具体用法参加具体方案。

【不良反应】

1. 神经系统毒性　是剂量限制性毒性,常发生在 40 岁以上患者,年龄越大越容易发生。主要为外周神经炎(手指神经毒性),腱反射减弱或消失。持续时间较长。

2. 局部刺激　局部刺激性大,药液渗出可致局部组织坏死,后果严重。

3. 其他　骨髓抑制和胃肠道反应较轻。

【注意事项】

1. 妊娠和哺乳期慎用。

2. 2 岁以下幼儿周围神经的髓鞘形成不健全,需慎用。

3. 痛风患者、神经肌肉疾病患者慎用。

4. 禁忌皮下、肌肉及鞘内注射。

【剂型规格】

粉针剂:0.5mg/ 支、1.0mg/ 支。

【临床经验】

1. 一般体态常人每次用量为 2mg 静脉推注(65 岁以上

患者用量为 1mg)。

2. 用药期间注意检查肌腱反射。

氮烯咪胺(Dacarbazine)

【别名】

达卡巴嗪,DTIC。

【适应证】

1. 子宫平滑肌肉瘤及其他子宫肉瘤的治疗。

2. 恶性黑色素瘤的治疗。

【药理学】

1. 在肝内代谢为具有烷化剂活性的产物。

2. 是细胞周期非特异性药物,对 G_2 期作用更强。

【用法用量】

1. 用法 静脉滴注或静脉注射给药。

2. 静脉注射用量 每次 200mg/m^2(或 200~400mg),溶于 10~15ml 生理盐水后静脉推注,1 日 1 次,连用 5 天(3~5 天)为 1 疗程。每 4 周重复。

3. 静脉滴注用量 每次 200~400mg/m^2,溶解后加入 5% 葡萄糖溶液 100~250ml 中,30 分钟滴完,1 日 1 次,连用 5~10 天为 1 疗程。间隔 4~6 周重复。

4. 联合用药用量 每次 200mg/m^2(400mg/d),加入 5% 葡萄糖溶液 100~250ml 中静脉滴注 30 分钟,1 日 1 次,连续 5 天,每 4 周重复。

【不良反应】

1. 骨髓抑制 不重,但出现时间晚,一般在用药 3~4 周时发生,4~5 周恢复。

2. 胃肠道反应 常见,较明显,但很快减轻。

【注意事项】

1. 孕妇及哺乳期禁用。

2. 水痘及带状疱疹患者禁用。

3. 本药对光和热极不稳定,使用需临时配制。尽量避光。

4. 与其他对骨髓有抑制的药物或放疗联合时,应减少本品用量。

【剂型规格】

粉针剂:0.1g、0.2g。

【临床经验】

是治疗黑色素瘤的首选药物,对软组织肉瘤也有效,可用于子宫肉瘤。

米托蒽醌(Mitoxantrone)

【别名】

丝裂蒽醌,MTT。

【适应证】

1. 与其他抗肿瘤药物联合用于卵巢癌二线化疗。

2. 对恶性间皮瘤有效。

【药理学】

1. 结构类似阿霉素,抗肿瘤作用也和阿霉素相近。

2. 对各周期细胞均有作用,S 期细胞最敏感。

3. 主要经肝脏代谢。

【用法用量】

1. 用法 静脉滴注。

2. 联合用药用量 每次 8mg/m², 溶于生理盐水或 5% 葡萄糖溶液 100ml 中,30 分钟滴完,每日 1 次,连续 5 天为 1 疗程。每 3~4 周重复。

【不良反应】

1. 骨髓抑制较明显。为主要剂量限制性毒性。

2. 心脏毒性较阿霉素低,主要表现为心肌肥大和纤维化。

3. 药液外渗可致严重皮下组织坏死。

【注意事项】

1. 心脏毒性的发生与总剂量有关,总剂量达到 $175mg/m^2$ 时,需特别警惕心脏毒性。既往用过阿霉素、纵隔部位有放疗史或心脏疾病患者,米托蒽醌总剂量不宜超过 $100\sim120mg/m^2$。

2. 用药过程中主要观察心力衰竭的症状。

3. 妊娠和哺乳期禁用。

【剂型规格】

注射剂:10mg/ 支、20mg/ 支。

丝裂霉素(Mitomycin)

【别名】

自力霉素,MMC。

【适应证】

1. 对癌性胸、腹水效果好。

2. 对卵巢癌、宫颈癌也有效。

【药理学】

广泛作用于增殖周期各期,G_1 最敏感。抗瘤谱广。

【用法用量】

1. 用法　可静脉、动脉和腔内用药。

2. 用量　腔内注射每次 $4\sim10mg$,生理盐水稀释后注入,$5\sim7$ 天 1 次。

【不良反应】

1. 骨髓抑制　为剂量限制性毒性。以血小板下降显著。

骨髓毒性发生晚,约 4 周后降至低点,持续 2~3 周。有蓄积性毒性。

2. 组织坏死　药液外渗可致组织严重坏死。

3. 其他　腔内注射可致化学性炎症。

【注意事项】

1. 水痘及带状疱疹时禁用。

2. 因有骨髓蓄积性毒性,后期需要长时间监控骨髓功能。

【剂型规格】

注射剂:2mg、4mg。

培美曲塞(Pemetrexed)

【别名】

力比泰,Alimta。

【适应证】

1. 恶性胸膜间皮瘤的一线治疗。

2. 对铂类耐药的复发性卵巢癌的治疗。

【药理学】

通过多个环节干扰叶酸合成,从而抑制肿瘤细胞复制和生长。

【用法用量】

1. 用法　本品只能用于静脉滴注,可溶于生理盐水中使用。

2. 用量　需要预处理如下:①皮质类固醇:地塞米松 4mg,口服,每日 2 次,在化疗前 1 天、当天和后 1 天连续服用 3 天;②叶酸:0.4mg,口服。在化疗前 1 周开始并持续至培美曲塞化疗终止后 21 天;③维生素 B_{12},1mg,肌内注射,在第一次培美曲塞给药前 7 天内肌内注射第一次,之后每 3 个周期肌内注射 1 次。

3. 联合用药用量 联合顺铂用于胸膜 / 腹膜间皮瘤的治疗: 培美曲塞 $500mg/m^2$, 静脉滴注 10~30 分钟。顺铂 $70~75mg/m^2$, 静脉滴注 2~3 小时 (在培美曲塞结束 30 分钟后给药)。每 3 周为 1 个疗程。

4. 单药化疗用量 $900mg/m^2$, 静脉滴注 10~30 分钟, 每 3 周为 1 个疗程。可一直用药至肿瘤进展。

【不良反应】

1. 骨髓抑制 是主要不良反应, 为剂量限制性毒性, 表现为白细胞减少和血小板减少。

2. 药物性皮疹 变态反应性红斑。

3. 神经毒性 神经障碍等。

【注意事项】

1. 在不使用预处理的情况下, 药物性皮疹的发生率较高。

2. 妊娠、哺乳期及儿童禁忌使用。

3. 本品主要以原药形式通过尿路排出, 肌酐清除率 < 45ml/min 时需停药。

【剂型规格】

注射剂: 0.1g/ 支、0.2g/ 支。

【临床经验】

1. 在避免皮疹发生的预处理中, 使用善存片更方便, 同时按要求服用地塞米松片。

2. 在补充叶酸和维生素 B_{12} 后, 与此相关的血液学毒性和胃肠道毒性明显减轻。

(闫 震 王 娇)

第三章
非细胞毒类抗肿瘤药物

　　非细胞毒类抗肿瘤药物,尤其是分子靶向药物和肿瘤免疫治疗药物,近年来发展迅速,是一类具有新作用机制的药物,主要是以肿瘤分子病理过程的关键调控分子等为靶点,如调节体内激素平衡的药物、分子靶向药物和肿瘤免疫治疗药物等非细胞毒类抗肿瘤药物(表 3-1)。这其中很多药物在其他系统疾病和普通妇科中多有使用,本章主要评价其在妇科肿瘤方面的应用。

表 3-1　非细胞毒类抗肿瘤药物

分类	药物名称
激素类药物	甲羟孕酮、甲地孕酮、他莫昔芬、芳香化酶抑制剂(来曲唑、依西美坦、阿那曲唑)
分子靶向药物	抗血管生成药:贝伐珠单抗、曲妥珠单抗、阿帕替尼 聚腺苷二磷酸核糖聚合酶(PARP)抑制剂:奥拉帕利、卢卡帕利、尼拉帕利、他拉唑帕利
肿瘤免疫药物	肿瘤免疫药物:HPV 疫苗 抗程序性死亡受体 -1/ 程序性死亡配体 -1(PD-1/PD-L1):纳武单抗、帕姆单抗、特瑞普利单抗、信迪利单抗 细胞毒性 T 淋巴细胞相关蛋白 4(CTLA-4 拮抗剂):伊匹单抗 免疫增强药物:白介素 -2、干扰素 α-2b、干扰素 α-1b
其他	重组人血管内皮抑素

一、内分泌治疗药物

妇科肿瘤往往与激素失调有关,因此,应用某些激素或其拮抗剂可改变激素平衡失调状态,以抑制这类激素依赖性肿瘤的生长。严格来说,这属于内分泌治疗,因此在长期使用中需要同时关注激素的不良反应。

1. 芳香化酶抑制剂　抑制雄激素转化为雌激素过程中的芳香化环节,从而减低雌二醇水平。可用于卵巢癌、子宫内膜癌和子宫肉瘤的治疗,雌、孕激素受体(+)时有一定疗效,可达到二线化疗的治疗效果。第三代芳香化酶抑制剂药物有来曲唑、依西美坦、阿那曲唑。

2. 选择性雌激素受体调节剂　与雌激素受体结合形成复合物,阻止雌激素发挥作用。其中的他莫昔芬在难治性卵巢癌中最常使用。

3. 孕激素　通过多种机制抑制癌细胞的增殖和肿瘤的生长,对 PR 高表达者效果好。目前常用高剂量甲羟孕酮和甲地孕酮两种。

4. 促性腺激素释放激素类似物　与促性腺激素释放激素(gonadotrophin releasing hormone,GnRH)受体结合,抑制 GnRH 分泌,抑制卵泡刺激素(follitropin,folliclestimulating hormone,FSH) 和黄体生成素(luteinizing hormone,LH)合成,降低雌激素水平,抑制癌细胞。常用药物:亮丙瑞林、戈舍瑞林、曲普瑞林。

二、分子靶向药物

目前妇科肿瘤临床应用较广泛的分子靶向药物主要是抗

血管生成药物和 PARP 抑制剂。

1. 抗血管生成药物 促进肿瘤新生血管生成的活性物质有很多,其中血管内皮生长因子(vascular endothelial growth factor,VEGF)起着非常重要的作用,把 VEGF 及其受体(VEGFR)做为靶点成为最常见的抗血管生长分子靶向治疗研究方向。其中,VEGFR2 是与血管生成和血管渗透性最为相关的受体,目前针对此靶点所开发用于临床的主要药物有贝伐珠单抗和阿帕替尼。

2. 聚腺苷二磷酸核糖聚合酶抑制剂 对聚腺苷二磷酸核糖聚合酶(poly ADP-ribose polymerase,PARP)抑制剂的研究是不断深化扩展的过程,这方面需要理顺以下几个主要概念之间的关系。

(1)PARP:是一种在 DNA 修复通路中起关键作用的修复酶。DNA 损伤断裂时激活 PARP,使其参与 DNA 的修复。PARP 抑制剂主要通过削弱肿瘤细胞修复 DNA 损伤的能力而发挥抗肿瘤作用。

(2)BRCA 基因:BRCA1/2 是肿瘤的抑癌基因,它参与 DNA 损伤后的双链断裂修复和细胞周期检测点的调控。发生了 BRCA 基因突变的人群,其卵巢癌、乳腺癌等诸多恶性肿瘤的发生风险是明显增加的。对 BRCA 基因是否有突变进行筛查不仅可以预测疾病风险,还有助于制定治疗方案。研究表明:PARP 抑制剂作用于有 BRCA 突变的肿瘤患者,可以显著抑制肿瘤细胞 DNA 损伤后的修复,导致肿瘤细胞死亡,其单独使用或协同化疗均能达到抗肿瘤的作用。同时,有 BRCA 突变的卵巢癌患者对铂类(可诱导 DNA 双链断裂)化疗更加敏感。

(3)同源重组缺失(homologous recombination deficiency,HRD):同源重组修复(homologous recombination repair,HRR)

是 DNA 双链损伤的重要修复方式,这是一条复杂的信号通路。BRCA1/2 是 HRR 中的关键蛋白物质之一。如果 *BRCA* 基因发生突变导致 BRCA1/2 蛋白失去功能,则引起 HRR 功能异常,这种异常称作 HRD。此外,其他的 HRR 相关基因若发生突变或表达沉默,也会引起 HRD,从而导致基因组的不稳定,导致 HRD 最常见的原因是参与 HR 修复通路中的基因的突变。HRD 在卵巢癌中的发生率比较高。

　　PARP 和 HRR 是 DNA 损伤后修复的两种重要机制,PARP 参与 DNA 单链修复,HRR 参与 DNA 双链修复,并且二者之间并且可以发生代偿。两种修复机制均受到抑制时,则可引起细胞凋亡。研究表明:携带 HRD 的肿瘤患者,在使用 PARP 抑制剂后,可以使上述两种 DNA 修复途径均出现障碍,进而促进肿瘤细胞的凋亡,产生抗肿瘤效应,而对正常细胞则无明显影响。另外,与 HRD(–)患者相比,HRD(+)患者对铂类有更加敏感。HRD 的有效评估对于提高 PARP 抑制剂的治疗应答很重要。

　　当前国内外临床批准使用的 PARP 抑制剂有奥拉帕利、卢卡帕利、尼拉帕利和他拉唑帕利,此外,尚有多种 PARP 抑制剂已经在临床试验阶段。PARP 抑制剂在使用过程中需要关注其对骨髓的抑制作用,特别是联合用药时应适度调整剂量。

　　Tips: 当前,PARP 抑制剂主要推荐用于既往未接受过 PARP 抑制剂治疗过的上皮性卵巢癌成人患者。在临床使用中需要关注以下几个问题:

　　1. 最佳获益用药时间段　①对于 *BRCA* 突变/HRD 阳性患者,推荐用于初始治疗后的一线维持治疗;②对于 *BRCA* 野生型/HRD 阴性患者,推荐用于复发治疗后的二线维持及后线治疗。

2. 初始治疗后一线维持的合理应用　①当前,早期患者不推荐使用 PARP 抑制剂;②初治的晚期患者化疗达到 CR/PR 后,推荐使用 PARP 抑制剂 2 年或至疾病进展(有 *BRCA* 突变者选用奥拉帕利 300mg,口服,每日 1 次,无 *BRCA* 突变者选用尼拉帕利 200mg,口服,每天 1 次)。

3. 复发性卵巢癌中的合理应用　①推荐用于有 *BRCA* 突变或铂敏感的复发患者;②不推荐用于 *BRCA* 野生型或铂耐药的复发性患者。

三、肿瘤免疫治疗药物

肿瘤免疫治疗是利用人体的免疫机制,通过主动或被动的方法增强患者的免疫功能,达到杀伤肿瘤细胞的目的。其优势:①通过增强自身免疫力抗肿瘤,副作用少;②可选择性杀伤肿瘤细胞,而对正常细胞影响很小;③主动免疫能够激发全身性的抗肿瘤效应;④增强机体免疫功能,减轻放化疗所致的组织损伤。

1. 肿瘤免疫治疗药物分类　肿瘤免疫治疗根据作用机制分为以下三类:

(1)主动免疫治疗(也称肿瘤疫苗),是利用肿瘤抗原成分来激发机体免疫系统产生针对肿瘤抗原的特异性抗肿瘤免疫应答反应,攻击肿瘤细胞,从而阻止肿瘤的生长、转移和复发。当前广泛推广的 HPV 疫苗接种就属于主动免疫治疗。

(2)被动免疫治疗,是给机体输注具有抗肿瘤作用的免疫效应物质。特点是作用快,一经输入即可获得免疫力,但维持时间短。适用于没有时间或能力产生初始免疫应答的晚期肿瘤患者。近年一直处于热点的 PD-1/PD-L1 单克隆抗体就属于被动免疫治疗药物。

（3）非特异性免疫调节剂（免疫增强药），其抗肿瘤机制主要有两种：一是通过刺激效应细胞发挥作用。效应细胞刺激剂有 α- 干扰素、白介素 -2 等；二是通过抑制免疫调控细胞或分子起作用。

2. 免疫检查点及免疫检查点抑制剂　近年来，免疫检查点因其在肿瘤发生发展中的重要作用而备受关注。免疫检查点负责维持机体内的自我耐受，防止自身免疫，保护正常细胞在感染状态下免受免疫攻击。而肿瘤细胞利用这一机制通过拦截免疫检查点，使机体无法产生有效的抗肿瘤免疫应答，从而逃避免疫监督。免疫检查点抑制剂通过对免疫检查点通路的调控，使免疫系统重新激活来对抗肿瘤。

当前备受关注的两大检查点是程序性死亡蛋白 -1（programmed cell death protein 1，PD-1）和细胞毒 T 细胞淋巴细胞抗原 -4（cytotoxic T lymphocyte antigen 4，CTLA-4）。

PD-1 是存在于免疫细胞（T 细胞）表面的受体蛋白，程序性死亡配体蛋白 1（PD-L1）为肿瘤细胞所携带，二者结合后则诱导 T 细胞进入静息状态，机体失去了对肿瘤细胞的免疫反应。针对这一过程，给予 PD-1/PD-L1 抗体，与 T 细胞表面的 PD-1 或者肿瘤细胞表面的 PD-L1 结合，使肿瘤细胞能够被机体免疫系统识别，从而达到杀伤肿瘤细胞的作用。当前用于临床的纳武单抗等 PD-1 抑制剂通过阻断 PD-L1 和 PD-1 的结合，恢复 T 细胞活性，激活 T 细胞杀伤肿瘤细胞。

CTLA-4 是 T 细胞上的一种跨膜受体，由活化的 T 细胞表达并将抑制信号传递给 T 细胞，能够中止激活的 T 细胞的反应。使用 CTLA-4 抑制剂，则可抑制免疫系统对肿瘤细胞的耐受性，起到免疫治疗作用。

3. 微卫星不稳定性 / 错配修复蛋白缺失

（1）MS 与 MSI：微卫星（microsatellite，MS），是一些短而

重复的 DNA 序列,呈多态性分布于整个基因组,个体差异较大。微卫星不稳定性(microsatellite instability,MSI),是指在 DNA 复制时,由于插入或缺失突变引起的 MS 序列长度发生改变的现象,这种现象常由错配修复(mismatch repair,MMR)功能缺陷引起。肿瘤组织所表现出的 MSI 可按照所测标记物的不稳定程度分为高度不稳定性(MSI-high,MSI-H)、低度不稳定性(MSI-low MSI-L)和微卫星稳定(microsatellite stability,MSS)。

(2)MMR 与 dMMR:错配修复(mismatch repair,MMR),可识别和修复在 DNA 重组和修复过程中发生的碱基错配,是重要的 DNA 修复机制,同时能够诱导 DNA 严重受损的细胞发生凋亡,防止基因突变,从而维持基因的稳定性;错配修复缺陷(deficiency of MMR,dMMR),指 MMR 修复机制出现了故障,MMR 修复能力下降或缺失。

基因组中的 MS 序列在 DNA 复制过程中容易发生错配,MMR 则对此进行调整至正常状态,但是如果 MMR 系统发生了突变(即 dMMR),则修复功能丧失,错配的 MS 序列无法修复,基因组的不稳定性增加,致下游基因的表达出现异常,进而肿瘤发生(这一模式即是 MSI)。因此,可以这么说:MSI-H/dMMR 的患者,其肿瘤 DNA 修复机制存在着缺陷。当肿瘤细胞中存在 dMMR 时,肿瘤细胞内将会大量突变,即 MSI-H,更容易被患者自身免疫系统识别、杀伤。

目前,免疫抑制剂批准用于 MSI-H/dMMR 阳性的患者,包括:所有病理类型的复发性卵巢癌;宫颈癌的二线化疗;复发、转移或高危子宫内膜癌;晚期、复发或转移的外阴鳞状细胞癌。对于宫颈癌,适应证除了 MSI-H/dMMR 阳性患者,还增加了 PD-L1 阳性患者。

需要清楚认识到的是:虽然免疫治疗在一些晚期肿瘤患

者中效果显著,但当前总体有效率也仅是 10% 左右,需要与手术、放化疗联合使用。肿瘤免疫治疗药物进入临床使用的时间尚短,其适应证和剂量也在不断进行着调整、更新。此外,免疫治疗药物的毒性反应之"轻"也是相对的,存在不可预测性、发展迅速的特点。因此,需要慎重评估治疗的获益及潜在风险,不可盲目使用。

他莫昔芬(Tamoxifen)

【别名】

三苯氧胺、它莫芬、Tamofen、TAM、Nolvadex。

【适应证】

1. 主要用于乳腺癌的治疗,雌激素受体阳性者疗效好。

2. 化疗耐药的晚期卵巢癌。

3. 增强孕激素治疗子宫内膜癌的效果。

【药理学】

1. 为合成的抗雌激素药物,结构与雌激素类似,与雌二醇竞争雌激素受体,从而抑制雌激素依赖性肿瘤细胞的生长。

2. 抑制卵巢合成雌二醇,造成化学性去势,抑制雌激素依赖性肿瘤生长。

3. 可促使孕激素受体水平升高,与孕激素同时应用可以提高后者对子宫内膜癌的疗效。

4. 有雌激素样作用,强度约为雌二醇的 1/2。

【用法用量】

1. 乳腺癌 每次 10~20mg,每天 2 次。

2. 子宫内膜癌 每次口服 10~20mg,每天 2 次,与孕激素同时使用。

3. 卵巢癌 每次口服 10mg,每天 2 次。

【不良反应】

1. 胃肠道反应 食欲减退、恶心、呕吐。

2. 继发性抗雌激素作用 面部潮红、外阴瘙痒、月经失调、闭经、阴道出血。

3. 神经精神症状 头痛、眩晕、抑郁等。

4. 其他 子宫内膜增生、息肉。

【注意事项】

1. 孕妇哺乳期,血栓栓塞性疾病者,眼底疾病患者禁用。

2. 肝功能异常者慎用。

3. 出现异常阴道出血时,警惕子宫内膜癌发生风险。

4. 雌激素可影响本药效果,不宜合用。

5. 抗酸药、西咪替丁、法莫替丁、雷尼替丁等可改变胃内pH值,使本品肠衣片提前分解,对胃有刺激作用。故与上述药物合用应间隔 1~2 小时。

【剂型规格】

片剂或胶囊:10mg/ 粒。

【临床经验】

1. 为难治性卵巢癌内分泌治疗最常用的药物。

2. 给药后 4~10 周,客观体征有改善,如果有骨转移,数月才有效。

3. 本药同时有雌激素作用,长期应用可致子宫内膜增生 / 乳腺组织增生,需给予关注。

甲羟孕酮(Metroxyprogesterone)

【别名】

甲孕酮、羟甲孕酮、安宫黄体酮、MPA。

【适应证】

1. 子宫内膜非典型增生及子宫内膜癌治疗。

2. 复发耐药子宫内膜癌的姑息治疗。

3. 雌激素受体/孕激素受体(+)的子宫平滑肌肉瘤和难治性卵巢癌的内分泌治疗。

4. 增强食欲,改善患者一般状况。

【药理学】

1. 属于合成的黄体酮衍生物。大剂量时对敏感细胞具有直接的细胞毒作用。

2. 口服吸收效果好。根据不同治疗目的选择用药方法。

【用法用量】

1. 用法　肿瘤患者的使用不同于普通妇科,需要大剂量用药,以口服为宜。

2. 子宫内膜不典型增生治疗用量　初始每日 250mg,连续服用 3 个月,行子宫诊刮评估效果:疗效好时维持原剂量,疗效欠佳则酌情增加每日用量,并每 3 个月如此评估。子宫内膜正常后巩固用药 3 个月。

3. 子宫内膜癌　①年轻患者保留生育功能时:起始每天 500mg,连续服用 3 个月后行诊刮评估效果,根据疗效酌情调整用量并每 3 个月评估。每日剂量最大达 1g。子宫内膜正常后巩固用药 6 个月。②姑息治疗:每日 500mg。

4. 妇科恶性肿瘤恶病质及疼痛的姑息治疗用量　每日 0.5~1.0g。

5. 用于各种恶性肿瘤化疗时保护骨髓时用量　每日 0.5~1.0g(由化疗前 1 周至一个疗程后 1 周)。

6. 增强食欲　每日 250mg。

【不良反应】

1. 恶心、呕吐　常见,会逐渐减轻。

2. 孕酮类反应　闭经、溢乳、乳房痛等。

3. 精神方面　神经质、疲惫、头晕等。

4. 其他　长期应用可引起肾上腺皮质功能亢进表现如体重增加。

【注意事项】

1. 妊娠、严重肝肾功能障碍、高钙血症、各种血栓性疾病禁用。

2. 严重高血压、明显高凝倾向及严重糖尿病患者慎用。

【剂型规格】

片剂(大剂量):250mg/ 片、500mg/ 片。

【临床经验】

1. 大量孕激素治疗一般需要 3 个月才能开始显效,特别是对于行保守性治疗的患者,要充分告知病情、孕激素治疗的长期性、效果及风险,及时评估掌控病情。

2. 长时间服用孕激素者可同时服用三苯氧胺(10~20mg/次,每日 2 次),提高孕激素疗效。

甲地孕酮(Megestrol)

【别名】

醋酸甲地孕酮分散片、美可治、MA。

【适应证】

1. 晚期乳腺癌和晚期子宫内膜癌。

2. 对雌激素受体 / 孕激素受体(+)的子宫平滑肌肉瘤和难治性卵巢癌有一定疗效。

3. 增强晚期肿瘤患者食欲。

【药理学】

1. 为半合成孕激素衍生物,对激素依赖性肿瘤有一定抑制作用。

2. 作用机制同甲羟孕酮,通过减少雌激素产生,干扰雌激素与受体结合,最终抑制肿瘤细胞生长。

【用法用量】

1. 用法　治疗子宫内膜增生、晚期子宫内膜癌和卵巢癌等可先选择一般剂量。必要时增加药量。一般剂量:每次160mg,1 日 1 次口服。

2. 高剂量用量　每次 160mg,1 日 2~4 次口服。

【不良反应】

1. 体重增加　常见,是体内脂肪和体细胞体积增大所致。

2. 孕酮类反应　乳房疼、溢乳、闭经、月经失调等。

3. 肾上腺皮质醇作用　满月脸、高血压、高血糖。

4. 血栓栓塞现象　罕见。

【注意事项】

1. 妊娠和哺乳期、血栓疾病、严重肝肾功损害、乳房肿块者禁用。

2. 严重高血压、严重糖尿病、子宫肌瘤、偏头痛及精神抑郁患者慎用。

【剂型规格】

片剂:160mg/ 片。

【临床经验】

1. 甲地孕酮不良反应较甲羟孕酮轻。

2. 甲地孕酮对骨转移患者疗效较好,因骨转移产生的高钙血症患者禁用本品。

3. 晚期恶性肿瘤患者化疗时合用本品可降低不良反应发生率。

来曲唑（Letrozole）

【适应证】

1. 用于治疗绝经后雌激素受体 / 孕激素受体阳性的晚期乳腺癌患者,特别是抗雌激素治疗失败者。

2. 用于激素受体阳性的早期乳腺癌的新辅助治疗,能缩小肿瘤,增加保乳手术机会。

3. NCCN 推荐用于卵巢癌、子宫内膜癌和低级别子宫内膜间质肉瘤的治疗。

【药理学】

1. 抑制芳香化酶,从而抑制雄激素向雌激素转化,消除雌激素对肿瘤生长的刺激作用。

2. 特别适用于绝经后患者。

3. 选择性高,不影响糖皮质激素、盐皮质激素和甲状腺功能。

【用法用量】

口服:2.5mg/ 次,1 日 1 次。餐前、餐后及餐中服用均可。老年患者、轻度肝肾功能不良者不用调整剂量。

【不良反应】

以恶心、头痛、骨骼关节痛、潮热为主要表现,多为轻、中度。其他尚有疲惫、便秘、腹泻、失眠、水肿、高血压等。

【注意事项】

1. 妊娠和哺乳期患者禁用。

2. 绝经前妇女、严重肝肾功能不全者及运动员慎用。

3. 增加剂量或者与他莫昔芬联合应用并不增加疗效。

【剂型规格】

片剂:2.5mg/ 片。

【临床经验】

1. 对全身各系统没有潜在毒性,具有耐受性好、药理作用强的特点。

2. 与其他芳香化酶抑制剂和抗雌激素药物相比,本品的抗肿瘤作用更强。

3. 有研究证明来曲唑单药治疗能延长难治性卵巢癌患者的无进展生存时间(progression-free survival,PFS)。

依西美坦(Exemestane)

【适应证】

1. 用于雌激素受体/孕激素受体阳性的绝经后晚期乳腺癌,尤其是他莫昔芬治疗后病情进展者。

2. 用于雌激素受体阳性的绝经后早期浸润性乳腺癌(他莫昔芬-依西美坦序贯)治疗。

3. NCCN推荐用于卵巢癌、子宫内膜癌和低级别子宫内膜间质肉瘤的内分泌治疗。

【药理学】

1. 抑制芳香化酶,使雄激素无法转化为雌激素,减低绝经后血循环中雌激素水平。

2. 特别适用于绝经后患者。

3. 不影响糖皮质激素和盐皮质激素的生物合成,故不良反应轻微。

4. 无雌、孕激素样作用。高剂量时有弱雄激素样作用。

【用法用量】

1. 用法　口服,25mg/次,1日1次,建议餐后服用。老人及轻度肝肾功能不良者不需调整剂量。

2. 用量　①他莫昔芬序贯依西美坦:早期乳癌患者服用

他莫昔芬 2~3 年后,在未复发的情况下继续服用本品,直至完成总共 5 年的内分泌治疗;②晚期乳腺癌患者应持续服用本品直至肿瘤进展;③患者同时接受细胞色素 P450 3A4 酶(CYP 3A4)强诱导剂,如利福平、苯妥英钠时,本品的推荐剂量为 50mg,每日一次,餐后服用。

【不良反应】

最常见是雌激素被阻断后的反应如潮热、恶心,其次是关节痛、失眠、头痛、疲劳等,比较轻微。

【注意事项】

1. 禁用　儿童、绝经前、妊娠和哺乳期患者。

2. 慎用　运动员、严重肝肾功能不全者。

3. 开始本品治疗前宜针对骨质疏松的风险进行相关检测,并在需要时给予治疗。维生素 D 缺乏者应给予补充。

【剂型规格】

片剂:25mg/ 片。

【临床经验】

1. 本品不适用于绝经前(人工或自然)的患者。围绝经期不能明确是否绝经者可通过评估 LH、FSH 和 E_2 水平来确定患者是否为绝经后状态。

2. 本品不可与含雌激素作用的药物合用,因为后者可抵消本品的药理作用。

阿那曲唑(Anastrozole)

【适应证】

1. 用于雌激素受体 / 孕激素受体阳性的绝经后晚期乳腺癌,尤其是他莫昔芬治疗后病情进展者。

2. 对于雌激素受体阴性的患者,若对他莫昔芬呈现阳性临床反应,可考虑使用本品。

3. NCCN 推荐用于卵巢癌、子宫内膜癌和低级别子宫内膜间质肉瘤的内分泌治疗。

【药理学】

1. 高效、高选择性非甾体类芳香化酶抑制剂,使雄激素无法转化为雌激素,减低绝经后血循环中雌激素水平。

2. 绝经后妇女每日服用阿那曲唑 1mg 可以降低 80% 以上的雌二醇水平。

3. 不影响糖皮质激素和盐皮质激素的分泌,无雌激素、孕激素和雄激素样作用。

【用法用量】

口服,1mg/ 次,1 日 1 次,餐前、餐后服用均可,整粒吞服。老人及轻度肝肾功能不良者不需调整剂量。

【不良反应】

潮热、关节痛、恶心、呕吐、疲劳、心情改变等最常见。其他反应包括失眠、便秘、食欲缺乏、头晕、体重增加、阴道出血、阴道干燥等。不良反应常在服药一段时间后消退。

【注意事项】

1. 禁用 儿童、未绝经、妊娠和哺乳期患者。

2. 慎用 运动员、心脏病、血栓塞症、严重肝肾功能不全者。

3. 开始本品治疗前宜针对骨质疏松的风险进行相关检测,并在需要时给予治疗。维生素 D 缺乏者应给予补充。

【剂型规格】

片剂:1mg/ 片。

【临床经验】

1. 阿那曲唑的依从性较好,在肝功能、雄激素样作用、心脑血管等方面的不良反应率较低。

2. 本品不可与含雌激素作用的药物(如他莫昔芬、含有雌激素的阴道栓剂、避孕药等)合用,因为后者可抵消本品的药理作用。

贝伐珠单抗(Bevacizumab)

【别名】

Avastin。

【适应证】

1. 上皮性卵巢癌的初始及复发治疗、维持治疗。

2. 复发性卵巢恶性性索间质肿瘤的治疗。

3. 高危、复发、转移性子宫内膜癌的治疗。

4. 宫颈癌的初始及复发治疗。

【药理学】

1. 是针对 VEGR 的人源化单克隆抗体,通过抑制人类 VEGF 的生物学活性而起作用:①抑制肿瘤血管生成;②使残存的肿瘤血管正常化;③抑制新生的或复发的血管生成。

2. 贝伐珠单抗使用后可减少微血管生成并抑制转移。

3. 贝伐珠单抗具有持久的清除半衰期(约 20 天),有助于持续控制肿瘤。

4. 作用靶点广谱,无须基因检测、毒性较低。

【用法用量】

1. 用法　静脉滴注方式给药。

Tips:使用时注意:首次静脉输注时需持续 90 分钟。如果第一次耐受性良好,则第二次静脉输注的时间为 60 分钟。如果耐受性依然良好,则后续的输注时间为 30 分钟。

2. 新辅助化疗用量　TC+ 贝伐珠单抗(15mg/kg),静脉滴注 30~90 分钟,间隔 3 周。

3. 术后辅助化疗用量　TC+ 贝伐珠单抗(15mg/kg),静脉滴注 30~90 分钟,间隔 3 周。联合化疗结束后可继续本品(停药时间可根据疗效、病情、不良反应来确定)。

【不良反应】

1. 高血压 是最常见的不良反应,使用贝伐珠单抗后高血压的发生率增加,为剂量依赖性。大部分患者在采用抗高血压治疗后能有效控制血压。既往有高血压病史的患者,开始使用贝伐珠单抗前,应控制血压在 150/100mmHg 以下。糖尿病或者肾脏疾病患者,用药前血压应控制在 130/80mmHg 以下。

2. 严重的不良反应 包括胃肠道穿孔、出血、动脉血栓栓塞:①胃肠道穿孔及瘘,在接受一线治疗卵巢癌患者中可达 2%,穿孔和瘘的类型和程度各不相同,严重致命者占 1/3;②动静脉血栓的发生率有所增加,包括脑血管意外、暂时性脑缺血发作、心肌梗死、肺栓塞等,发生者需永久停用本药。有动脉血栓栓塞史或者年龄大于 65 岁者,贝伐珠单抗联合化疗时需谨慎。

【注意事项】

1. 在发生了消化道穿孔和瘘的患者,宜永久停用贝伐珠单抗。

2. 使用贝伐珠单抗后发生 3~4 级出血的患者,需永久停用该药。

3. 采用抗高血压治疗不能充分控制的明显高血压患者,或者发生了高血压危象或高血压脑病的患者,需永久停用贝伐珠单抗。

4. 由于本品可对伤口愈合产生不利影响,重大手术后 28 天内不宜使用贝伐珠单抗,或者至少等伤口完全愈合后开始使用(一般是在术后第 2 疗程化疗时开始加入)。在贝伐珠单抗治疗过程中发生伤口愈合并发症时,应暂停使用,直至伤口愈合。新辅助化疗使用贝伐珠单抗者,需停药至少6周方可手术。

5. 孕期及哺乳期禁用,至少停用贝伐珠单抗后6个月才可妊娠或哺乳。

【剂型规格】

注射剂:100mg/4ml、400mg/16ml。

【临床经验】

贝伐珠单抗在不同的恶性肿瘤中的用量及用法有所不同。常见两种用法:

1. 联合化疗　7.5mg/kg,静脉滴注,30~90分钟,第1天。每3周重复,共6周期,之后贝伐珠单抗单药维持12周期。

2. 联合化疗　15mg/kg,静脉滴注,30~90分钟,第2周期第1天。每3周重复,共22周期。

曲妥珠单抗(Trastuzumab)

【别名】

赫赛汀,Herceptin。

【适应证】

1. 单药及联合紫杉醇等化疗用于人表皮生长因子受体-2(human epidermal growth factor receptor-2,HER-2)阳性的晚期肿瘤,如乳腺癌、卵巢癌、胃癌等。

2. 用于早期乳腺癌的辅助治疗。

3. NCCN推荐联合卡铂/紫杉醇用于晚期或复发的HER-2(+)子宫内膜浆液性腺癌。

【药理学】

1. 抑制HER-2过度表达的肿瘤细胞的增殖(通常认为,HER-2过度表达是肿瘤细胞迅速增殖的标志)。

2. 是抗体依赖的细胞介导的细胞毒反应的潜在介质。

3. 提高肿瘤细胞对化疗的敏感性。

【用法用量】

1. 用法　静脉滴注给药,不可静脉推注或静脉快速给药。

2. 每周方案用量　首次剂量为 4mg/kg,以 250ml 生理盐水稀释后静脉滴注 90 分钟以上。维持剂量:以后每周用量为 2mg/kg,静脉滴注(如果首次使用时耐受性好,后续输注时间可 30~60 分钟),连续 4~8 周为 1 个疗程。治疗可持续至病情进展。

3. 3 周方案用量　首次剂量为 8mg/kg,以 250ml 生理盐水稀释后静脉滴注 90 分钟以上。后续给药剂量为 6mg/kg,静脉滴注(如果首次使用时耐受性好,后续输注时间可 30~60 分钟),每 3 周 1 次。治疗可持续至疾病进展。

4. 其他　漏用:①未超过 1 周的,尽快按常规维持量补漏,之后按原方案继续给予维持剂量;②漏用本品超过一周的,需要重新从首次剂量开始并按上述要求操作。

【不良反应】

1. 心脏毒性　最常见,本品可致心功能减退,比如出现呼吸困难、周围性水肿等,有时可致严重的充血性心衰。特别是与蒽环类药物合用时,会发生中重度的心功能减退。

2. 过敏反应　主要为皮疹、瘙痒,寒战 / 发热,头痛,乏力,近半数患者首次用药时出现,通常是轻到中度,重者可哮喘、呼吸困难。

预防措施:①给药前 30~60 分钟口服抗组胺药(苯海拉明片 25mg);②缓慢开始滴注。治疗过程中出现过敏反应可加用肾上腺皮质激素;③有发热及头痛可给予解热镇痛药。

3. 血液毒性及胃肠道反应　一般较轻。

【注意事项】

1. 妊娠及哺乳期,18 岁以下患者禁用。

2. 高血压和冠心病患者,既往接受过蒽环类药物或者胸部放疗者慎用。

3. 有心功能不全的患者,用药前需全面评估,重点检查 LVEF 的变化(左心室功能应经常评估),LVEF≤50% 时应停药。

【剂型规格】

注射用粉剂:440mg(20ml)/瓶。

【临床经验】

1. 本品使用前应进行 HER-2 检测,有 HER-2 过度表达的患者效果才会好。

2. 本品不宜与心脏毒性大的药物并用。目前尚无有效评估患者有发生心脏毒性风险的方法。用药期间给予心电监护。左室功能减退出现临床症状时,应停药本品,给予相应治疗(强心剂、利尿剂等),症状好转后可继续使用本品,并未产生更多的心脏方面的问题。

阿帕替尼(Apatinib)

【别名】

艾坦。

【适应证】

当前批准适用于既往至少接受过 2 种系统化疗后进展或复发的晚期胃腺癌或胃 - 食管结合部腺癌患者,患者接受治疗时一般状况良好。

【药理学】

高度选择性竞争细胞内 VEGFR-2 的 ATP 结合位点,阻断下游信号转导,抑制肿瘤组织血管生成。

【用法用量】

1. 用法　口服用药,餐后半小时温开水送服(每日服药的时间应尽可能相同)。

2. 常规用量　每次 850mg,每日 1 次,4 周为 1 个周期。在其他恶性肿瘤的临床试验中有不同剂量的其他用法。

3. 化疗期间及化疗后用量　持续口服直至肿瘤进展或出现不可耐受副反应。

4. 剂量调整　根据患者耐受状况调整。当出现不良反应时,应暂停药(不超过 2 周),若状态缓解,则可按原剂量继续服药。若 2 周后不良反应未能缓解,则调整剂量,第一次调整:每次 750mg,每日 1 次;第二次调整:每次 500mg,每日 1 次;第三次调整:每日 250mg 或永久停药。

5. 其他　疗程中漏服阿帕替尼的剂量不能补充。

【不良反应】

1. 消化道出血　为最常见的严重不良反应,VEGFR 抑制剂类抗肿瘤药有增加出血的风险,发生后需及时停药。

2. 血压升高　是常见的不良反应之一,一般为轻 - 中度,多在服药 2 周出现,常规降压药多可以控制。

3. 蛋白尿　是最常见的不良反应之一。有肾功能不全者应谨慎和密切监测。

4. 手足综合征(手掌、足底红肿疼痛或指端红斑)　常见,通常为轻 - 中度。

5. 心脏毒性　可出现心电图异常、心动过缓等。

【注意事项】

1. 活动性出血、肠穿孔、瘘、溃疡、肠梗阻、大手术 4 周内、伤口裂开、高血压危象、重度肝肾功能不全者禁用或永久停药。

2. 服用抗心律失常药物的患者、心动过缓和电解质紊乱的患者慎用。

3. 使用时如出现 3 度及以上不良反应,评估后可减量至 250mg,每日 1 次或停药。

4. 妊娠及哺乳期禁用,不推荐用于 18 岁以下患者。

【剂型规格】

片剂:0.425g、0.25g。

【临床经验】

1. 阿帕替尼适应证为晚期胃癌,是目前晚期胃癌标准化治疗失败后疗效较好的单药。

2. 阿帕替尼在妇科恶性肿瘤(卵巢癌、子宫颈癌、子宫内膜癌等)及其他系统恶性肿瘤方面的临床应用和研究正在陆续进行中,并初步显示出其有效性和安全性。

3. 当前使用本品于妇科恶性肿瘤尚属超适应证用药,仍在临床试验和小样本研究中,对于纳入研究的患者有严格的标准,不可随意使用。

奥拉帕利(Olaparib)

【适应证】

1. 携带胚系或体细胞 *BRCA* 突变的晚期上皮性卵巢癌、输卵管癌或原发性腹膜癌初治成人患者在一线含铂化疗达到完全缓解或部分缓解后的维持治疗。

2. 铂敏感的复发性上皮性卵巢癌、输卵管癌或原发性腹膜癌成人患者在含铂化疗达到完全缓解或部分缓解后的维持治疗。

【药理学】

1. 奥拉帕利是 PARP(聚腺苷二磷酸 - 核糖聚合酶)抑制剂。

(1)人体内的 PARP 酶与 DNA 的转录、修复密切相关,是肿瘤细胞维持正常功能的必要蛋白。

(2)奥拉帕利可使细胞形成 PARP-DNA 复合体,明显抑制 PARP 酶活性,从而导致肿瘤细胞的 DNA 损伤无法修复,最终凋亡。

2. 在患者存在 *BRAC* 基因突变的情况下,奥拉帕利能明显提高抗肿瘤活性。原因为 *BRCA* 与 DNA 损伤的同源重组修复有关。*BRAC* 缺陷时,恶变细胞会更加依赖 PARP 酶的作用。

3. 奥拉帕利与铂类化疗联合使用能明显抑制肿瘤细胞的生长。

【用法用量】

1. 用法　口服给药,应整片吞服,不得咀嚼、溶解或掰断药片。漏服后不需补服。

2. 推荐剂量　每次 300mg(150mg×2 片),每日 2 次。在含铂化疗结束后的 8 周内开始服用。

3. 服药疗程

(1)*BRAC* 突变者的一线维持治疗:可持续服药治疗至疾病进展、发生不可耐受的毒性反应或完成 2 年服药治疗。服药满 2 年时,达到完全缓解的患者应停止用药;如果影像学显示有肿瘤并且医生认为患者能从持续治疗中继续获益,则可以继续治疗超过 2 年。

(2)铂敏感复发者的维持治疗:完成化疗后开始持续服药治疗,直至病情进展或发生不能耐受的毒性反应。

4. 药量调整　当患者对常规药量耐受差或者出现不良反应时,可考虑减量:每次 250mg(150mg+100mg),每日 2 次(每日 500mg);如果需要进一步减量,则为:每次 200mg,每日 2 次(每日 400mg)。毒性反应重时可暂停用药,状况恢复后继续服药。

【不良反应】

1. 贫血　化疗后血常规恢复到正常后再开始用药。

2. 胃肠道反应　恶心发生很早,多为间歇性。

3. 疼痛　关节痛和肌痛。

4. 其他　呼吸道感染。

5. 严重的不良反应　最常见的包括骨髓增生异常综合征、急性髓系白血病和肺炎,发生率<2%。

【注意事项】

1. 妊娠和哺乳期禁用。

2. 合并使用胞色素 P450(CYP)3A 抑制剂时,需要减量(每天用量调整为 200~300mg/ 天)。

3. 肾功损害者需减量或停药。

4. 老年患者一般不需要调整剂量。

【剂型规格】

片剂:100mg/ 片、150mg/ 片。

【临床经验】

1. 奥拉帕利是 PARP 抑制剂。

(1)SOLO1:完成初始手术和化疗后缓解的患者,如果基因检测显示有 *BRCA1* 和 *BRCA2* 的突变,进行奥拉帕利的维持治疗,可以延长无进展生存期达 36 个月。

(2)SOLO2/STUDY19:奥拉帕利可以显著提高铂敏感复发患者长期不进展的比例。PARP 抑制剂长期用药的疗效、安全性和患者的生活质量。

(3)SOLO3:gBRCA(胚系)突变铂敏感复发患者进行奥拉帕利和其他单药化疗方案 3 线以上治疗的对比,奥拉帕利效果好,可延长 5.3 个月复发时间。

2. PARP 抑制剂很像细胞毒类化疗药物,对骨髓功能有影响,因此在联合用药时应适度调整剂量。如 TC 方案 + 奥拉帕利推荐:奥拉帕利 200mg,口服,每天 2 次,共 10 天,卡铂 AUC 调整为每天 4 次,每 3 周重复。

尼拉帕尼（Niraparib）

【适应证】

适用于对铂化疗完全或部分缓解的复发性上皮性卵巢癌、输卵管癌或原发性腹膜癌的维持治疗（不需患者存在 *BRAC* 突变）。

【药理学】

1. 属于 PARP 抑制剂，在 DNA 修复中起作用，导致 DNA 损伤，细胞死亡。

2. 本品可通过血脑屏障（奥拉帕利不能通过）。

【用法用量】

1. 用法　口服用药，不需要检测 *BRAC* 基因突变情况。

2. 推荐剂量　每天 300mg 口服 1 次，连续治疗直至疾病进展或出现不可耐受不良反应。

3. 其他　服用时应整粒胶囊吞服。如果漏服，不需补服。不可同一天服用双重剂量。

【不良反应】

1. 常见不良反应　包括血小板减少、贫血、白细胞减少、恶心、呕吐、口腔溃疡、腹泻、疲劳、肌痛、关节痛等。

2. 严重副作用　包括骨髓增生异常综合征、急性髓性白血病。

【注意事项】

出现不良反应时，根据具体情况考虑中断用药、剂量减低或者终止给药。

【剂型规格】

胶囊：100mg。

【临床经验】

1. 根据不同患者自身情况采取个体化给药方案(200mg 或 300mg)可以避免出现严重毒副作用,治疗效果不会受到明显影响。

2. 使用本品不需做基因检测。

卢卡帕尼(Rucaparib)

【别名】

鲁卡帕尼、雷卡帕尼。

【适应证】

用于经过二线或二线以上化疗的和 *BRCA* 基因突变相关的晚期卵巢癌,更适合用于铂耐药患者。

【药理学】

为 PARP 抑制剂。

【用法用量】

1. 用法　口服用药,整片吞咽,空腹和与食物同服均可,不要溶解或掰碎药片。

2. 用量　每次 300mg,每天 2 次(间隔约 12 小时)。如果漏服,不要补服。

3. 用量调整　根据患者对不良反应的耐受情况减低剂量或终止治疗。第 1 次剂量调整:500mg/d(1 片 300mg 和 1 片 200mg);第 2 次调整:200mg/d,每日 2 次;第 3 次调整:300mg/d (300mg 分 2 次用)。

【不良反应】

1. 常见不良反应　肌酐升高、肝功异常、疲劳、恶心呕吐、贫血、腹痛腹泻等。

2. 严重不良反应　小肠梗阻常见。

3. 其他 骨髓增生异常综合征 / 急性髓性白血病发生率<1%。

【注意事项】

1. 妊娠和哺乳期禁用,停药至少 6 个月方可妊娠。

2. 有发热 38℃以上、每天呕吐次数>5 次、每天腹泻>5 次、血便、血尿等及时就诊。

3. 勿同时服用阿司匹林。

【剂型规格】

片剂:200mg、300mg。

【临床经验】

服药期间避免日光照射(减少光敏反应的发生)。

他拉唑帕利(Talazoparib)

【别名】

他拉唑帕尼,Talzenna。

【适应证】

当前批准用于 BRCA 突变、HER-2 阴性的局部晚期和转移性乳腺癌患者。

【药理学】

为 PARP 抑制剂。

【用法用量】

1. 用法 口服(与或不与食物同吃均可)。

2. 一般用量 每次口服 1.0mg,每天 1 次。直至疾病进展或出现不可耐受的毒性反应。

3. 不良反应情况下的减量 首次剂量减少至 0.75mg,每日 1 次;第 2 次剂量减少至 0.5mg,每日 1 次;第 3 次剂量减少至 0.25mg,每日 1 次。剂量减少至能耐受指标后以该剂量继续后续治疗,若 3 次减量后仍不能耐受,则停药。

【不良反应】

1. 骨髓抑制　较常见,有时较重。

2. 胃肠道反应　恶心、呕吐,肝功异常。

3. 其他　脱发、疲劳感、头痛等。

【注意事项】

1. 使用时需要整个胶囊吞服,不要分散。

2. 如果呕吐或错过当天服用,不要补服,继续后续用药即可。

3. 血红蛋白<80g/L(恢复至 90g/L 作为维持用量)、血小板<50×10^9/L(恢复至 75×10^9/L 作为维持用量)、中性粒细胞<1.0×10^9/L(恢复至 1.5×10^9/L 作为维持用量)、非血液学毒性达到 3 级(恢复至不低于 1 级作为维持用量)时考虑减量。中度及以上肝肾功能不全时需减量(中度功能不全建议剂量0.75mg)。

4. 建议妊娠及哺乳期不用。

5. 发生骨髓增生异常综合征 / 急性髓细胞白血病时停药。

【剂型规格】

胶囊:0.25mg(用于调整剂量)、1mg。

【临床经验】

骨髓抑制在本品治疗期间较常见,但有可能是严重不良反应的征兆,需严密观察有无发热、感染、极度疲劳、出血等,用药期间每周复查血常规。

纳武利尤单抗(Nivolumab)

【别名】

纳武单抗、欧普迪沃、Opdivo,俗称"O 药"。

【药理学】

1. 是人源性抗 PD-1 的 IgG4 单克隆抗体。其与 PD-1 结合，防止与配体 PD-L1 相互作用。

2. 与 PD-1 结合后减弱 PD-1/PD-L1 的负信号，从而增强宿主的抗肿瘤免疫反应。

【适应证】

1. 适用于表皮生长因子受体（EGFR）基因突变阴性和间变性淋巴瘤激酶（ALK）阴性、既往接受过含铂方案化疗后疾病进展或不可耐受的局部晚期或转移性非小细胞肺癌（NSCLC）成人患者。

2. 用于有淋巴结转移的或者无法切除的黑色素瘤。

【用法用量】

1. 用法　静脉滴注给药，生理盐水或 5% 葡萄糖溶液稀释后维持 60 分钟滴注。不得静脉推注或单次快速静脉注射给药。

2. 用量

（1）方案 1（推荐）：每次 3mg/kg，静脉输注，持续 60 分钟，每 2 周 1 次。

（2）方案 2：每次 240mg，静脉输注，持续 60 分钟，每 2 周 1 次。

（3）方案 3：每次 480mg，静脉输注，持续 60 分钟，每 4 周 1 次。

3. 用药疗程　持续用药 1 年，或持续用药至疾病进展或出现不可耐受毒性。

【不良反应】

1. 常见不良反应　皮疹、结肠炎和肺炎。免疫相关性肺炎的发生率不高，但可危及患者生命。一般使用皮质类固醇治疗可以控制。

2. 其他　肝炎、肾炎、高血压、甲亢、甲减等。

【注意事项】

1. 出现严重不良反应者永久禁用。

2. 妊娠和哺乳期禁用。

3. 治疗初几个月有可能出现肿瘤暂时增大或发生新的小病灶,随后肿瘤会缩小。

4. 根据个体患者的安全性和耐受性,可能需要暂停给药或永久停用,但不建议增加或减少剂量。

【剂型规格】

注射液:40mg/4ml、100mg/10ml、240mg/24ml。

【临床经验】

1. 单独本品时,建议剂量为每2周240mg或每4周480mg,视适应证而定。单独用于成人黑色素瘤完全切除后的治疗时,建议剂量为每2周3mg/kg。联合伊匹单抗治疗皮肤癌时,建议前4个剂量1mg/kg(组合阶段,每3周1个剂量。先用纳武单抗,后用伊匹单抗),此后剂量为每2周240mg或每4周480mg(单剂阶段)。

2. 在妇科恶性肿瘤中的应用,免疫治疗在卵巢癌、子宫颈癌、外阴癌和阴道癌等妇科恶性肿瘤的一线治疗失败后的临床研究已经开展,结果为以宫颈癌的最有效。最新的大量临床研究也表明,PD-1/PD-L1抑制剂是极具潜力的子宫内膜癌的免疫治疗方法。

帕博利珠单抗(Pembrolizumab)

【别名】

帕姆单抗,Keytruda,俗称"K药"。

【药理学】

抗PD-1的IgG4单克隆抗体。

【适应证】

1. 现被批准用于多种晚期、复发、转移的实体瘤。在妇科肿瘤方面被批准用于化疗中或化疗后发生疾病进展,且PD-L1表达的晚期宫颈癌和外阴癌患者治疗。

2. NCCN推荐帕博利珠单抗用于MSI-H/dMMR的卵巢癌、晚期子宫内膜癌和外阴癌患者。

3. 恶性黑色素瘤的一线用药。

【用法用量】

1. 用法 静脉滴注给药,不得静脉推注或单次快速静脉注射给药。生理盐水或5%葡萄糖溶液稀释后维持30分钟以上滴注。

2. 用量

(1) 每次2mg/kg,静脉输注30分钟以上,每3周1次。

(2) 每次200mg,静脉输注30分钟以上,每3周1次。

3. 用量疗程 用药直至出现疾病进展或出现不可耐受的毒性。

【不良反应】

1. 常见不良反应 疲劳、腹泻、瘙痒、便秘、咳嗽等。

2. 其他 肺炎、结肠炎、肝炎、甲状腺功能异常、肾炎等。

【注意事项】

1. 出现严重不良反应者永久禁用。

2. 妊娠和哺乳期禁用。

3. 治疗初几个月有可能出现肿瘤暂时增大或发生新的小病灶,随后肿瘤会缩小。

4. 根据个体患者的安全性和耐受性,可能需要暂停给药或永久停用,但不建议增加或减少剂量。

【剂型规格】

注射液:100mg/4ml。

特瑞普利单抗(Toripalimab)

【药理学】

为抗 PD-1 的 IgG4 单克隆抗体。

【适应证】

国内获批适应证:适用于既往接受全身系统治疗失败的不可切除或转移性黑色素瘤的治疗。

【用法用量】

1. 用法 静脉滴注给药(30~60 分钟),不可静脉推注或单次静脉注射给药。

2. 用量 推荐每次 3mg/kg,用生理盐水稀释后静脉输注,每 2 周一次,直到疾病进展或出现不可耐受的毒性。

3. 其他 首次用药时输注时间 60 分钟以上,如果耐受性好,则第 2 次输注时间用 30 分钟。如果 30 分钟输注时间耐受好,后续均 30 分钟静脉输注。

【不良反应】

常见不良反应:贫血、谷丙转氨酶(ALT)升高、乏力、谷草转氨酶(AST)升高、皮疹、发热、血促甲状腺激素升高、白细胞计数降低、咳嗽、瘙痒、甲状腺功能减退症、食欲下降、血糖升高和血胆红素升高。大多数不良反应为轻至中度。

【注意事项】

1. 妊娠和哺乳期,中度及以上肝、肾功能损伤的患者禁用。

2. 对于 3/4 级及某些特定的 2 级免疫相关不良反应,给予(1~2)mg/(kg·d)泼尼松等效剂量及其他治疗,直至改善到 ≤1 级。皮质类固醇需使用至少 1 个月的时间逐渐减量直至停药,快速减量可能引起不良反应恶化或复发。

3. 对于 4 级及某些特定的 3 级免疫相关不良反应需永

久停药。

4. 治疗初几个月有可能出现肿瘤暂时增大或发生新的小病灶,随后肿瘤会缩小。

5. 根据个体患者的安全性和耐受性,可能需要暂停给药或永久停用,但不建议增加或减少剂量。

【剂型规格】

注射剂:240mg/6ml。

信迪利单抗(Sintilimab)

【药理学】

为抗 PD-1 抗体。

【适应证】

适用于至少经过二线系统化疗的复发或难治性经典型霍奇金淋巴瘤的治疗。

【用法用量】

1. 用法 静脉输注,不得静脉推注或单次静脉注射给药。

2. 用量 每次 200mg 加入生理盐水中静脉输注 30~60 分钟,3 周重复。

3. 用药疗程 直到疾病进展或出现不可耐受的毒性。

【不良反应】

免疫相关性不良反应包括:肺炎、结肠炎、肝炎、肾炎、甲状腺功能异常、皮肤反应等。

【注意事项】

1. 妊娠和哺乳期、中度及以上肝、肾功能不全患者禁用。

2. 治疗初几个月有可能出现肿瘤暂时增大或发生新的小病灶,随后肿瘤会缩小。

3. 根据个体患者的安全性和耐受性,可能需要暂停给药或永久停用,但不建议增加或减少剂量。

【剂型规格】

注射液:100mg/10ml。

伊匹单抗(Ipilimumab)

【别名】

依普利单抗,易普利姆玛。

【药理学】

1. 是人源化的 IgG1 抗细胞毒性 T 淋巴细胞抗原 4(CTLA-4)抗体。

2. 与 CTLA-4 结合,阻断 CTLA-4 与其配体(CD80/CD86)结合,增加 T 细胞激活和增殖,包括肿瘤浸润性 T 细胞的激活和增殖,增强 T 细胞的反应。

3. 由于 CTLA-4 主要抑制免疫系统的活化,其免疫相关的不良反应相对较大。

【适应证】

1. 用于成人或 12 岁以上的转移或不可切除的黑色素瘤患者。

2. 皮肤黑色素瘤术后(包括淋巴结清扫)的辅助治疗。

【用法用量】

1. 用法 静脉输注给药,生理盐水或 5% 葡萄糖溶液稀释。

2. 用量 可单药或联合 PD-1:

(1)单药:每次 3mg/kg,静脉滴注 90 分钟,3 周重复 1 次。

(2)联合纳武单抗:纳武单抗 3mg/kg+ 伊匹单抗 1mg/kg,3 周重复 1 次。建议伊匹单抗在使用 PD-1 的后一天使用。

3. 用药疗程 连续使用 4 个周期。

【不良反应】

1. 常见不良反应　疲劳、腹泻、皮肤瘙痒、皮疹、结肠炎等。

2. 其他　恶心、呕吐、头痛、发热、食欲减退等。

【注意事项】

1. 出现严重不良反应者永远终止使用。

2. 持续中度不良反应或不能减低皮质激素剂量至每天 7.5mg 泼尼松或等同物、从首次剂量后 16 周内不能完成完整治疗疗程也终止使用。

3. 每次用药前需对肝功能和甲状腺功能进行评估。

【剂型规格】

注射液：50mg/10ml、200mg/40ml。

重组人血管内皮抑素（Endostatin）

【别名】

恩度。

【适应证】

联合 NP 化疗方案用于初治或复发的Ⅲ/Ⅳ期非小细胞肺癌患者。

【药理学】

1. 通过抑制肿瘤内皮细胞的增殖和迁移进而抑制肿瘤血管的生成，阻断肿瘤细胞的营养供给，达到抑制肿瘤增殖或转移的目的。

2. 抗肿瘤作用有时间依赖性和浓度依赖性。

3. 单独使用效果不佳，需要与化疗放疗联合使用。

【用法用量】

1. 用法　静脉点滴给药，将药品加入生理盐水 500ml 中静脉点滴 3~4 小时。

2. 用量 每次 7.5mg/m^2,每天 1 次,连续给药 14 天。休息 1 周后重复。

3. 使用疗程 可使用 2~4 个周期。

【不良反应】

1. 心脏毒性 为主要的不良反应,常见窦性心动过速、房室传导阻滞、偶发室性期前收缩等,多为轻 - 中度不良反应。常见于冠心病、高血压患者。

2. 消化系统反应 如腹泻、肝功异常。

【注意事项】

1. 严重心脏疾病者慎用。

2. 定期心电图检查。

3. 孕妇及哺乳期慎用。

4. 肝、肾功能不全者慎用。

【剂型规格】

注射液:15mg/3ml。

【临床经验】

1. 因药物的抗肿瘤作用有时间依赖性和浓度依赖性,所以在维持适当血药浓度的前提下,本药维持时间越长,抗肿瘤效果越好。因此使用输液泵持续泵入是合理的给药方式。

2. 在临床研究应用中,恩度联合化疗对控制妇科肿瘤(如卵巢癌)和恶性腹水中均表现出较好疗效。

白细胞介素 -2(Interleukin-2)

【别名】

重组人白介素 -2。

【药理学】

1. 活化细胞毒性 T 细胞、自然杀伤细胞等,并增强其杀伤活性。

2. 促进淋巴细胞分泌抗体和干扰素。

3. 本品是一种淋巴因子,具有抗病毒、抗肿瘤和增强机体免疫功能等作用。

【适应证】

1. 用于恶性肿瘤的治疗。

2. 用于恶性胸腹水的控制。

3. 用于手术、放疗及化疗后肿瘤患者的治疗,可增强机体免疫功能。

【用法用量】

1. 用法 常用皮下注射、静脉输注和腔内用药。

2. 用量 给药剂量和疗程依据病情、年龄及其他相关因素而有较大差异。

3. 其他 妇科恶性肿瘤推荐一般用法(可根据患者具体情况调整剂量):

(1)皮下注射:每次 100 万 U,每周 3 次,6~8 周为 1 疗程。

(2)胸腹腔注射:每次 200 万 ~300 万 U,可每周 1~2 次,2~4 周为 1 疗程。

(3)静脉滴注:每次 200 万 ~300 万 U,加入到生理盐水 500ml,静脉滴注 2~3 小时,每日 1 次,4~6 周为 1 疗程。

【不良反应】

1. 发热、寒战、疲劳最常见,且与剂量有关,多是一过性。

2. 可有恶心呕吐、类感冒症状。

3. 较大剂量使用时可能会引起毛细血管渗漏综合征(低血压、末梢水肿、暂时性肾功不全等),应停药并对症处理。

【注意事项】

1. 病情严重、脏器严重功能不全者禁用。

2. 妊娠和哺乳期、儿童及老年患者慎用。

3. 患者对本品的反应和耐受性个体差异较大,应严格掌握安全剂量,从小剂量开始使用。

【剂型规格】

粉针剂:50 万 U、100 万 U、200 万 U。

【临床经验】

1. 低剂量、长疗程使用白介素 -2 可降低毒性,并可维持抗肿瘤活性。

2. 控制恶性胸腔积液时,需尽量抽净胸腔积液后再注入白介素 -2。一次不能抽净者,可后续几天继续抽,至基本抽净。给药后嘱患者不断变化体位,使药液与胸膜充分接触。

干扰素 α-2b（Interferon α-2b）

【别名】

重组人干扰素 α-2b。

【药理学】

1. 具有广谱抗病毒、抗肿瘤、抑制细胞增殖和提高免疫功能。

2. 与细胞表面受体结合后诱导细胞产生多种抗病毒蛋白。

3. 增强淋巴细胞对靶细胞的细胞毒性和天然杀伤性细胞的功能。

【适应证】

1. 治疗某些病毒性疾病,如病毒性肝炎、尖锐湿疣等。

2. 治疗某些肿瘤,妇科肿瘤中如恶性黑色素瘤、卵巢癌、基底细胞癌。

【用法用量】

1. 用法　可以肌内注射、皮下注射和病灶注射。

2. 用量　用于卵巢癌:每次 50 万 ~80 万 IU,肌内注射,

107

每周 3 次,与化疗药物合用;用于基底细胞癌:每次 50 万 IU,
瘤灶内注射,每周 3 次,用 3 周;用于恶性黑色素瘤:每次 50
万 ~60 万 IU,肌内注射,每周 3 次,与化疗药物合用。用 4 周
或 1 年。

【不良反应】

1 常见不良反应 类流行性感冒样症状如发热、寒战、乏
力、头痛、肌肉酸痛等。服用解热镇痛药有效,也可随着继续
用药或调整剂量而缓解。

2. 其他 恶心、呕吐、腹痛、腹泻,但多为轻度反应。大
剂量时可引起白细胞和血小板减少。

【注意事项】

1. 严重疾病或病史者、中枢神经系统功能损伤者、接受
免疫抑制剂治疗者的慢性肝炎患者禁用。

2. 妊娠及哺乳期、儿童慎用。

3. 老年患者在使用前及使用期间,应做心电图检查。

【剂型规格】

注射液 100 万 IU/ 支。

干扰素 α-1b(Interferon α-1b)

【别名】

重组人干扰素 α-1b。

【药理学】

1. 具有广谱抗病毒、抗肿瘤及免疫调节功能。

2. 与细胞表面受体结合后诱导细胞产生多种抗病毒
蛋白。

3. 增强淋巴细胞对靶细胞的细胞毒性和天然杀伤性细
胞活性,抑制肿瘤细胞生长,清除早期恶变细胞。

【适应证】

1. 治疗某些病毒性疾病,如病毒性肝炎、尖锐湿疣等。

2. 治疗某些恶性肿瘤(如恶性黑色素瘤等)也有良好效果。

【用法用量】

1. 用法　可以肌内注射、皮下注射和病灶注射。

2. 用量　视病情可延长疗程。开始时可皮下或肌内注射,每次 30~50μg,每日或隔日 1 次,患者未出现严重不良反应时,可在适当剂量下继续用药。

【不良反应】

1. 常见不良反应　发热和疲劳,常在用药初期出现,多为一过性。

2. 其他　恶心、头痛、关节痛、肌肉痛等,但多为轻度反应。

【注意事项】

1. 严重心血管病史者、有严重疾病不能耐受本药副作用者、中枢神经系统功能紊乱患者禁用。

2. 妊娠及哺乳期、老年患者以及对抗生素过敏者慎用。

3. 使用本药者慎用安眠药和镇静剂。

4. 老年患者在使用前及使用期间,应做心电图检查。

【剂型规格】

针剂:10μg/ 支、20μg/ 支、30μg/ 支、50μg/ 支。

（康海利　段　微）

第四章

妇科恶性肿瘤化疗方案

第一节 卵巢癌 / 输卵管癌 / 原发性腹膜癌

一、手术 - 病理分期

卵巢癌、输卵管癌、原发性腹膜癌手术 - 病理分期,见表 4-1。

表 4-1 卵巢癌、输卵管癌、原发性腹膜癌手术 - 病理分期(FIGO,2014)

分期	病变范围
I 期	病变局限于卵巢或输卵管
I A	肿瘤局限于单侧卵巢(包膜完整)或输卵管,卵巢和输卵管表面无肿瘤;腹水或腹腔冲洗液未找到癌细胞
I B	肿瘤局限于双侧卵巢(包膜完整)或输卵管,卵巢和输卵管表面无肿瘤;腹水或腹腔冲洗液未找到癌细胞
I C	肿瘤局限于单侧或双侧卵巢或输卵管,并伴有如下任何一项:
I C$_1$	手术导致肿瘤破裂
I C$_2$	手术前包膜已破裂或卵巢、输卵管表面有肿瘤
I C$_3$	腹水或腹腔冲洗液发现癌细胞

分期	病变范围
Ⅱ期	肿瘤累及单侧或双侧卵巢并有盆腔内扩散(在骨盆入口平面以下)或原发性腹膜癌
ⅡA	肿瘤蔓延或种植到子宫和 / 或输卵管和 / 或卵巢
ⅡB	肿瘤蔓延至其他盆腔内组织
Ⅲ期	肿瘤累及单侧或双侧卵巢、输卵管或原发性腹膜癌,伴有细胞学或组织学证实的盆腔外腹膜转移或证实存在腹膜后淋巴结转移
ⅢA$_1$	仅有腹膜后淋巴结转移(细胞学或组织学证实)
ⅢA$_1$(ⅰ)	淋巴结转移最大直径 ≤10mm
ⅢA$_1$(ⅱ)	淋巴结转移最大直径>10mm
ⅢA$_2$	显微镜下盆腔外腹膜受累,伴或不伴腹膜后淋巴结转移
ⅢB	肉眼盆腔外腹膜转移,病灶最大直径 ≤2cm,伴或不伴腹膜后淋巴结转移
ⅢC	肉眼盆腔外腹膜转移,病灶最大直径>2cm,伴或不伴腹膜后淋巴结转移(包括肿瘤蔓延至肝包膜和脾,但未转移到脏器实质)
Ⅳ期	超出腹腔外的远处转移
ⅣA	胸腔积液细胞学阳性
ⅣB	腹膜外脏器实质转移(包括肝实质转移和腹股沟淋巴结和腹腔外淋巴结转移)

二、NCCN 临床实践指南推荐化疗方案(2020)

1. 卵巢癌 / 输卵管癌 / 原发性腹膜癌

(1) Ⅰ期患者初始化疗方案(表 4-2)。

表 4-2 Ⅰ期患者初始化疗方案

Ⅰ期	首选方案	其他推荐方案	某些情况下有效方案
高级别浆液性癌 子宫内膜样癌（G2/3） 透明细胞癌 癌肉瘤	紫杉醇/卡铂	脂质体阿霉素/卡铂 多西紫杉醇/卡铂	卡铂（年龄>70岁或有合并症） 卡铂/IFO（癌肉瘤） 顺铂/IFO（癌肉瘤） 紫杉醇/IFO（癌肉瘤）
黏液性癌（ⅠC）	紫杉醇/卡铂 5-FU/CF/奥沙利铂 卡培他滨/奥沙利铂	脂质体阿霉素/卡铂 多西紫杉醇/卡铂	卡铂（年龄>70岁或有合并症）
低级别浆液性癌（ⅠCG₁） 侵袭性交界肿瘤 子宫内膜样癌（ⅠCG₁）	紫杉醇/卡铂	脂质体阿霉素/卡铂 多西紫杉醇/卡铂 激素治疗：芳香化酶抑制剂（阿那曲唑、来曲唑、依西美坦）、亮丙瑞林、他莫昔芬	卡铂（年龄>70岁或有合并症）

（2）Ⅱ~Ⅳ期患者初始化疗方案（表4-3）。

表4-3 Ⅱ~Ⅳ期患者初始化疗方案

Ⅱ~Ⅳ期	首选方案	其他推荐方案	某些情况下有效方案
高级别浆液性癌	紫杉醇/卡铂	紫杉醇同疗/卡铂周疗	腹腔/静脉紫杉醇/卡铂
子宫内膜样癌	紫杉醇/卡铂/贝伐珠单抗+贝伐珠单抗维持	脂质体阿霉素/卡铂	卡铂/IFO（癌肉瘤）
透明细胞癌		多西紫杉醇/卡铂	顺铂/IFO（癌肉瘤）
癌肉瘤		紫杉醇同疗/卡铂3周疗	紫杉醇/IFO（癌肉瘤）卡铂（年龄>70岁或有合并症）
黏液性癌	紫杉醇/卡铂	紫杉醇同疗/卡铂周疗	卡铂（年龄>70岁或有合并症）
	紫杉醇/卡铂/贝伐珠单抗+贝伐珠单抗维持	脂质体阿霉素/卡铂	
	5-FU/CF/奥沙利铂±贝伐珠单抗	多西紫杉醇/卡铂	
	卡培他滨/奥沙利铂±贝伐珠单抗	紫杉醇同疗/卡铂3周疗	
低级别浆液性癌	紫杉醇/卡铂	紫杉醇周疗/卡铂周疗	卡铂（年龄>70岁或有合并症）
侵袭性交界肿瘤	紫杉醇/卡铂/贝伐珠单抗+贝伐珠单抗维持	脂质体阿霉素/卡铂	
		多西紫杉醇/卡铂	
		紫杉醇同疗/卡铂3周疗	
		激素治疗：芳香化酶抑制剂（阿那曲唑、来曲唑、依西美坦）、亮丙瑞林、他莫昔芬	

(3)铂敏感复发患者化疗方案（表4-4）

表4-4　铂敏感复发患者化疗方案

首选方案	其他推荐方案	某些情况有效
化疗药物 卡铂/GEM ± 贝伐珠单抗 卡铂/脂质体阿霉素 ± 贝伐珠单抗 卡铂/紫杉醇 ± 贝伐珠单抗 顺铂/GEM **靶向治疗（单药）** 贝伐珠单抗 尼拉帕利 奥拉帕利 卢卡帕尼	**化疗药物** 卡铂/多西他赛、卡铂/紫杉醇（周疗）、卡铂/顺铂、紫杉醇、卡培他滨、环磷酰胺、多柔比星、异环磷酰胺、培美曲塞、长春瑞滨 **靶向治疗（单药）** 尼拉帕利/贝伐珠单抗 帕唑帕尼 **激素治疗** 芳香化酶抑制剂、亮丙瑞林、甲地孕酮、他莫昔芬	**黏液癌** 5-FU/甲酰四氢叶酸/奥沙利铂 ± 贝伐珠单抗、卡培他滨/奥沙利铂 ± 贝伐珠单抗、卡铂/白蛋白紫杉醇、卡铂/紫杉醇、伊立替康/顺铂（透明细胞癌） **靶向治疗** 恩曲替尼（NTRK基因融合阳性） 曲美替尼（低级别浆液性癌） **激素治疗** 氟维司群（低级别浆液性癌） **免疫治疗** 帕姆单抗（MSI-H/dMMR）

(4)铂耐药患者化疗方案(表4-5)

表4-5 铂耐药患者化疗方案

首选方案	其他推荐方案	某些情况有效
化疗药物	**化疗药物**	**靶向治疗(单药)**
环磷酰胺(口服)/贝伐珠单抗、多西他赛、依托泊苷(口服)、吉西他滨、脂质体阿霉素、脂质体阿霉素/贝伐珠单抗、紫杉醇周疗±贝伐珠单抗、拓扑替康±贝伐珠单抗	卡培他滨、环磷酰胺、多柔比星、异环磷酰胺、奥沙利铂、伊立替康、紫杉醇、白蛋白紫杉醇、培美曲塞、长春瑞滨、索拉非尼/拓扑替康	恩曲替尼(NTRK基因融合阳性)拉罗替尼(NTRK基因融合阳性)曲米替尼(低级别浆液性癌)
靶向治疗(单药)	**靶向治疗(单药)**	**激素治疗**
贝伐珠单抗尼拉帕利奥拉帕利卢卡帕尼	帕唑帕尼	氟维司群(低级别浆液性癌)
	激素治疗	**免疫治疗**
	芳香化酶抑制剂、亮丙瑞林、甲地孕酮、他莫昔芬	帕姆单抗(MSI-H/dMMR)

2. 卵巢恶性生殖细胞肿瘤(表4-6)

表4-6 卵巢恶性生殖细胞肿瘤化疗方案

初始治疗	药物名称
首选方案	BEP(博来霉素/依托泊苷/顺铂)
有效方案	EC(依托泊苷/卡铂)用于部分ⅠB~Ⅲ期的无性细胞瘤
复发治疗	**药物名称**
首选方案	TIP(紫杉醇/异环磷酰胺/顺铂)
其他方案	PE(顺铂/依托泊苷),多西紫杉醇±卡铂,VIP(依托泊苷/异环磷酰胺/顺铂),紫杉醇±卡铂、紫杉醇/吉西他滨,紫杉醇/异环磷酰胺,VeIP(长春新碱/异环磷酰胺/顺铂)等

3. 卵巢恶性性索间质肿瘤（表4-7）

表4-7　卵巢恶性性索间质肿瘤化疗方案

初始治疗	药物名称
首选方案	紫杉醇/卡铂
其他推荐方案	PE（顺铂/依托泊苷）
某些情况有效	BEP
复发治疗	**药物名称**
首选方案	紫杉醇/卡铂
其他推荐方案	PE、紫杉醇/异环磷酰胺、多西紫杉醇、紫杉醇、靶向治疗（贝伐珠单抗）等
某些情况有效	芳香化酶抑制剂（依西美坦、来曲唑）、亮丙瑞林（颗粒细胞瘤）、他莫昔芬等

4. 靶向治疗（表4-8）

表4-8　Ⅱ-Ⅳ期卵巢癌初始治疗后 CR/PR 的维持治疗

初始化疗	BRCA 状态	可选择药物
未用贝伐珠单抗	有突变	奥拉帕利,尼拉帕利
	无突变或未知	尼拉帕利
联用贝伐珠单抗	有突变	奥拉帕利 ± 贝伐珠单抗、尼拉帕利
	无突变或未知	奥拉帕利 + 贝伐珠单抗、贝伐珠单抗

三、化疗方案剂量用法

1. 卵巢上皮性癌、输卵管癌、原发性腹膜癌常用化疗方案
（1）联合用药（表4-9）

表 4-9　卵巢上皮性癌、输卵管癌、原发性腹膜癌联合用药

方案	剂量	用法		时间
TC（每 3 周重复）				P146[*]
Taxol	135~175mg/m^2	i.v.	drip 3~4 小时	d1
CBP	AUC4、5、6	i.v.	drip	d1
多西紫杉醇 / 卡铂（每 3 周重复）				P148
多西他赛	60~75mg/m^2	i.v.	drip	d1　1h
卡铂	AUC 5~6	i.v.	drip	d1
TP（间隔 3 周）				P150
Taxol	135~175mg/m^2	i.v.	drip 3~4 小时	d1
DDP	50~70mg/m^2	i.v.	drip	d1（水化）
TP 静脉腹腔联合（每 3 周重复）				P152
Taxol	135~175mg/m^2	i.v.	drip 3~4 小时	d1
DDP	75mg/m^2	IP		d1（水化）
卡铂 / 阿霉素脂质体（每 4 周重复）				P155
脂质体阿霉素	30mg/m^2	i.v.	drip	d1
CBP	AUC 5	i.v.	drip	d1
紫杉醇周疗 / 卡铂（每 4 周重复）				P157
Taxol	80mg/m^2	i.v.	drip	d1、d8、d15
CBP	AUC 5~6	i.v.	drip	d1
紫杉醇周疗 / 卡铂周疗（连用 18 周）				P159
Taxol	60mg/m^2	i.v.	drip	每周 1 次
CBP	AUC 2	i.v.	drip	每周 1 次
TC/ 贝伐珠单抗（每 3 周重复）+ 贝伐珠单抗维持				P161
紫杉醇	135~175mg/m^2	i.v.	drip	d1
卡铂	AUC 5~6	i.v.	drip	d1
贝伐珠单抗	7.5~15mg/m^2	i.v.	drip	d1 共用 18~22 次

方案	剂量	用法		时间
PC（间隔 4 周）				P163
DDP	70mg/m²	i.v.	drip	d1（水化）
CTX	700mg/m²	i.v.	drip 20 分钟	d1
PAC（间隔 4 周）				P165
DDP	50mg/m²	i.v.	drip	d1（水化）
表阿霉素	60mg/m²	i.v.	drip	d1
CTX	500mg/m²	i.v.		d1
5FU/ 四氢叶酸 / 奥沙利铂（每 2 周重复）				P167
奥沙利铂	85mg/m²	i.v.	drip 2 小时	d1
CF	400mg/m²	i.v.	drip 2 小时	d1
5-FU	400mg/m²	i.v.		d1
5-FU	2 400mg/m²	i.v.	drip（泵入）	48h
卡培他滨 / 奥沙利铂（每 3 周重复）				P169
奥沙利铂	130mg/m²	i.v.	drip 2 小时	d1
卡培他滨	1 000mg/(m²·次)	p.o.	b.i.d.	d1~d14
CC（间隔 3-4 周）				P171
CBP	AUC 5	i.v.	drip	d1
CTX	600mg/m²	i.v.	drip	d1
紫杉醇周疗 + 拓扑替康周疗（4 周重复）				P172
Taxol	70mg/m²	i.v.	drip	d1、d8、d15
拓扑替康	1.75mg/m²	i.v.	drip	d1、d8、d15
紫杉醇周疗 + 顺铂（4 周重复）				P174
Taxol	75mg/m²	i.v.	drip	d1、d8、d15
DDP	70mg/m²	i.v.	drip	d1（水化）

续表

方案	剂量	用法		时间
伊立替康/顺铂(4周重复)				P117
伊立替康	60mg/m²	i.v.	drip 60分钟	d1,d8,d15
DDP	60~70mg/m²	i.v.	drip	d1
GC(4周重复)				P179
吉西他滨	1 000mg/m²	i.v.	drip	d1,d8
CBP	AUC 4~5	i.v.	drip	d1
EI(4周重复)				P181
VP-16	100mg/(m²·d)	i.v.	drip	d1~d3
IFO	1.2~1.5g/(m²·d)	i.v.	drip 3小时	d1~d4

*为对应页码。

(2)单药方案(表4-10)

表4-10　卵巢上皮性癌、输卵管癌、原发性腹膜癌单药方案

方案	剂量	用法		时间
拓扑替康(3周)				P182*
拓扑替康	1.5mg/m²	i.v.	drip 30分钟	d1~d5
拓扑替康周疗(4周重复)				P182
拓扑替康	4mg/m²	i.v.	drip 1小时	d1、d8、d15
多西紫杉醇周疗(4周重复)				P184
多西他赛	40mg/m²	i.v.	drip 1小时	d1、d8、d15
紫杉醇周疗±贝伐珠单抗(3周重复)				P186
紫杉醇	80mg/m²	i.v.	drip 1小时	d1、d8、d15
贝伐珠单抗	15mg/kg	i.v.	drip 30~90分钟	d1
吉西他滨周疗(4周重复)				P188
吉西他滨	1 000mg/(m²·d)	i.v.	drip 30分钟	d1、d8、d15
阿霉素脂质体(4周重复)				P189
PLD	50mg/m²	i.v.	drip 1~2h小时	d1

*为对应页码。

119

2. 卵巢恶性生殖细胞肿瘤常用化疗方案（表 4-11）

表 4-11　卵巢恶性生殖细胞肿瘤常用化疗方案

方案	剂量	用法		时间
BEP（每疗程 28 天）				P190[*]
BLM	15mg	i.v.	drip	d1、d2、d3
VP16	$100mg/(m^2 \cdot d)$	i.v.	drip	d1~d3
DDP	$20mg/(m^2 \cdot d)$	i.v.	drip	d1~d5
PVB（每疗程 21 天）				P192
BLM	$20mg/m^2$	i.m.		d2
VCR	$1~1.5mg/(m^2 \cdot d)$	i.v.	drip	d1、d2
DDP	$20mg/(m^2 \cdot d)$	i.v.	drip	d1~d5
VAC（每疗程 3~4 周）				P194
VCR	1.5~2mg	i.v.		d1
Act-D	$5~7\mu g/(kg \cdot d)$	i.v.	drip	d2~d6
CTX	$5~7mg/(kg \cdot d)$	i.v.		d2~d6
TIP（每疗程 3~4 周）				P195
Taxol	$135~175mg/m^2$	i.v.	drip 3 小时	d1
IFO	$1.4g/(m^2 \cdot d)$	i.v.	drip 3 小时	d2~d4
DDP	$25mg/(m^2 \cdot d)$	i.v.	drip 1 小时	d2~d4
EP（3 周重复）				P197
VP-16	$100mg/(m^2 \cdot d)$	i.v.	drip 2 小时	d1~d3
DDP	$20mg/(m^2 \cdot d)$	i.v.	drip 1 小时	d1~d5
EC（每疗程 28 天）				P198
VP16	$120mg/(m^2 \cdot d)$	i.v.	drip	d1~d3
CBP	$400mg/m^2$	i.v.	drip	d1

[*] 为对应页码。

3. 卵巢性索间质肿瘤化疗方案

(1) 卵巢上皮性癌和恶性生殖细胞肿瘤的化疗方案(联合方案)均可选用。

(2) 目前常用 BEP 和 TC 方案。

4. 卵巢癌的内分泌治疗

(1) 适应证(特定情况可考虑使用内分泌治疗): ①低级别浆液性癌 I C 期患者,可以单独使用内分泌治疗。II ~ IV 期患者,完成化疗后给予内分泌维持治疗。②雌激素受体和孕激素受体阳性的子宫内膜样癌 I CG$_1$ 患者。③复发性卵巢上皮癌患者对二线化疗效果不佳或者不能耐受时。④复发性卵巢颗粒细胞瘤。

内分泌药物通常可持续应用,直至疾病进展或不可耐受。

(2) 内分泌治疗药物: ①孕激素类: 辅助化疗和铂类耐药后的姑息治疗。药物为甲地孕酮 160~320mg/d 或甲羟孕酮 250~500mg/d。②抗雌激素类: 他莫昔芬 20mg,每天 2 次,为当前卵巢癌最常用的内分泌治疗药物。③芳香化酶抑制剂: 来曲唑 2.5mg/d 或阿那曲唑 1mg/d。④促性腺激素释放激素类似物: 亮丙瑞林 3.75mg,每 4 周 1 次或戈舍瑞林 3.75mg,每 4 周 1 次。建议 6 次。

第二节　子宫颈癌

一、临床分期

临床分期见表 4-12。

表 4-12 子宫颈癌临床分期（FIGO,2018）

分期	范围
Ⅰ期	肿瘤局限在宫颈（不包括宫体）
ⅠA	镜下浸润癌,间质浸润深度<5mm。肉眼所见肿瘤灶,均为ⅠB期
ⅠA$_1$	间质浸润深度<3mm
ⅠA$_2$	间质浸润深度最深为 3~5mm
ⅠB	肉眼可见肿瘤局限于宫颈,或镜下病灶>ⅠA$_2$者
ⅠB$_1$	间质浸润深度 ≥5mm,肿瘤最大径线<2cm
ⅠB$_2$	肿瘤最大径线 2~4cm
ⅠB$_3$	肿瘤最大径线 ≥4cm
Ⅱ期	肿瘤超出子宫,但未达盆壁或未达阴道下 1/3
ⅡA	累及阴道上 2/3,无宫旁浸润
ⅡA$_1$	肿瘤最大径线<4cm
ⅡA$_2$	肿瘤最大径线 ≥4cm
ⅡB	肿瘤累及宫旁为主,但未达盆壁
Ⅲ期	肿瘤累及骨盆壁和/或累及阴道下 1/3,和/或引起肾盂积水或肾无功能,和/或累及盆腔和/或腹主动脉旁淋巴结
ⅢA	肿瘤累及阴道下 1/3,没有扩展到盆壁
ⅢB	肿瘤累及骨盆壁和/或引起肾盂积水或肾无功能(除外明确其他原因所致)
ⅢC	无论肿瘤的大小与范围,盆腔和/或腹主动脉旁淋巴结受累,(采用 r 与 p 标记)
ⅢC$_1$	只有盆腔淋巴结转移
ⅢC$_2$	腹主动脉旁淋巴结转移

分期	范围
Ⅳ期	肿瘤扩散超出真盆腔和／或膀胱黏膜或直肠黏膜（活检证实）
ⅣA	扩散到盆腔邻近器官
ⅣB	远处器官转移

a. 有疑问时，选择最低分期。

b. 在可能的情况下，影像学和病理学可用于对所有分期的肿瘤大小和范围进行临床检验的补充。

c. 淋巴脉管间隙受侵不改变分期。病变横向浸润也不再考虑。

d. 增加了 r（影像学）和 p（病理学）符号来说明将病例分到ⅢC 期的依据。例如：如果影像学发现盆腔淋巴结转移，将分到ⅢC$_1$r 期，而如果病理证实为盆腔淋巴结转移，将分到ⅢC$_1$p 期。使用的影像学方法或病理技术的类型应始终记录在案。

e. 早期宫颈癌术后不良病理因素。高危因素：手术切缘阳性，淋巴结转移，宫旁浸润。中危因素：肿瘤直径 ≥4cm，淋巴脉管浸润，深部间质浸润。

f. SEDLIS 标准（根治术后淋巴结阴性、切缘阴性和宫旁阴性病例盆外放疗的标准）。

淋巴血管间质浸润	+	+	+	－
间质浸润	深 1/3	中 1/3	浅 1/3	中或深 1/3
肿瘤大小（临床触诊）	任何	≥2cm	≥5cm	≥4cm

二、NCCN 临床实践指南推荐
宫颈癌化疗方案

NCCN 临床实践指南推荐宫颈癌化疗方案（2020），见表 4-13。

表 4-13 NCCN 临床实践指南推荐宫颈癌化疗方案(2020)

一线方案	药物名称
联合	顺铂＋紫杉醇 ± 贝伐珠单抗、卡铂＋紫杉醇(既往接受过顺铂时)、顺铂＋拓扑替康、拓扑替康＋紫杉醇＋贝伐珠单抗
单药	顺铂(首选)、卡铂、紫杉醇
二线药物	帕姆单抗、贝伐珠单抗、白蛋白紫杉醇、多西他赛、5-FU、吉西他滨、异环磷酰胺、拓扑替康、伊立替康、丝裂霉素、培美曲塞、长春瑞滨
同步放化疗	顺铂(首选)、卡铂

三、化疗方案剂量用法

1. 宫颈鳞癌常用化疗方案(表 4-14)

表 4-14 宫颈鳞癌常用化疗方案

方案	剂量	用法		时间
TC(间隔 3 周)				P146[*]
Taxol	135~175mg/m²	i.v. drip	3~4 小时	d1
CBP	AUC4、5、6	i.v. drip		d1
TP(间隔 3 周)				P150
Taxol	135~175mg/m²	i.v. drip	3~4 小时	d1
DDP	60~75mg/m²	i.v. drip		d1(水化)
TPT+DDP(间隔 3-4 周)				P199
TPT	0.75mg/m²	i.v. drip	30 分钟	d1~d3
DDP	50mg/m²	i.v. drip		d1(水化)
TPT+Taxol+ 贝伐珠单抗(4 周重复)				P201
Taxol	135~175mg/m²	i.v. drip	3h	d1
TPT	0.75mg/m²	i.v. drip	30 分钟	d1~d3
贝伐珠单抗	15mg/kg	i.v. drip		d1(水化)

续表

方案	剂量	用法		时间
BIP（4 周重复）				P203
BLM	15mg	i.v. drip		d1
IFO	1g/m²	i.v. drip		d1~d5
美司钠	200mg/m²	i.v. drip	0、4、8 小时	d1~d5
DDP	50mg/m²	i.v. drip		d1
PVB（4 周重复）				P205
BLM	20mg/m²	i.v. drip		d1、d8
VCR	1mg	i.v.		d1
DDP	50mg/m²	i.v. drip		d1（水化）
DDP+5-FU（间隔 4 周）				P208
DDP	60mg/m²	i.v. drip	1~2 小时	d1
5-FU	4.0g	i.v. drip（泵入）		96h
DDP 周疗				P210
DDP	40mg/m²	i.v. drip		d1（水化）
DDP+GEM（4 周重复）				P212
DDP	30mg/m²	i.v. drip		d1、d8
吉西他滨	800mg/m²	i.v. drip	30 分钟	d1、d8

*为对应页码。

2. 宫颈腺癌常用化疗方案（表 4-15）

3. 免疫治疗　NCCN 指南将帕姆单抗列为 PD-L1 阳性的晚期、复发性宫颈癌推荐用药。具体用法：

（1）用法 1：每次 2mg/kg，加入生理盐水或 5% 葡萄糖 100~250ml 中，静脉滴注 30 分钟以上，每 3 周 1 次。

（2）用法 2：每次 200mg，加入生理盐水或 5% 葡萄糖 100~250ml 中，静脉滴注 30 分钟以上，每 3 周 1 次。

用药直至出现疾病进展或发生不可耐受的毒性反应。

表 4-15 宫颈腺癌常用化疗方案

方案	剂量	用法			时间
TC(3 周重复),具体剂量用法同上					P146*
Taxol	135~175mg/m^2	i.v.	drip	3~4 小时	d1
CBP	AUC4、5、6	i.v.	drip		d1
TP(3 周重复)					P150
Taxol	135~175mg/m^2	i.v.	drip	3~4 小时	d1
DDP	60~75mg/m^2	i.v.	drip		d1(水化)

*为对应页码。

第三节 子宫内膜癌

一、手术 - 病理分期

子宫内膜癌手术 - 病理分期(FIGO,2009),见表 4-16。

表 4-16 子宫内膜癌手术 - 病理分期

分期	范围
Ⅰ 期	肿瘤局限于子宫体
Ⅰ A	肿瘤浸润深度 <1/2 肌层
Ⅰ B	肿瘤浸润深度 ≥ 1/2 肌层
Ⅱ 期	肿瘤侵犯宫颈间质,但无宫体外蔓延
Ⅲ 期	肿瘤局部和 / 或区域扩散
Ⅲ A	肿瘤累及子宫浆膜和 / 或附件
Ⅲ B	肿瘤累及阴道和 / 或宫旁组织
Ⅲ C	盆腔淋巴结和 / 或腹主动脉旁淋巴结转移
Ⅲ C$_1$	盆腔淋巴结转移
Ⅲ C$_2$	腹主动脉旁淋巴结转移伴(或不伴)盆腔淋巴结转移

续表

分期	范围
Ⅳ期	肿瘤侵及膀胱和 / 或直肠黏膜, 和 / 或远处转移
ⅣA	肿瘤侵及膀胱和 / 或直肠黏膜
ⅣB	远处转移, 包括腹腔内和 / 或腹股沟淋巴结转移

a. 宫颈管腺体受累不计入Ⅱ期。

b. 腹水或腹腔冲洗液细胞学阳性不改变分期, 但应单独报告。

c. 以上各期均需注明细胞分化(高、中、低依次为 G_1、G_2、G_3)。

d. 影响子宫内膜癌预后的高危因素包括:年龄 >60 岁、Ⅱ型子宫内膜癌、分化差、肌层浸润超过 1/2、脉管间隙受侵、肿瘤直径 >2cm、宫颈间质受累、淋巴结转移和子宫外转移。

二、NCCN 临床实践指南推荐全身治疗方案(2020)

NCCN 临床实践指南推荐全身治疗方案(2020), 见表 4-17。

表 4-17　NCCN 临床实践指南推荐全身治疗方案

化疗联合方案	药物名称
首选	卡铂 / 紫杉醇 ± 曲妥珠单抗(Ⅲ/ Ⅳ 期或复发的 HER-2 阳性浆液腺癌)
其他	卡铂 / 多西紫杉醇、顺铂 / 阿霉素、卡铂 / 紫杉醇 / 贝伐珠单抗(晚期 / 复发) 乐伐替尼 / 帕姆单抗(非 MSI-H/dMMR 的晚期或复发)
单药方案	顺铂、卡铂、阿霉素、脂质体阿霉素、紫杉醇、多西紫杉醇、拓扑替康、贝伐珠单抗 帕姆单抗(MSI-H/dMMR)、拉罗替尼(NTRK 基因融合阳性)
激素治疗	甲羟孕酮 / 他莫昔芬、甲地孕酮 / 他莫昔芬、芳香化酶抑制剂、他莫昔芬、氟维司群

全身治疗主要用于复发、转移和高危患者。

三、化疗方案剂量用法

1. 联合用药方案（表 4-18）

表 4-18 联合用药方案

方案	剂量			用法	时间
TC（间隔 3 周）					P146*
Taxol	135~175mg/m²	i.v.	drip	3~4 小时	d1
CBP	AUC 4、5、6	i.v.	drip		d1
TP（间隔 3 周）					P150
Taxol	135~175mg/m²	i.v.	drip	3~4 小时	d1
DDP	60~75mg/m²	i.v.	drip		d1（水化）
AP（间隔 3 周）					P215
顺铂	50~70mg/m²	i.v.	drip		d1（水化）
多柔比星	30~40mg/m²	i.v.	drip		d1
TAP（间隔 3 周）					P217
顺铂	50mg/m²	i.v.	drip		d1（水化）
多柔比星	30~40mg/m²	i.v.	drip		d1
紫杉醇	135~175mg/m²	i.v.	drip	3~4 小时	d1
多西紫杉醇 + 卡铂（间隔 3 周）					P148
多西他赛	60~75mg/m²	i.v.	drip	1 小时	d1
卡铂	AUC 4、5	i.v.	drip		d1

*为对应页码。

2. 单药方案（表 4-19）

3. 激素治疗

（1）适应证：①晚期或复发患者、不能手术切除患者；②年轻、早期、需要保留生育功能的患者。

表 4-19　单药方案

方案	剂量	用法			时间
顺铂(间隔 3~4 周)					P220*
顺铂	50~70mg/m²	i.v.	drip		d1(水化)
卡铂(间隔 3~4 周)					P222
卡铂	AUC 4、5	i.v.	drip		d1
多柔比星(间隔 3~4 周)					P223
多柔比星	40~50mg/m²	i.v.	drip		d1
紫杉醇(间隔 3~4 周)					P224
紫杉醇	150~175mg/m²	i.v.	drip		d1
贝伐珠单抗(间隔 3 周)					P161
贝伐珠单抗	15mg/kg	i.v.	drip		d1
多西他赛(间隔 3~4 周)					P226
多西他赛	60~75mg/m²	i.v.	drip	1 小时	d1
异环磷酰胺(间隔 3~4 周)					P228
IFO	2.0g/m²	i.v.	drip		d1~d3

*为对应页码。

一般用于高-中分化、雌激素/孕激素受体阳性的子宫内膜样癌,尤其是肿瘤病灶较小并且生长缓慢的患者。不推荐用于低分化子宫内膜样癌和浆乳癌、透明细胞癌等特殊类型。

(2)具体用法

1)孕激素:甲地孕酮 160~320mg/d;或甲羟孕酮 250~500mg/d。

2)抗雌激素类:他莫昔芬 20~40mg/d;或托瑞米芬 60mg/d。

3)芳香化酶抑制剂:来曲唑 2.5mg/d;或阿那曲唑 1mg/d。

连续服用至少 6 个月,服药期间每 3 个月复查肝功能。对于保留生育功能者需每 3~6 个月做一次子宫内膜活检。

第四节 子宫肉瘤

一、手术 - 病理分期

1. 手术 - 病理分期(FIGO,2009)- 子宫平滑肌肉瘤和子宫内膜间质肉瘤(表 4-20)

表 4-20 子宫平滑肌肉瘤和子宫内膜间质肉瘤手术 - 病理分期

分期	范围
Ⅰ期	肿瘤局限于子宫体
ⅠA	肿瘤 ≤ 5cm
ⅠB	肿瘤>5cm
Ⅱ期	肿瘤扩散超出子宫,但仍局限于盆腔
ⅡA	附件受累
ⅡB	子宫外盆腔内组织受累
Ⅲ期	肿瘤侵及腹腔内组织(不包括子宫肿瘤突入腹腔)
ⅢA	1 个病灶
ⅢB	1 个以上病灶
ⅢC	盆腔淋巴结和 / 或腹主动脉旁淋巴结转移
Ⅳ期	膀胱和 / 或直肠或有远处转移
ⅣA	肿瘤侵及膀胱和 / 或直肠黏膜
ⅣB	远处转移

2. 子宫肉瘤手术 - 病理分期（FIGO, 2009）- 腺肉瘤（表 4-21）

表 4-21　子宫腺肉瘤手术 - 病理分期

分期	范围
Ⅰ 期	肿瘤局限于子宫体
Ⅰ A	肿瘤局限于子宫内膜或宫颈内膜，无肌层浸润
Ⅰ B	肌层浸润 ≤ 1/2
Ⅰ C	肌层浸润 > 1/2
Ⅱ 期	肿瘤侵及盆腔
Ⅱ A	附件受累
Ⅱ B	子宫外盆腔内组织受累
Ⅲ 期	肿瘤侵及腹腔组织（不包括子宫肿瘤突入腹腔）
Ⅲ A	1 个病灶
Ⅲ B	1 个以上病灶
Ⅲ C	盆腔淋巴结和 / 或腹主动脉旁淋巴结转移
Ⅳ 期	膀胱和 / 或直肠或有远处转移
Ⅳ A	肿瘤侵及膀胱和 / 或直肠黏膜
Ⅳ B	远处转移

二、NCCN 临床实践指南推荐全身治疗方案（2020）

NCCN 临床实践指南推荐全身治疗方案（2020），见表 4-22。

表 4-22　NCCN 临床实践指南推荐全身治疗方案

化疗方案	药物名称
联合首选	卡铂 / 紫杉醇、多柔比星（或脂质体阿霉素）
其他	多西他赛 / 吉西他滨、多柔比星 /IFO、多柔比星 / 达卡巴嗪、吉西他滨 / 达卡巴嗪、吉西他滨 / 长春瑞滨、IFO/ 紫杉醇、顺铂 /IFO

续表

化疗方案	药物名称
单药方案	顺铂、阿霉素、脂质体阿霉素、IFO、达卡巴嗪、拉罗替尼或恩曲替尼（NTRK 基因融合阳性）
激素治疗	甲羟孕酮、甲地孕酮、TMX、芳香化酶抑制剂、亮丙瑞林、氟维司琼

三、化疗方案剂量用法

1. 联合方案（表 4-23）

表 4-23　联合方案

方案	剂量	用法			时间
TC（间隔 3~4 周）					P146*
紫杉醇	135~175mg/m²	i.v.	drip	3 小时	d1
卡铂	AUC 5~6	i.v.	drip		d1
TI（间隔 3~4 周）					P230
紫杉醇	135mg/m²	i.v.	drip	3 小时	d1
IFO	1.6g/m²	i.v.	drip		d1~d3
IP 方案 1（间隔 3~4 周）					P232
IFO	1.5g/m²	i.v.	drip		d1~d5
DDP	20mg/m²	i.v.	drip		d1~d5
IP 方案 2（间隔 3~4 周）					P232
IFO	1.6g/m²	i.v.	drip		d1~d3
DDP	70mg/m²	i.v.	drip		d1
IA（间隔 3~4 周）					P234
表阿霉素	60mg/m²	i.v.	drip		d1
IFO	1.5g/m²	i.v.	drip		d1~d3

续表

方案	剂量		用法		时间
IA（间隔 3~4 周）					P234
阿霉素	20mg/（m²·d）	i.v.	drip		d1~d3
IFO	1.2g/m²	i.v.	drip		d1~d3
吉西他滨＋多西他赛（间隔 3 周）					P236
吉西他滨	900mg/m²	i.v.	drip	90 分钟	d1、d8
多西他赛	75mg/m²	i.v.	drip	60 分钟	d8
IAP（间隔 3~4 周）					P238
IFO	1.5g/m²	i.v.	drip		d1~d3
表阿霉素	60mg/m²	i.v.	drip		d1
顺铂	70mg/m²	i.v.	drip		d1
PA（间隔 3 周）					P241
顺铂	20mg/（m²·d）	i.v.	drip		d1~d5
阿霉素	50mg/m²	i.v.	drip/i.v.		d1
PA（间隔 3~4 周）					P241
顺铂	50mg/m²	i.v.	drip		d1
阿霉素	60mg/m²	i.v.	drip/i.v.		d1
VAD（间隔 4 周）					P243
VCR	1.2mg/m²	i.v.			d1
阿霉素	20mg/m²	i.v.			d1~d3
DTIC	250mg/（m²·d）	i.v.	drip	30 分钟	d1~d5
VADC（间隔 4 周）					P245
VCR	1mg/（m²·d）	i.v.			d1、d5
CTX	500mg/m²	i.v.			d1
表阿霉素	50mg/m²	i.v.	drip/i.v.		d1
DTIC	200~250mg/（m²·d）	i.v.	drip	30 分钟	d1~d5

* 为对应页码。

2. 单药方案（表 4-24）

表 4-24 单药方案

方案	剂量	用法			时间
阿霉素（3~4 周）					P223[*]
阿霉素	60~75mg/m²	i.v.	drip		d1
IFO（3 周）					P247
IFO	1.5g/（m²·d）	i.v.	drip		d1~d5
顺铂（3 周）					P220
顺铂	50mg/m²	i.v.	drip		d1
DTIC（3 周）					P248
DTIC	1 200mg/m²	i.v.	drip	30 分钟	d1

[*] 为对应页码。

3. 激素治疗　主要用于低级别子宫内膜间质肉瘤,在雌激素受体、孕激素受体阳性的子宫平滑肌肉瘤中也有使用。

（1）芳香化酶抑制剂

1）用于低级别子宫内膜间质肉瘤:①晚期以及复发转移者的一线治疗;②孕激素治疗失败后的二线治疗。

2）子宫平滑肌肉瘤的治疗:①Ⅰ期、雌激素受体/孕激素受体阳性患者术后的辅助治疗;②疾病复发、转移或者病灶难以切除患者的治疗。

3）药物:①首选来曲唑,2.5mg/d;②依西美坦 25mg/d 或者阿那曲唑 1mg/d,多作为二线用药。

（2）高剂孕酮

1）主要用于低级别子宫内膜间质肉瘤的一线和二线治疗;①晚期以及复发转移者的治疗;②Ⅰ期、ER/PR 阳性的年轻患者保留生育功能术后的治疗。

2）在不同情况下对肌瘤的生长表现为促进或抑制作用，因此对子宫平滑肌肉瘤的疗效不确切，需慎重使用。

3）常用药物有①甲羟孕酮 250~500mg/d；②甲地孕酮 160~320mg/d。一般治疗 6 个月。

(3) 促性腺激素释放激素类似物

1）用于低级别子宫内膜间质肉瘤，多是联合孕激素或者芳香化酶抑制剂。

2）用于子宫平滑肌肉瘤时对控制症状有效，但对疾病本身的控制作用不明显，会延误诊疗，因此不建议用于未明确的子宫平滑肌肉瘤及早期子宫平滑肌肉瘤。

3）药物有亮丙瑞林、曲普瑞林等。

(4) 雌激素受体调节剂：常见药物如他莫昔芬，由于其可能促进子宫肉瘤的进展，不建议使用。

第五节　滋养细胞肿瘤

一、分期及预后评分

1. 滋养细胞肿瘤解剖学分期（FIGO，2000），见表 4-25。

表 4-25　滋养细胞肿瘤解剖学分期

分期	范围
Ⅰ期	病变局限于子宫
Ⅱ期	病变扩散，但仍局限于生殖器（附件、阴道、阔韧带）
Ⅲ期	病变转移至肺，有或无生殖系统病变
Ⅳ期	所有其他转移

2. 滋养细胞肿瘤 FIGO/WHO 预后评分系统(2000)(表4-26)

表 4-26 滋养细胞肿瘤 FIGO/WHO 预后评分系统

名称	评分			
	0	1	2	4
年龄(岁)	<40	≥40	–	–
前次妊娠	葡萄胎	流产	足月产	–
距前次妊娠时间(月)	<4	4~7	7~12	>12
治疗前血 HCG (UI/L)	≤10^3	>10^3~10^4	>10^4~10^5	>10^5
最大肿瘤大小(包括子宫)	–	3~<5cm	≥5cm	
转移部位	肺	脾、肾	胃肠道	肝、脑
转移病灶数目	–	1~4	5~8	>8
先前失败化疗	–	–	单药	两种或两种以上药物

FIGO 滋养细胞肿瘤临床分期包括解剖学分期和预后评分系统两个部分,规定预后评分 ≤6 分者为低危,≥7 分者为高危,其中预后评分 ≥12 分及对一线联合化疗反应差的肝、脑或广泛转移者为极高危。

二、NCCN 临床实践指南推荐全身治疗方案(2020)

NCCN 临床实践指南推荐全身治疗方案(2020),见表4-27。

表 4-27　NCCN 临床实践指南推荐全身治疗方案

葡萄胎预防化疗方案	MTX 或 Act-D 单药
低危 GTD 一线方案	MTX 单药(5d/8d 方案)、Act-D 单药(患者不能耐受 MTX 时)
二线方案	Act-D、5-FU、依托泊苷、MTX+Act-D、EMA/CO
高危 GTD 首选方案	EMA/CO
其他一线方案	EMA/EP、MEA、MAC、FA
超高危 GTD 化疗方案	依托泊苷 / 顺铂诱导 + EMA/CO

三、化疗方案剂量用法

1. 单药(适用于临床期别低、预后评分低)(表 4-28)

表 4-28　单药

方案	剂量	用法		时间
MTX(方案 1)(每 14 天重复)				P249*
MTX	0.4mg/(kg·d)	i.m./i.v.	drip	连续 5 日
MTX(方案 2)(每 14 天重复)				P249
MTX	1mg/(kg·d)	i.m.		第 1、3、5、7 日
四氢叶酸	0.1 mg/(kg·d)	i.m.		第 2、4、6、8 日(24 小时后用)
Act-D(方案 1)(每 14 天重复)				P251
Act-D	10-12μg/(kg·d)	i.v.	drip	连续 5 日
Act-D*(方案 2)(每 14 天重复)				P251
Act-D	1.25mg/m²	i.v.	drip	d1
* 本方案不能作为 MTX 耐药的二线化疗				
5-FU(间隔 2 周)				P253
5-FU	28~30mg/(kg·d)	i.v.	drip 6~8 小时	连续 8~10 日

* 为对应页码。

2. 联合用药（适用于有转移高危、耐药及复发）（表 4-29）

表 4-29　联合用药

Act-D+MTX（间隔 2 周）				P255[*]
Act-D	6~8μg/（kg·d）	i.v..		d1~d6
MTX	30mg/d	i.m. 或宫颈注射		d1、d3、d5
BEP（间隔 3 周）				P190
BLM	15mg	i.v.	drip	d1~d3
VP-16	100mg/（m²·d）	i.v.	drip	d1~d3
DDP	30mg	i.v.	drip	d1~d5
Act-D+5-FU（间隔 3 周）				P256
KSM	4~6μg/（kg·d）	i.v.	drip 3 小时	d1~d8
5-FU	24~26mg/（kg·d）	i.v.	drip 6~8 小时	d1~d8
5-FU+ Act-D +VCR（间隔 3 周）				P258
Act-D	4~6μg/（kg·d）	i.v.	drip 3 小时	d1~d5
VCR	2mg	i.v.		d1
5-FU	24~26mg/（kg·d）	i.v.	drip 8 小时	d1~d5
Act-D +VP-16（2 周重复）				P260
Act-D	500μg/d	i.v.	drip 3 小时	d3~d5
VP-16	100mg/（m²·d）	i.v.	drip 1 小时	d1~d5
5-FU+ Act-D +VCR+VP-16（间隔 3 周）				P261
Act-D	200μg/（m²·d）	i.v.	drip 3 小时	d1~d5
VCR	2mg	i.v.		d1
VP-16	100mg/（m²·d）	i.v.	drip 1 小时	d1~d5
5-FU	800~900mg/（m²·d）	i.v.	drip 8 小时	d1~d5

续表

EMA/CO（2 周重复）				P263
VP-16	100mg/（m²·d）	i.v.	drip 1 小时	d1~d2
Act-D	500μg/d	i.v.	drip 1 小时	d1~d2
MTX	100mg/m²	i.v.		d1
MTX	200mg/m²	i.v.	drip 12 小时	d1
CF	15mg/ 次		i.m. 从静推 MTX 起 24 小时开始，每 12 小时 1 次，共 4 次	
CTX	600mg/m²	i.v.	drip	d8
VCR	1.0mg/m²	i.v.	化疗前 3 小时	d8
EMA/EP（2 周重复）				P265
VP-16	100mg/（m²·d）	i.v.	drip	d1
Act-D	500μg/d	i.v.		d1
MTX	100mg/m²	i.v.	drip	d1
MTX	200mg/m²	i.v.	drip 12 小时	d1
CF	15mg/ 次		i.m. 从静推 MTX 起 24 小时开始，每 12 小时 1 次，共 4 次	
VP-16	100mg/m²	i.v.	drip	d8
DDP	75mg/m²	i.v.	drip	d8（水化 3 天）

*为对应页码。

3. 诱导化疗 *（超高危）（表 4-30）

表 4-30 诱导化疗 △（超高危）

方案	剂量	用法		时间
依托泊苷 + 顺铂（7 天为 1 疗程）				P267*
VP-16	100mg/（m²·d）	i.v.	drip	d1~d2
DDP	20mg/（m²·d）	i.v.	drip	d1~d2

△注：超高危 GTD 在 EMA/CO 前给予诱导化疗 1~3 个疗程；*为对应页码。

第六节 外 阴 癌

一、手术病理分期

外阴癌手术病理分期（FIGO,2009），见表 4-31。

表 4-31 外阴癌手术病理分期（FIGO,2009）

分期	范围
Ⅰ期	肿瘤局限于外阴和 / 或会阴，淋巴结无转移
ⅠA	肿瘤最大径线 ≤2cm，且间质浸润 ≤1.0mm[*]
ⅠB	肿瘤最大径线 >2cm，或间质浸润 >1.0mm[*]
Ⅱ期	肿瘤侵犯下列任何部位：下 1/3 尿道、下 1/3 阴道、肛门，无淋巴结转移
Ⅲ期	任何大小肿瘤，有腹股沟 - 股淋巴结转移。有或无侵犯下列任何部位：下 1/3 尿道、下 1/3 阴道、肛门
ⅢA	1 个淋巴结转移（ ≥5mm）；1~2 个淋巴结转移（ <5mm）
ⅢB	≥2 个淋巴结转移（ ≥5mm）；≥3 个淋巴结转移（ <5mm）
ⅢC	淋巴结阳性伴淋巴结囊外扩散
Ⅳ期	肿瘤侵犯其他区域（上 2/3 尿道、上 2/3 阴道）或远处转移
ⅣA	肿瘤侵犯下列任何部位：(ⅰ)上尿道和 / 或阴道黏膜、膀胱黏膜、直肠黏膜，或固定在骨盆壁，或(ⅱ)腹股沟 - 股淋巴结出现固定或溃疡形成
ⅣB	包括盆腔淋巴结的任何部位远处转移

[*]注：浸润深度指肿瘤邻近最表浅真皮乳头的表皮 - 间质连续处至浸润最深点

二、NCCN外阴鳞癌临床实践指南推荐
全身治疗方案(2020)

NCCN外阴鳞癌临床实践指南推荐全身治疗方案(2020),
见表4-32。

表 4-32　NCCN外阴鳞癌临床实践指南推荐全身治疗方案(2020)

阶段	方案
同期放化疗	顺铂单药,顺铂+5-FU,5FU+丝裂霉素
晚期/复发/转移	
首选	顺铂单药,卡铂单药,顺铂/紫杉醇±贝伐珠单抗,卡铂/紫杉醇
其他可选	紫杉醇单药,顺铂/长春瑞滨,顺铂/吉西他滨,卡铂/紫杉醇±贝伐珠单抗,埃罗替尼
某些情况	帕姆单抗(PD-L1阳性或存在MSI-H/dMMR),拉罗替尼(NTRK基因融合阳性)

三、外阴癌化疗方案剂量用法

1. 外阴鳞状细胞癌化疗方案　化疗方案分为全身、局部
和动脉介入,方案均同宫颈鳞癌。

(1)化疗以铂为基础,同时可加贝伐珠单抗等抗血管生成
药物。

(2)晚期及转移性外阴癌可依据基因检测结果选择免疫
治疗药物。

(3)与放疗同步时,选用5FU+DDP方案:5-FU 4g持续96
小时泵入,DDP 40~50mg/($m^2 \cdot d$),第1~2天,在放疗启动的第

1~2 周开始,4 周为一个疗程,共用 2 个疗程。

2. **外阴恶性黑色素瘤化疗方案**　总体上讲可按子宫肉瘤化疗方案。

(1)单药:①达卡巴嗪:是恶性黑色素瘤传统化疗首选用药。方案一:达卡巴嗪 $250mg/(m^2 \cdot d)$+5% 葡萄糖溶液 250ml,静脉滴注 30 分钟,连续 5 天,每 3 周为 1 个疗程;方案二:达卡巴嗪 1 000mg/m^2+5% 葡萄糖溶液 250ml,静脉滴注 30 分钟,每 3 周为一个疗程。共用 6~8 个疗程或至不能耐受。可与恩度联用。②替莫唑胺:NCCN 推荐有脑转移时使用,口服用药,每日 150~200mg/m^2,连续 5 天,28 天为一个疗程。可与恩度联合使用。治疗时间为 1 年或至不能耐受或至疾病结束。③亚硝脲类:包括福莫司汀、卡莫司汀、洛莫司汀等,有脑转移时的一线化疗药物。

(2)联合用药:多用于二线治疗,首选 DAV 方案(达卡巴嗪 + 尼莫司汀 + 长春新碱),当前推荐紫杉醇或白蛋白紫杉醇 + 铂类。

(3)生物治疗:免疫治疗和靶向治疗是晚期转移性黑色素瘤的一线治疗。

1)PD-1 单抗:建议使用 1 年(晚期患者推荐 2 年)。常用药物为帕姆单抗,用法为:帕姆单抗 2mg/kg(或者 200mg),加入生理盐水(或 5% 葡萄糖溶液)100~250ml 中,静脉滴注 30 分钟以上。每 3 周重复,可用至疾病进展或者不可耐受。

2)CTLA-4 单抗:单独或者联合 PD-1 用药晚期黑色素瘤的治疗。常用药物为伊匹单抗。具体用法为:①单药:每次 3mg/kg,加入生理盐水(或 5% 葡萄糖溶液)250~500ml 中静脉滴注 90 分钟,每三周重复,共用 4 个周期;②联合抗 PD-1:第 1 天用纳武单抗 3mg/kg,加入生理盐水(或 5% 葡萄糖溶液)250ml,静脉滴注 60 分钟;第 2 天用伊匹单抗 1mg/kg + 生理盐水(或 5% 葡萄糖溶液)250~500ml,静脉滴注 90 分钟。每 3 周重复,共用 4 个周期。

(4) BRAF 抑制剂 +MEK 抑制剂。用于有 BRAF 突变者,建议使用 1 年。

(5) 高剂量干扰素 α-2b:每次 50 万 ~60 万 IU,肌内注射,每周 3 次,与化疗药物合用。用 4 周或 1 年。

第七节　阴　道　癌

一、阴道癌分期(FIGO,2009)

阴道癌分期,见表 4-33。

表 4-33　阴道癌分期

分期	范围
Ⅰ期	肿瘤局限于阴道壁,未累及邻近淋巴结或远处转移
Ⅱ期	肿瘤穿透阴道壁,未达盆壁,未累及邻近淋巴结或远处转移
Ⅲ期	肿瘤可累及盆壁,和 / 或累及阴道下 1/3,和 / 或尿流出道(肾积水),引起肾并发症,有(或无)盆腔或腹股沟淋巴结浸润,但无远处转移
Ⅳ期	肿瘤侵犯膀胱或直肠或远处转移
ⅣA	肿瘤侵犯膀胱或直肠或超出骨盆,有或无盆腔或腹股沟淋巴结转移,无远处转移
ⅣB	肿瘤扩散到远处器官,有或无侵犯邻近器官,有或无扩散的邻近淋巴结

　　阴道癌分期基于治疗前的体格检查、活检和影像学结果确定。影像学可以评估肿瘤大小和范围,作为临床分期的补充,用于指导治疗,但不可更改初始分期。

二、化　疗

化疗方案同宫颈癌或外阴癌。

第八节　化疗医嘱范例

以紫杉醇270mg,卡铂500mg为例。

	地塞米松片	0.75mg×12片	6片口服(前晚22点和当日6点)
①	心电监护	4小时	
②	0.9%生理盐水	100ml	i.v.　drip
	地塞米松	10mg	入壶(化疗前30分钟)
	西咪替丁	200mg	入壶(化疗前30分钟)
	恩丹西酮	8mg	入壶(化疗前30分钟)
	苯海拉明	40mg	肌内注射(化疗前30分钟)
③	0.9%生理盐水	100ml	i.v.　drip　30分钟
	紫杉醇	30mg	(每分钟10滴起)
④	0.9%生理盐水	500ml	i.v.　drip
	紫杉醇	240mg	3~4小时
⑤	0.9%生理盐水	500ml	i.v.　drip
	维生素C	1.0	
	维生素B_6	0.2	
⑥	5%葡萄糖溶液	100ml	i.v.　drip

续表

⑦	5% 葡萄糖溶液	500ml	i.v.　drip	
	卡铂	500mg	1~2 小时	
⑧	0.9% 生理盐水	100ml	i.v.　drip	
	恩丹西酮	8mg	入壶	

点评：

1. 输液一般顺序：止吐药 - 普通液体 - 化疗药 - 普通液体 - 止吐药（必要时）。

2. 化疗药物的特殊要求。本例中紫杉醇需：①严格抗过敏预处理；②心电监护；③从缓慢滴速开始，先给予试用量 30mg；④总输注时间（速度）3~4 小时。

3. 联合方案中化疗药物的用药顺序，本方案中，一般先紫杉醇类，后铂类。

4. 在普通液体中可以根据具体情况和习惯加入保肝、营养心肌、中药抗肿瘤药物等。

5. 化疗期间输液量，一般为不少于 2 000~2 500ml/d。本例为 2 400ml。

6. 注意化疗药物所要求的给药方式及具体溶液。本例中紫杉醇及卡铂均是静脉滴注方式给药。卡铂在不同的厂家所要求的溶液不同，大多是用 5% 葡萄糖溶液。紫杉醇用生理盐水或 5% 葡萄糖溶液均可。避光输注。

Tips：在后续的方案示例中，我们只给出基本完整的医嘱模式，普通液体部分可根据具体情况使用，不需拘于千篇一律的固定模式。医嘱后有重点注意事项。

紫杉醇 + 卡铂(3 周)

紫杉醇	135~175mg/m^2	i.v.	drip 3~4 小时	d1
卡铂	AUC 4~6	i.v.	drip	d1
(奈达铂	80 ~100mg/m^2	i.v.	drip	d1)

用法示例(以紫杉醇 270mg,卡铂 500mg 为例)

	地塞米松片	0.75mg × 12 片	6 片口服(前晚 22 点和当日 6 点)
①	心电监护	4 小时	
②	0.9% 生理盐水	100ml	i.v. drip
	地塞米松	10mg	入壶(化疗前 30 分钟)
	西咪替丁	200mg	入壶(化疗前 30 分钟)
	恩丹西酮	8mg	入壶(化疗前 30 分钟)
	苯海拉明	40mg	肌内注射(化疗前 30 分钟)
③	0.9% 生理盐水	100ml	i.v. drip 30 分钟
	紫杉醇	30mg	(每分钟 10 滴起)
④	0.9% 生理盐水	500ml	i.v. drip
	紫杉醇	240mg	3~4 小时
⑤	0.9% 生理盐水	500ml	i.v. drip
	维生素 C	1.0	
	维生素 B$_6$	0.2	
⑥	5% 葡萄糖溶液	100ml	i.v. drip
⑦	5% 葡萄糖溶液	500ml	i.v. drip
	卡铂	500mg	
⑧	0.9% 生理盐水	100ml	i.v. drip
	恩丹西酮	8mg	入壶

本方案每 3 周重复 1 次。

注意事项：

1. 警惕紫杉醇过敏反应，严格进行抗过敏预处理程序。滴注紫杉醇应从缓慢低速开始（每分钟 10 滴），密切观察，无不适后逐步增快滴速。随输液车配备抢救过敏反应药品。

2. 化疗药物先用紫杉醇，再用铂类。

3. 对于初治患者，紫杉醇取量一般在 150~175mg/m² 范围内。对于复发患者，紫杉醇一般在 135~150mg/m² 范围取量。

4. 卡铂取量时我国一般按 AUC 5，并参考之前使用卡铂时的毒副反应程度。

5. 卡铂（奈达铂）可以与紫杉醇同一天使用，也可以第 2 天使用。若卡铂放在第 2 天使用，则当天不用给予地塞米松等抗过敏药物，仅给予止吐药即可。

6. 卡铂过敏患者，可以考虑使用奈达铂。静脉滴注奈达铂后需要补液 1 000ml 以上。

7. 化疗当日输液量至少 2 000ml。

8. 方案评价：该方案几乎适用于所有妇科恶性肿瘤的一线及二线治疗。

笔记栏

多西他赛 + 卡铂(3 周)

多西他赛	$60\sim75mg/m^2$	i.v.drip 1 小时	d1
卡铂	AUC 4~6	i.v.drip1~2 小时	d1

用法示例(以多西他赛 120mg、卡铂 500mg 为例)

	地塞米松片	7.5mg 口服	每天 2 次,化疗前 1 天开始,共 3 天
	心电监护	4 小时	
①	0.9% 生理盐水	100ml	i.v.　drip
	地塞米松	10mg	入壶(化疗前 30 分钟)
	西咪替丁	200mg	入壶(化疗前 30 分钟)
	恩丹西酮	8mg	入壶(化疗前 30 分钟)
	苯海拉明	40mg	肌内注射(化疗前 30 分钟)
②	0.9% 生理盐水	100ml	i.v.　drip
	多西他赛	20mg	(每分钟 10 滴起),30 分钟
③	0.9% 生理盐水	250ml	i.v.　drip
	多西他赛	100mg	30~60 分钟
④	5% 葡萄糖溶液	500ml	i.v.　drip
	维生素 C	1.0	
	维生素 B_6	0.2	
⑤	5% 葡萄糖溶液	100ml	i.v.　drip
⑥	5% 葡萄糖溶液	500ml	i.v.　drip
	卡铂	500mg	1~2 小时
⑦	0.9% 生理盐水	250ml	i.v.　drip
	恩丹西酮	8mg	入壶

本方案 3 周重复 1 次

注意事项：

1. 多西他赛的抗过敏处理：服用地塞米松片 7.5mg 每天 2 次，共 3 天（前 1 天、当天和第 2 天）。

2. 多西他赛先给予试探量慢速静脉滴注，输注过程出现过敏反应要停药，给予抗过敏处理，待反应缓解后继续试用，大多数可以顺利进行。输注时间通常限定为 1 个小时。

3. 卡铂的用量在我国人群通常用 AUC5，后续使用时根据前一次化疗反应情况进行调整。单次最大剂量一般不超过 800mg，最低不小于 400mg。

4. 先用多西他赛，再用铂类。

5. 卡铂毒副反应较重时，可用其他铂类替换。使用顺铂时需要水化。

6. 本方案中可加入贝伐珠单抗。术后使用贝伐珠单抗应从第二个化疗疗程开始，首次使用应静脉滴注 90 分钟，如果耐受性好，后续使用时依次缩短 30 分钟至维持每次静脉滴注时间 30 分钟。

7. 方案评价：常作为上皮性卵巢癌的一线 / 二线化疗方案。

紫杉醇＋顺铂(3 周)

顺铂	$50\sim70mg/m^2$	i.v.drip 3~4 小时	d1
紫杉醇	$135\sim175mg/m^2$	i.v.drip 1~2 小时	d1

用法示例(以紫杉醇 270mg、顺铂 100mg 为例)

	地塞米松片	0.75mg×12 片	6 片口服(前晚 22 点和当日 6 点)
D1	心电监护	4 小时	
①	0.9% 生理盐水	100ml	i.v.　drip
	地塞米松	10mg	入壶(化疗前 30 分钟)
	西咪替丁	200mg	入壶(化疗前 30 分钟)
	恩丹西酮	8mg	入壶(化疗前 30 分钟)
	苯海拉明	40mg	i.m.(化疗前 30 分钟)
②	0.9% 生理盐水	100ml	i.v.　drip
	紫杉醇	30mg	(每分钟 10 滴起),30 分钟
③	0.9% 生理盐水	500ml	i.v.　drip
	紫杉醇	240mg	3~4 小时
④	0.9% 生理盐水	500ml	i.v.　drip
	维生素 C	1.0	
	维生素 B_6	0.2	
⑤	0.9% 生理盐水	500ml	i.v.　drip
	呋塞米	20mg	入壶(顺铂前 30 分钟)
⑥	0.9% 生理盐水	500ml	i.v.　drip
	顺铂	100mg	
⑦	补液	1 000ml	i.v.　drip
D2、D3			
①	0.9% 生理盐水	100ml	i.v.　drip
	恩丹西酮	8mg	入壶

续表

②	0.9% 生理盐水	1 000ml	i.v. drip
	维生素 C	1.0	
	维生素 B$_6$	0.2	
③	5% 葡萄糖溶液	1 000ml	i.v. drip
	15% 氯化钾	20ml	

本方案每 3 周重复 1 次

注意事项：

1. 警惕紫杉醇过敏反应,严格进行抗过敏预处理程序。滴注应从缓慢低速开始(每分钟 10 滴),密切床旁观察,无不适后逐步增快滴速。随输液车配备抢救过敏反应药品。

2. 初治患者紫杉醇取量 150~175mg/m^2。复发患者紫杉醇在 135~150mg/m^2 范围取量。

3. 大剂量顺铂化疗至少需要水化 3 天,以减轻肾脏毒性。每日输液量至少 3 000ml,尿量>2 000ml/d。输注顺铂前 20 分钟给予呋塞米 20mg 入壶,使尿量 100ml/h。

4. 记录尿量,监测钾、钠、氯,注意补充钾。

5. 化疗药物先用紫杉醇。顺铂可以与紫杉醇同一天使用,也可以第 2 天使用。

6. 方案评价:几乎适用于所有妇科恶性肿瘤。

紫杉醇＋顺铂静脉联合腹腔方案

顺铂	50~70mg/m^2	IP	d1
紫杉醇	135~175mg/m^2	i.v.drip 3~4 小时	d1

具体用法(以紫杉醇 270mg、顺铂 100mg 为例)

	地塞米松片	0.75mg×12 片	6 片口服(前晚 22 点和当日 6 点)
D1	心电监护	4 小时	
①	0.9 生理盐水	100ml	i.v.　drip
	地塞米松	10mg	入壶(化疗前 30 分钟)
	西咪替丁	200mg	入壶(化疗前 30 分钟)
	恩丹西酮	8mg	入壶(化疗前 30 分钟)
	苯海拉明	40mg	肌内注射(化疗前 30 分钟)
②	0.9% 生理盐水	100ml	i.v.　drip
	紫杉醇	30mg	(每分钟 10 滴起),30 分钟
③	0.9% 生理盐水	500ml	i.v.　drip
	紫杉醇	240mg	3~4 小时
④	0.9% 生理盐水	500ml	i.v.　drip
	呋塞米	20mg	入壶(顺铂前 30 分钟)
⑤	0.9% 生理盐水	500ml	腹腔灌注
⑥	0.9% 生理盐水	500ml	腹腔灌注
	顺铂	100mg	
⑦	0.9% 生理盐水	250ml	腹腔灌注
⑧	补液	1 000ml	i.v.　drip

续表

D2、D3

①	0.9% 生理盐水	250ml	i.v.　drip
	恩丹西酮	8mg	入壶
②	0.9% 生理盐水	1 000ml ⎤	i.v.　drip
	维生素 C	1.0	
	维生素 B_6	0.2 ⎦	
③	5% 葡萄糖溶液	1 500ml ⎤	i.v.　drip
	15% 氯化钾	20ml ⎦	

本方案每 3 周为 1 个疗程。

注意事项：

1. 警惕紫杉醇过敏反应,严格进行抗过敏预处理程序,滴注应从缓慢低速开始(每分钟 10 滴),密切床旁观察,无不适后逐步增快滴速。随输液车配备抢救过敏反应药品。

2. 顺铂化疗需要至少水化 3 天,以减轻肾脏毒性。每日输液量至少 3 000ml,尿量>2 000ml/d。灌注顺铂前 30 分钟给予呋塞米 20mg 入壶,使尿量增多至 100ml/h。

3. 紫杉醇用在顺铂之前。顺铂可以与紫杉醇同一天使用,也可以第 2 天使用。

4. 腹腔化疗时先灌注生理盐水 1 000ml 形成人工腹水状态。患者有腹水时先抽腹水,灌注液适当减少,保持腹内液体容积 2 000ml 左右。

5. 记录尿量,监测钾、钠、氯,注意补充钾。

6. 对于初治卵巢癌患者,紫杉醇取量一般在 150~175mg/m² 范围内。对于复发卵巢癌,紫杉醇一般在 135~150mg/m² 范围取量。

7. 腹腔化疗操作详见本书第七章内容。

8. 方案评价: ①常用于卵巢癌术后盆腹腔有小残留癌灶、肿瘤包膜破裂及复发性卵巢癌合并腹水时、满意减瘤术后的Ⅱ～Ⅲ期患者; ②联合静脉和腹腔化疗的毒性反应大于单纯静脉化疗,骨髓抑制、肾毒性、神经毒性等不良反应的发生率和严重程度会更明显。

脂质体阿霉素 + 卡铂(4 周)

	脂质体阿霉素	$30mg/m^2$	i.v.	drip	90 分钟	d1
	卡铂	AUC4~6	i.v.	drip	1~2 小时	d1

用法示例(以脂质体阿霉素 50mg、卡铂 500mg 为例)

	药品	剂量	用法		
①	0.9% 生理盐水	100ml	i.v.	drip	
	地塞米松	10mg	入壶(化疗前 30 分钟)		
	恩丹西酮	8mg	入壶(化疗前 30 分钟)		
②	5% 葡萄糖溶液	100ml	i.v.	drip	
③	5% 葡萄糖溶液	250ml	i.v.	drip	90 分钟
	脂质体阿霉素	500mg	(前 15 分钟每分钟 5~10 滴)		
④	5% 葡萄糖溶液	100ml	i.v.	drip	
⑤	5% 葡萄糖溶液	500ml	i.v.	drip	
	维生素 C	1.0			
	维生素 B_6	0.2			
⑥	5% 葡萄糖溶液	100ml	i.v.	drip	
⑦	5% 葡萄糖溶液	500ml	i.v.	drip	
	卡铂	500mg			
⑧	0.9% 生理盐水	250ml	i.v.	drip	
	萄糖醛酸内酯	0.399g			
⑨	0.9% 生理盐水	100ml	i.v.	drip	
	恩丹西酮	8mg	入壶		

本方案每 4 周重复 1 次。

注意事项:

1. 脂质体阿霉素只能用 5% 葡萄糖溶液稀释应用。

2. 为减少脂质体阿霉素滴注反应,可预防性使用地塞米松,同时控制输注速度:开始时慢滴速(每分钟 5~10 滴)滴入,如果 15 分钟内无不良反应,接下来的 15 分钟内滴速加倍,如果仍能耐受,余药液在 60 分钟内滴完,总滴注时间 90 分钟内。

3. 卡铂取量一般按 AUC 5。

4. 化疗当日输液量 2 000ml。

5. 方案评价:可用于卵巢癌的初始化疗及复发后化疗,疗效同紫杉醇 + 卡铂。还可用于子宫内膜癌和子宫肉瘤的治疗。

紫杉醇(周疗)＋卡铂

紫杉醇	每周 80mg/m²	i.v.	drip	3~4 小时	d1、d8、d15
卡铂	AUC 5~6	i.v.	drip	1~2 小时	d1
(奈达铂	50~60mg/m²	i.v.	drip	1~2 小时	d1)

具体用法(以紫杉醇 120mg/ 周、卡铂 500mg 为例)：

	地塞米松片	0.75mg×12 片	6 片口服(前晚 22 点和当日 6 点)	
D1	心电监护	4 小时		
①	0.9% 生理盐水	100ml	i.v. drip	
	地塞米松	10mg	入壶(化疗前 30 分钟)	
	西咪替丁	200mg	入壶(化疗前 30 分钟)	
	恩丹西酮	8mg	入壶(化疗前 30 分钟)	
	苯海拉明	40mg	肌内注射(化疗前 30 分钟)	
②	0.9% 生理盐水	100ml	i.v. drip	
	紫杉醇	30mg	(每分钟 10 滴起),30 分钟	
③	0.9% 生理盐水	500ml	i.v. drip	
	紫杉醇	90mg	3~4 小时	
④	0.9% 生理盐水	500ml	i.v. drip	
	维生素 C	1.0		
	维生素 B₆	0.2		
⑤	5% 葡萄糖溶液	100ml	i.v. drip	
⑥	5% 葡萄糖溶液	500ml	i.v. drip	
	卡铂	500mg	1~2 小时	
⑦	5% 葡萄糖溶液	500ml	i.v. drip	

D8、D15	心电监护	4h	
①	0.9% 生理盐水	250ml	i.v. drip
	地塞米松	10mg	入壶(化疗前 30 分钟)
	西咪替丁	200mg	入壶(化疗前 30 分钟)
	恩丹西酮	8mg	入壶(化疗前 30 分钟)
	苯海拉明	40mg	肌内注射(化疗前 30 分钟)
②	0.9% 生理盐水	100ml	i.v. drip
	紫杉醇	30mg	(每 分 钟 10 滴 起),30 分钟
③	0.9% 生理盐水	500ml	i.v. drip
	紫杉醇	90mg	3~4 小时
④	补液	1 000ml	i.v. drip

本方案每 4 周为 1 个疗程。

注意事项:

1. 警惕紫杉醇过敏反应,严格进行抗过敏预处理程序。滴注紫杉醇应从缓慢滴速开始(每分钟 10 滴),密切观察,无不适后逐步增快滴速。随输液车配备抢救过敏反应药品。

2. 化疗药物先用紫杉醇,后用铂类。

3. 卡铂只在第一周使用,取量时我国一般按 AUC 5,并参考之前的毒副反应程度。

4. 若用奈达铂取代卡铂,注意输注奈达铂后需要继续输液 1 000ml。

5. 方案评价:上皮性卵巢癌的一线方案。疗效与 3 周方案相对,毒性相对减轻,适合年老体弱或者有其他合并症的患者。

紫杉醇(周疗)＋卡铂(周疗)

紫杉醇　　每周 60mg/m² 　i.v.　drip　1 小时　第 1 周～第 18 周
卡铂　　　AUC 2　　　　i.v.　drip　1 小时　第 1 周～第 18 周
具体用法(以紫杉醇 90mg/周为例)：

D1	地塞米松片	0.75mg × 12 片	6 片口服(前晚 22 点和当日 6 点)
第 1 周～第 18 周	心电监护	4 小时	
①	0.9% 生理盐水	250ml	i.v.　drip
	地塞米松	10mg	入壶(化疗前 30 分钟)
	西咪替丁	200mg	入壶(化疗前 30 分钟)
	恩丹西酮	8mg	入壶(化疗前 30 分钟)
	苯海拉明	40mg	肌内注射(化疗前 30 分钟)
②	0.9% 生理盐水	250ml	i.v.　drip
	紫杉醇	90mg	(每分钟 10 滴起),1 小时
③	0.9% 生理盐水	500ml	i.v.　drip
	维生素 C	1.0	
	维生素 B_6	0.2	
④	5% 葡萄糖溶液	100ml	i.v.　drip
⑤	5% 葡萄糖溶液	250ml	i.v.　drip
	卡铂	AUC 2	1 小时
⑥	补液	500~1 000ml	i.v.　drip

本方案每 1 周 1 次，连续使用 18 周。

注意事项：

1. 警惕紫杉醇过敏反应,严格进行抗过敏预处理程序。滴注紫杉醇应从缓慢低速开始(每分钟 10 滴),密切观察,无不适后逐步增快滴速。随输液车配备抢救过敏反应药品。

2. 化疗药物先用紫杉醇,后用铂类。

3. 强调按时化疗。可适当减低血常规要求:WBC总数$\geq 3.0 \times 10^9$/L,中性粒细胞数$\geq 1.0 \times 10^9$/L,血小板$\geq 75 \times 10^9$/L即可化疗。视毒副反应程度,必要时可适当减量20%。

4. 地塞米松片只在第一次化疗前晚和当日使用,后续每周可不用。

5. 方案评价:上皮性卵巢癌的一线方案(NCCN指南1级推荐)。疗效与三周方案相当,毒性相对减轻,适合年老体弱或者有其他合并症的患者。

紫杉醇 + 卡铂 + 贝伐珠单抗(3 周)+ 贝伐珠单抗维持

紫杉醇	135~175mg/m^2	i.v.	drip	3~4 小时	d1
卡铂	AUC 4~6	i.v.	drip		d1
贝伐珠单抗	7.5~15mg/m^2	i.v.	drip 30~90 分钟		d1

用法示例(以紫杉醇 270mg,卡铂 500mg,贝伐珠单抗 500mg 为例)

	地塞米松片	0.75mg×12 片	6 片口服(前晚 22 点和当日 6 点)
①	心电监护	4 小时	
②	0.9% 生理盐水	100ml	i.v.　drip
	地塞米松	10mg	入壶(化疗前 30 分钟)
	西咪替丁	200mg	入壶(化疗前 30 分钟)
	恩丹西酮	8mg	入壶(化疗前 30 分钟)
	苯海拉明	40mg	肌内注射(化疗前 30 分钟)
③	0.9% 生理盐水	100ml	i.v.　drip　30 分钟
	紫杉醇	30mg	(每分钟 10 滴起)
④	0.9% 生理盐水	500ml	i.v.　drip
	紫杉醇	240mg	3~4 小时
⑤	0.9% 生理盐水	500ml	i.v.　drip
	维生素 C	1.0	
	维生素 B$_6$	0.2	
⑥	5% 葡萄糖溶液	100ml	i.v.　drip
⑦	5% 葡萄糖溶液	500ml	i.v.　drip
	卡铂	500mg	
⑧	0.9% 生理盐水	100ml	i.v.　drip
	贝伐珠单抗	500mg	(30~90 分钟)

续表

⑨	0.9% 生理盐水	100ml	i.v. drip
	恩丹西酮	8mg	入壶

本方案每 3 周重复 1 次

贝伐珠单抗维持治疗(以每次用量 400mg 为例)

0.9% 生理盐水	100ml	i.v. drip
贝伐珠单抗	400mg	(30~60 分钟)

维持治疗每 3 周重复 1 次。

注意事项：

1. 警惕紫杉醇过敏反应,严格进行抗过敏预处理程序。滴注紫杉醇应从缓慢低速开始(每分钟 10 滴),密切观察,无不适后逐步增快滴速。随输液车配备抢救过敏反应药品。

2. 化疗药物先用紫杉醇,再用铂类。

3. 对于初治患者,紫杉醇取量一般在 $150\sim175mg/m^2$ 范围内。

4. 卡铂取量时一般按 AUC5,并参考之前毒副反应程度。

5. 术后使用贝伐珠单抗应从第二个化疗疗程开始,首次使用应静脉滴注 90 分钟,如果耐受性好,后续使用时依次缩短 30 分钟至每次维持静脉滴注时间 30 分钟。在化疗周期结束后未发生病情进展者,继续使用贝伐珠单抗维持治疗,每 3 周 1 次。贝伐珠单抗共使用 18~22 次。

6. 方案评价:适用于所有妇科恶性肿瘤的一线及二线治疗。

顺铂＋环磷酰胺(4 周)

| 顺铂 | $70mg/m^2$ | | i.v. | drip | d1 |
| 环磷酰胺 | $700mg/m^2$ | | i.v. | drip | d1 |

用法示例(以 DDP 100mg、CTX 1 000mg 为例)

D1　记尿量 3 天

① 5% 葡萄糖溶液　500ml　⎤　i.v.　drip
　　肝泰乐　　　　　0.399g　⎦

② 0.9% 生理盐水　500ml　i.v.　drip
　　呋塞米　　　　20mg　入壶(顺铂前 30 分钟)
　　恩丹西酮　　　8mg　入壶(顺铂前 30 分钟)

③ 0.9% 生理盐水　500ml　⎤　i.v.　drip
　　顺铂　　　　　100mg　⎦

④ 0.9% 生理盐水　100ml　i.v.　drip
　　CTX　　　　　1 000mg　入壶或 20 分钟

⑤ 补液　　　　　1 500ml　i.v.　drip

D2、D3

① 0.9% 生理盐水　100ml　i.v.　drip
　　恩丹西酮　　　8mg　入壶

② 0.9% 生理盐水　1 000ml　⎤　i.v.　drip
　　维生素 C　　　1.0　　　｜
　　维生素 B_6　　0.2　　　⎦

③ 5% 葡萄糖溶液　1 000ml　⎤　i.v.　drip
　　15% 氯化钾　　20ml　　　⎦

④ 0.9% 生理盐水　500ml　⎤　i.v.　drip
　　肝泰乐　　　　0.399g　⎦

本方案每 4 周为 1 个疗程。

注意事项：

1. 大剂量顺铂需要水化至少3天,每天输液至少3 000ml,且24小时尿量>2 000ml。

2. 顺铂前给呋塞米20mg,尿量>100ml/h时开始给顺铂,以减轻肾毒性。鼓励患者饮水。

3. 水化后患者尿量明显增加,第2天查电解质,每日补钾3g。

4. 方案评价:曾是上皮性卵巢癌的一线方案。特点是价格低。

顺铂 + 表阿霉素 + 环磷酰胺(4 周)

DDP	50mg/m²	i.v.	drip	d1
EPI	50~60mg/m²	i.v.		d1
CTX	500mg/m²	i.v.		d1

用法示例(以顺铂 80mg、表阿霉素 80mg、CTX 800mg 为例)

D1　记尿量 3 天

① 5% 葡萄糖溶液　500ml ⎤ i.v.　drip
　肝泰乐　　　　　0.399g ⎦

② 0.9% 生理盐水　500ml　　　i.v.　drip
　呋塞米　　　　　20mg　　　入壶(顺铂前 30 分钟)
　恩丹西酮　　　　8mg　　　 入壶(顺铂前 30 分钟)

③ 0.9% 生理盐水　500ml ⎤ i.v.　drip
　顺铂　　　　　　80mg ⎦

④ 0.9% 生理盐水　250ml　　　i.v.　drip
　CTX　　　　　　800mg　　　入壶

⑤ 0.9% 生理盐水　500ml　　　i.v.　drip
　EADM　　　　　80mg　　　入壶

⑥ 补液　　　　　　1 000ml　　　i.v.　drip

D2、D3

① 0.9% 生理盐水　100ml　　　i.v.　drip
　恩丹西酮　　　　8mg　　　 入壶

② 0.9% 生理盐水　500ml ⎤ i.v.　drip
　维生素 C　　　　1.0 ⎥
　维生素 B₆　　　 0.2 ⎦

续表

③	5% 葡萄糖溶液	1 000ml	i.v. drip
	15% 氯化钾	20ml	
④	补液	1 000ml	i.v. drip

本方案每 4 周为 1 个疗程。

注意事项：

1. 大剂量顺铂需要水化至少 3 天,每天输液至少 3 000ml,同时鼓励患者多饮水。顺铂前给呋塞米 20mg,尿量>100ml/h 时开始给顺铂。保持 24 小时尿量>2 000ml。

2. 患者会有尿量明显增多现象,第 2 天查电解质,每日补钾 3g。

3. 因阿霉素心脏毒性较重,现逐渐被表阿霉素、吡柔比星等取代。蒽环类累计终身用量:阿霉素 400mg/m^2,表阿霉素 800mg/m^2,吡柔比星 960mg/m^2。使用阿霉素时剂量为 30~40mg/m^2,使用吡柔比星时剂量为 50~60mg/m^2。

4. 蒽环类所用溶液各不相同,表阿霉素使用生理盐水,吡柔比星使用 5% 葡萄糖液。

5. 使用普通输液管化疗时,输注表阿霉素前后都要确保管道的通畅。

6. 方案评价:曾是治疗上皮性卵巢癌的一线方案,特点是价格低。

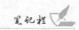

5-FU/CF/ 奥沙利铂（FOLFOX）

用法 1	奥沙利铂	85mg/m²	i.v.	drip	2 小时	d1
	CF	400mg/m²	i.v.	drip	2 小时	d1
	5-FU	400mg/m²	i.v.			d1
	5-FU	2 400mg/m²	i.v.	drip（泵入）		46 小时
用法 2	奥沙利铂	100mg/m²	i.v.	drip	2 小时	d1
	CF	200mg/m²	i.v.	drip	2 小时	d1~d5
	5-FU	500mg/m²	i.v.	drip	8 小时	d1~d5

用法示例（用法 1）

①	0.9% 生理盐水	100ml		i.v.　drip
	恩丹西酮	8mg		入壶（化疗前 30 分钟）
②	5% 葡萄糖溶液	500ml	⎱	i.v.　drip
	OXA	85mg/m²	⎰	2 小时
③	5% 葡萄糖溶液	100ml		i.v.　drip
④	0.9% 生理盐水	500ml	⎱	i.v.　drip
	CF	400mg/m²	⎰	2 小时
⑤	0.9% 生理盐水	20ml	⎱	i.v.
	5-FU	400mg/m²	⎰	
⑥	0.9% 生理盐水	50ml	⎱	i.v.　drip（泵入）
	5-FU	2.4g/m²	⎰	持续 46~48 小时
⑦	5% 葡萄糖溶液	1 000ml	⎱	i.v.　drip
	维生素 C	1.0g		
	维生素 B₆	0.2g	⎰	

本用法每 2 周为 1 个疗程。

注意事项：

1. 用药顺序：首先使用奥沙利铂，其次为四氢叶酸（必须

167

在 5-FU 前使用,使本身能在血液中达到较高浓度),静脉滴注四氢叶酸过半后给予 5-FU 静脉推注量,之后 5-FU $2.4g/m^2$ 持续静脉滴注(泵入)46~48 小时。

2. 四氢叶酸本身没有抗肿瘤作用,但与 5-FU 并用可增加后者的疗效。

3. 大剂量 5-FU 致伪膜性肠炎的发生风险增高,需密切注意患者腹泻情况。

4. 奥沙利铂的神经毒性发生率高,用药当日注意保暖是预防神经毒性的关键。2 度以上时可将奥沙利铂输注时间延长至 4 小时。

5. 奥沙利铂与 5-FU 间隔最好 1 小时,输注后需要冲洗输液管。

6. FOLFOX 方案在药物剂量和给药方式上经历了多次变动,目的是在保证疗效的基础上使毒副反应降至最低。本用法示例是当前首先推荐的用法,每 2 周为 1 个疗程,推荐使用 12 个疗程。其次方案为每 3~4 周为 1 个疗程,共 6 个疗程。

7. 方案评价:为当前 NCCN 推荐黏液性卵巢上皮癌、输卵管癌和腹膜癌是首选化疗方案之一。疗效确切,对毒副反应的耐受性好,患者依从性好。

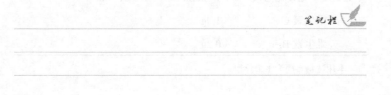

卡培他滨 / 奥沙利铂

奥沙利铂	130mg/m^2	i.v.	drip	2 小时	d1
卡培他滨	1 000mg/m^2	p.o.	bid		d1~d14

用法示例（以奥沙利铂 200mg、卡培他滨 1.5g/ 次为例）

①	0.9% 生理盐水	100ml	i.v.	drip	d1
	恩丹西酮	8mg	入壶（化疗前 30 分钟）		
②	5% 葡萄糖溶液	500ml	i.v.	drip	d1
	奥沙利铂	200mg	2 小时		
③	5% 葡萄糖溶液	100ml	i.v.	drip	d1
④	5% 葡萄糖溶液	500ml	i.v.	drip	d1
	维生素 C	1.0			
	维生素 B$_6$	0.2			
⑤	补液	1 000ml	i.v.	drip	d1
⑥	卡培他滨	1.5g	p.o.	每日 2 次	d1~d14

本方案每 3 周为一个疗程。

注意事项：

1. 卡培他滨在体内转化为 5-FU 发挥作用，需注意监测腹泻情况。当腹泻 > 4~6 次 /d 时，暂停用药并纠正，待恢复至 0~1 级时再继续用药。腹泻 > 8 次 /d 者再恢复用药时宜适当减量。

2. 卡培他滨引起手足综合征的发生率较高，可服用维生素 B$_6$100mg/ 日防治。

3. 奥沙利铂的神经毒性发生率高，用药当日注意保暖是预防神经毒性的关键。

4. 奥沙利铂不能与生理盐水配伍，一般在 5% 葡萄糖溶液中使用,输注后要冲洗输液管。

5. 方案评价:当前 NCCN 推荐该方案用于黏液性卵巢癌、输卵管癌和腹膜癌初始治疗后的一线化疗(2A 证据)。一般使用 8 个疗程。

卡铂 + 环磷酰胺(4 周)

CBP	AUC 5	i.v. drip	d1
CTX	600mg/m²	i.v. drip	d1

用法示例(以卡铂 500mg、CTX 1 000mg 为例)

①	0.9% 生理盐水	100ml	i.v .drip
	恩丹西酮	8mg	入壶
②	5% 葡萄糖溶液	500ml	i.v. drip
	卡铂	500mg	1~2 小时
③	0.9% 生理盐水	100ml	i.v. drip
④	0.9% 生理盐水	80ml	i.v. drip
	CTX	1 000mg	(冲入)
⑤	0.9% 生理盐水	500ml	i.v. drip
	维生素 C	1.0	
	维生素 B₆	0.2	
⑥	5% 葡萄糖溶液	500ml	i.v. drip
	肝泰乐	0.399g	
⑦	0.9% 生理盐水	100ml	i.v. drip
	恩丹西酮	8mg	入壶

本方案每 3~4 周为一个疗程。

注意事项:

1. 每天输液至少 2 000ml,鼓励患者饮水,保持 24 小时尿量>2 000ml,以减轻 CTX 的膀胱毒性。

2. 方案评价:本方案优点在于价廉,卡铂的胃肠道反应低于顺铂。适用于经济条件差、紫杉醇过敏的卵巢癌等患者。

紫杉醇周疗 + 拓扑替康周疗(4 周)

紫杉醇	每周 70mg/m²	i.v. drip	d1、d8、d15
拓扑替康	每周 1.75mg/m²	i.v. drip	d1、d8、d15

用药示例(以紫杉醇每周 120mg、拓扑替康每周 2mg 为例)

	地塞米松片	0.75mg×12 片	6 片口服(前晚 22 点和当日 6 点)	
D1、D8、D15	心电监护	4 小时		
①	0.9% 生理盐水	100ml	i.v. drip	
	地塞米松	10mg	入壶(化疗前 30 分钟)	
	西咪替丁	200mg	入壶(化疗前 30 分钟)	
	恩丹西酮	8mg	入壶(化疗前 30 分钟)	
	苯海拉明	40mg	肌内注射(化疗前 30 分钟)	
②	0.9% 生理盐水	100ml	i.v. drip	
	紫杉醇	30mg	(每分钟 10 滴起),30 分钟	
③	0.9% 生理盐水	500ml	i.v. drip	
	紫杉醇	90mg	3~4 小时	
④	0.9% 生理盐水	500ml	i.v. drip	
	维生素 C	1.0		
	维生素 B₆	0.2		
⑤	0.9% 生理盐水	100ml	i.v. drip	
	TPT	2.0mg	30 分钟	
⑥	0.9% 生理盐水	500ml	i.v. drip	
	肝泰乐	0.399g		
⑦	0.9% 生理盐水	250ml	i.v. drip	
	恩丹西酮	8mg	入壶	

本方案每 4 周为 1 个疗程。

注意事项：

1. 警惕紫杉醇过敏反应，严格进行抗过敏预处理程序。静脉滴注紫杉醇应从缓慢低速开始(每分钟 10 滴)，密切观察，无不适后逐步增快滴速。随输液车配备抢救过敏反应药品。

2. 骨髓抑制是拓扑替康最主要的毒性反应，通常较重，需密切关注。

3. 地塞米松片用在每疗程的第 1 天前晚和当日，第 2、3 周可不用。

4. 化疗当日补液至少 2 000ml。

5. 方案评价：常用于复发性卵巢癌。

笔记栏

紫杉醇周疗 + 顺铂

紫杉醇	75mg/m² 每周	i.v.	drip 3~4 小时	d1、d8、d15
顺铂	50~70mg/m²	i.v.	drip 1~2 小时	d1

用法示例(以紫杉醇 120mg/w、顺铂 100mg 为例)

	地塞米松片	0.75mg×12 片	6 片口服(前晚 22 点和当日 6 点)
D1	心电监护	4 小时	
①	0.9% 生理盐水	100ml	i.v. drip
	地塞米松	10mg	入壶(化疗前 30 分钟)
	西咪替丁	200mg	入壶(化疗前 30 分钟)
	恩丹西酮	8mg	入壶(化疗前 30 分钟)
	苯海拉明	40mg	肌肉注射(化疗前 30 分钟)
②	0.9% 生理盐水	100ml	i.v. drip
	紫杉醇	30mg	(每分钟 10 滴起),30 分钟
③	0.9% 生理盐水	500ml	i.v. drip
	紫杉醇	90mg	3~4 小时
④	0.9% 生理盐水	500ml	i.v. drip
	维生素 C	1.0	
	维生素 B₆	0.2	
⑤	0.9% 生理盐水	500ml	i.v. drip
	呋塞米	20mg	入壶(顺铂前 30 分钟)
⑥	0.9% 生理盐水	500ml	i.v. drip
	顺铂	100mg	
⑦	补液	1 000ml	i.v. drip
D2、D3			
①	0.9% 生理盐水	100ml	i.v. drip
	恩丹西酮	8mg	入壶

②	0.9% 生理盐水	1 000ml	i.v.　drip
	维生素 C	1.0	
	维生素 B_6	0.2	
③	5% 葡萄糖溶液	1 000ml	i.v.　drip
	15% 氯化钾	20ml	
④	0.9% 生理盐水	500ml	i.v.　drip
D8、D15	心电监护	4 小时	
①	0.9% 生理盐水	100ml	i.v.　drip
	地塞米松	10mg	入壶（化疗前 30 分钟）
	西咪替丁	200mg	入壶（化疗前 30 分钟）
	恩丹西酮	8mg	入壶（化疗前 30 分钟）
	苯海拉明	40mg	肌肉注射（化疗前 30 分钟）
②	0.9% 生理盐水	100ml	i.v.　drip
	紫杉醇	30mg	（至少每分钟 10 滴），30 分钟
③	0.9% 生理盐水	500ml	i.v.　drip
	紫杉醇	240mg	3~4 小时
④	补液	1 000ml	i.v.　drip

本方案每 4 周重复 1 次。

注意事项：

1. 警惕紫杉醇过敏反应，严格进行抗过敏预处理程序。滴注紫杉醇应从缓慢低速开始（每分钟 10 滴），密切观察，无不适后逐步增快滴速。随输液车配备抢救过敏反应药品。

2. 化疗药物先用紫杉醇，再用铂类。

3. 大剂量顺铂化疗至少需要水化 3 天，以减轻肾脏毒性。每日输液量至少 3 000ml，尿量>2 000ml/d。输注顺铂前 20 分钟给予呋塞米 20mg 入壶，使尿量>100ml/h。

4. 水化期间监测血钾、钠、氯,并补充氯化钾。

5. 对于初治卵巢癌患者,紫杉醇取量一般在 150~175mg/m^2 范围内。对于复发卵巢癌,紫杉醇一般在 135~150mg/m^2 范围取量。

6. 方案评价:用于上皮性卵巢癌初始治疗及复发性卵巢癌治疗。

伊立替康 + 顺铂

伊立替康	$60mg/(m^2 \cdot d)$	i.v.	drip 60 分钟	d1、d8、d15
顺铂	$60\sim70mg/m^2$	i.v.	drip 1~2 小时	d1

用法示例（以伊立替康 100mg/ 次、顺铂 100mg 为例）

D1

① 0.9% 生理盐水　　100ml　　i.v.　drip
　　恩丹西酮　　　　8mg　　　入壶（化疗前 30 分钟）

② 0.9% 生理盐水　　250ml　⎤　i.v.　drip
　　伊立替康　　　　100mg　⎦　30~90 分钟

③ 0.9% 生理盐水　　500ml　⎤　i.v.　drip
　　维生素 C　　　　1.0　　⎥
　　维生素 B_6　　　0.2　　⎦

④ 0.9% 生理盐水　　500ml　　i.v.　drip
　　呋塞米　　　　　20mg　　入壶（顺铂前 30 分钟）

⑤ 0.9% 生理盐水　　500ml　⎤　i.v.　drip
　　顺铂　　　　　　100mg　⎦

⑥ 补液　　　　　　1 500ml　i.v.　drip

D2、D3

① 0.9% 生理盐水　　100ml　　i.v.　drip
　　恩丹西酮　　　　8mg　　　入壶

② 0.9% 生理盐水　　500ml　⎤　i.v.　drip
　　维生素 C　　　　1.0　　⎥
　　维生素 B_6　　　0.2　　⎦

③ 5% 葡萄糖溶液　　1 000ml　⎤　i.v.　drip
　　15% 氯化钾　　　20ml　　⎦

续表

④	补液	1 500ml	i.v.	drip

D8、D15

①	0.9% 生理盐水	100ml	i.v.	drip
	恩丹西酮	8mg	入壶(化疗前 30 分钟)	
②	0.9% 生理盐水	250ml	i.v.	drip
	伊立替康	100mg	30~90 分钟	
③	补液	1 500ml	i.v.	drip
	恩丹西酮	8mg	入壶	

本方案每 4 周重复 1 次。

注意事项：

1. 伊立替康具有细胞周期特异性,宜先于顺铂使用。

2. 伊立替康有发生迟发性腹泻的可能,出现后需要及时补液和止泻处置。

3. 大剂量顺铂化疗至少需要水化 3 天,以减轻肾脏毒性。每日输液量至少 3 000ml,尿量>2 000ml/d。输注顺铂前 20 分钟给予呋塞米 20mg 入壶,使尿量>100ml/h。

4. 水化期间监测血钾、钠、氯,并补充氯化钾。

5. 方案评价:NCCN 推荐该方案用于卵巢透明细胞癌铂敏感复发后的治疗。

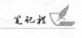

吉西他滨 + 卡铂(4 周)

吉西他滨	800~1 000mg/m²	i.v.	drip 30 分钟	d1、d8
卡铂	AUC 4~5	i.v.	drip	d1

用法示例(以吉西他滨 1 400mg/w、卡铂 500mg 为例)

D1 ①	0.9% 生理盐水	100ml		i.v. drip	
	恩丹西酮	8mg		入壶	
②	5% 葡萄糖溶液	500ml	⎫	i.v. drip	
	卡铂	500mg	⎭		
③	0.9% 生理盐水	500ml	⎫	i.v. drip	
	维生素 C	1.0	⎬		
	维生素 B₆	0.2	⎭		
④	0.9% 生理盐水	100ml		i.v. drip	
⑤	0.9% 生理盐水	250ml		i.v. drip	
	GEM	1 400mg		30 分钟	
⑥	5% 葡萄糖溶液	500ml	⎫	i.v. drip	
	肝泰乐	0.399g	⎭		
⑦	0.9% 生理盐水	100ml		i.v. drip	
	恩丹西酮	8mg		入壶	
D8 ①	0.9% 生理盐水	100ml		i.v. drip	
	恩丹西酮	8mg		入壶	
②	0.9% 生理盐水	250ml	⎫	i.v. drip 30 分钟	
	GEM	1 400mg	⎭		
③	0.9% 生理盐水	500ml	⎫	i.v. drip	
	维生素 C	1.0	⎬		
	维生素 B₆	0.2	⎭		

续表

④	5% 葡萄糖溶液	500ml	i.v. drip
	肝泰乐	0.399g	
⑤	0.9% 生理盐水	100ml	i.v. drip
	恩丹西酮	8mg	入壶

本方案每 4 周重复 1 次。

注意事项:

1. 吉西他滨只能用生理盐水稀释。

2. 卡铂后 4 小时再用吉西他滨疗效会更好。

3. 该方案骨髓抑制偏重,后续疗程中的药物剂量需要根据前一疗程的反应相应调整。

4. 第 8 天时如果出现 1 度骨髓抑制,吉西他滨不需减量。如果出现 2 度骨髓抑制可暂时推迟 1~3 天化疗或者减量化疗。

5. 方案评价:用于晚期卵巢癌二线治疗。

足叶乙苷 + 异环磷酰胺(EI)

VP-16	100mg/(m²·d)	i.v.	drip		d1~d3
IFO	1.2~1.5g/(m²·d)	i.v.	drip 3 小时		d1~d4

用药示例(VP16 100mg/d、IFO 2g/d,共 4 天为例)

①	0.9% 生理盐水	100ml	i.v.	drip	d1~d4
	恩丹西酮	8mg	入壶		
②	0.9% 生理盐水	500ml	i.v.	drip	d1~d4
	IFO	2.0g	3 小时		
③	0.9% 生理盐水	10ml	i.v.		d1~d4
	美司钠	0.4	(于 IFO 开始第 0、4、8 小时)		
④	0.9% 生理盐水	500ml	i.v.	drip	d1~d4
	VP-16	100mg			
⑤	补液	1 500ml	i.v.	drip	d1~d4

本方案 4 周为 1 个疗程。

注意事项:

1. IFO 可致出血性膀胱炎,预防方法为水化 + 美司钠解毒。每日输液 2 500ml 以上。

2. 美司钠用量为 IFO 剂量的 60%,分成 3 次使用,分别在 IFO 开始滴注的第 0、4、8 小时各一次(溶于生理盐水 10ml 中静脉推注)。

3. 本方案多在卵巢癌铂耐药时使用,患者多有骨髓功能偏差,易发生明显骨髓抑制,IFO 的使用天数可酌情调整。

4. VP16 使用总剂量为 100mg/(m²·d)体表面积 × 3 天,一般体态患者用量为 450~500mg,可以取 400mg 或 500mg,每日给 100mg。

5. 方案评价:复发性卵巢癌铂耐药时使用。

和美新单药化疗

方案 1：TPT 常规方案

    TPT $1.2\sim1.5mg/(m^2 \cdot d)$ i.v. drip   d1~d5

方案 2：TPT 周疗方案

    TPT   每周 $4mg/m^2$ i.v. drip   w1、w2、w3

方案 1 示例

D1-D5				
①	0.9% 生理盐水	100ml	i.v. drip	
	恩丹西酮	8mg	入壶	
②	0.9% 生理盐水	100ml	i.v. drip	
	TPT	2.0mg	30 分钟	
③	0.9% 生理盐水	500ml	i.v. drip	
	维生素 C	1.0		
	维生素 B_6	0.2		
④	0.9% 生理盐水	500ml	i.v. drip	
	肝泰乐	0.399g		

本方案 3 周为 1 个疗程。

方案 2 示例

D1				
①	0.9% 生理盐水	100ml	i.v. drip	
	恩丹西酮	8mg	入壶	
②	0.9% 生理盐水	100ml	i.v. drip	
	TPT	6.0mg	30~60 分钟	
③	0.9% 生理盐水	500ml	i.v. drip	
	维生素 C	1.0		
	维生素 B_6	0.2		

续表

④	0.9% 生理盐水	500ml	⎤	i.v.	drip
	肝泰乐	0.399g	⎦		
D8、D15	同 D1				

本方案 4 周为 1 个疗程。

注意事项：

1. 骨髓抑制是拓扑替康最主要的毒性反应,通常较重,特别是常规用法较周疗更明显,需密切关注。

2. 方案评价:拓扑替康单药方案主要用于耐药型复发性卵巢癌,由于其显效时间较长,通常 4 个疗程后才能看到效果,需要向患者说明,耐心等待。

多西他赛周疗

多西他赛　　　40mg/(m^2·d)　　i.v.　drip 1 小时　　　d1、d8、d15

用法示例(以多西他赛 60mg/d 为例)

D1、D8、D15	地塞米松片	7.5mg 每天 2 次	化疗前 1 天开始,共 3 天
	心电监护	2 小时	
①	0.9% 生理盐水	100ml	i.v.　drip
	地塞米松	10mg	入壶(化疗前 30 分钟)
	西咪替丁	200mg	入壶(化疗前 30 分钟)
	恩丹西酮	8mg	入壶(化疗前 30 分钟)
	苯海拉明	40mg	肌肉注射(化疗前 30 分钟)
②	0.9% 生理盐水	100ml	i.v.　drip
	多西他赛	20mg	(每分钟 10 滴起),30 分钟
③	0.9% 生理盐水	100ml	i.v.　drip
	多西他赛	40mg	30 分钟
④	0.9% 生理盐水	500ml	i.v.　drip
	维生素 C	1.0	
	维生素 B$_6$	0.2	
⑤	5% 葡萄糖溶液	500ml	i.v.　drip
	肝泰乐	0.399g	

本方案每 4 周为 1 个疗程。

注意事项:

1. 多西他赛的抗过敏处理:服用地塞米松片 7.5mg 每天 2 次共 3 天(前 1 天、当天和第 2 天)。

2. 多西他赛先给予试探量慢速滴注,输注过程出现过敏反应要停药,给予抗过敏处理,待反应缓解后继续试用,大多数可以顺利进行。总输注时间为 1 小时。

3. 上述示例多西他赛周疗为用药 3 周休 1 周。还有一种方法是用药 6 周休 2 周。

4. 方案评价:用于铂耐药型复发性卵巢癌。

笔记栏

紫杉醇(±贝伐珠单抗)周疗

Taxol	80mg/m²	i.v. drip 1 小时	d1,d8,d15
贝伐珠单抗	15mg/kg	i.v. drip	d1

用法示例(以 Taxol 120mg/ 次,贝伐珠单抗 800mg/ 次为例)

	地塞米松	0.75mg×12 片	6 片口服(前晚 10 点和当日 6 点)
	心电监护	2 小时	
①	0.9% 生理盐水	100ml	i.v. drip d1,d8,d15
	地塞米松	10mg	入壶(化疗前 30 分钟)
	西咪替丁	200mg	入壶(化疗前 30 分钟)
	恩丹西酮	8mg	入壶(化疗前 30 分钟)
	苯海拉明	40mg	肌内注射(化疗前 30 分钟)
②	0.9% 生理盐水	100ml	i.v. drip d1,d8,d15
	紫杉醇	30mg	(每分钟 10 滴起),30 分钟
③	0.9% 生理盐水	250ml	i.v. drip d1,d8,d15
	紫杉醇	90mg	1 小时
④	0.9% 生理盐水	100ml	i.v. drip d1
	贝伐珠单抗	800mg	30~90 分钟
⑤	补液		

本方案每 3 周为 1 个疗程。

注意事项:

1. 警惕紫杉醇过敏的发生,需要抗过敏预处理。第一次使用紫杉醇前晚和当日晨需要口服地塞米松片,之后每周可不再口服地塞米松片,其他抗过敏预处理不可省略。静脉滴注时从每分钟 10 滴开始并严密观察。

2. 本方案为紫杉醇密集剂量化疗方案,紫杉醇每周给药一次,一般连续使用 18 周(3 周为 1 个疗程,共 6 个疗程)。

3. 每个疗程可同时加入贝伐珠单抗(每 3 周 1 次)。首次使用贝伐珠单抗应静脉滴注 90 分钟,如果耐受性好,后续给药依次缩短 30 分钟至每次静脉滴注时间为 30 分钟。

4. 强调按时化疗(尤其是前 4 个疗程),可适当降低化疗对血常规的要求。如果不良反应明显,后两个疗程可每 4 周为一个疗程(第 1、8、15 天给药)。

5. 方案评价:复发性铂耐药卵巢癌首选方案之一。建议使用 6 个疗程。

Tips: 紫杉醇单药化疗用法还可以按 150~175mg/m^2 计算用量,每 3~4 周 1 个疗程。可用于复发性子宫内膜癌、复发性卵巢癌、铂耐药卵巢癌以及宫颈癌。

笔记栏

吉西他滨单药（周疗）

吉西他滨   1 000mg/(m²·d)   i.v. drip 30 分钟   d1、d8、d15

用法示例（以 GEM1 600mg/d 为例）

D1/D8/D15

①	0.9% 生理盐水	100ml	i.v. drip
	恩丹西酮	8mg	入壶
②	0.9% 生理盐水	250ml	i.v. drip
	GEM	1 600mg	30 分钟
③	0.9% 生理盐水	500ml	i.v. drip
	维生素 C	1.0	
	维生素 B₆	0.2	
④	0.9% 生理盐水	500ml	i.v. drip
	肝泰乐	0.399g	
⑤	5% 葡萄糖溶液	500ml	i.v. drip
⑥	0.9% 生理盐水	100ml	i.v. drip
	恩丹西酮	8mg	入壶

维生素 B_6

本方案每 4 周为 1 个疗程。

注意事项：

1. 若患者骨髓抑制明显，可酌情减量至 800mg/m²。

2. 吉西他滨只能用生理盐水溶解。建议滴注时间 30 分钟。滴注时间延长会加重其毒性。

3. 第 3 次给药后间隔 2 周开始下一疗程。

4. 方案评价：主要用于铂耐药的复发卵巢癌。

脂质体阿霉素单药

脂质体阿霉素　　　　40-50mg/m^2　　i.v.　drip　90 分钟　　　　d1

用法示例(以脂质体阿霉素 70mg 为例)

①	0.9% 生理盐水	100ml	i.v.　drip	
	地塞米松	10mg	入壶(化疗前 30 分钟)	
	恩丹西酮	8mg	入壶(化疗前 30 分钟)	
②	5% 葡萄糖溶液	100ml	i.v.　drip	
③	5% 葡萄糖溶液	500ml	i.v.　drip　90 分钟	
	脂质体阿霉素	70mg	(前 15 分钟每分钟 5~10 滴)	
④	5% 葡萄糖溶液	100ml	i.v.　drip	
⑤	5% 葡萄糖溶液	500ml	i.v.　drip	
	维生素 C	1.0		
	维生素 B$_6$	0.2		
⑥	0.9% 生理盐水	500ml	i.v.　drip	
	肝泰乐	0.399g		
⑦	0.9% 生理盐水	100ml	i.v.　drip	
	恩丹西酮	8mg	入壶	

本方案 4 周为一个疗程。

注意事项:

1. 脂质体阿霉素只能用 5% 葡萄糖溶液稀释应用。

2. 为减少脂质体阿霉素滴注反应,可预防性使用地塞米松,同时控制输注速度:开始时慢滴速(每分钟 5~10 滴)滴入,如果 15 分钟内无不良反应,接下来的 15 分钟内滴速加倍,如果仍能耐受,余药液在 60 分钟内滴完,总滴注时间 90 分钟内。

3. 使用中注意既往蒽环类药物的累计使用量。

4. 方案评价:用于铂耐药复发性卵巢癌。

BEP 方案

DDP	20mg/(m²·d)	i.v.	drip	d1~d5
VP-16	100mg/(m²·d)	i.v.	drip	d1~d3
BLM	15mg/d	i.v.	drip	d1~d3

用法示例

记出入量

① 0.9% 生理盐水 100ml i.v. drip d1~d5

恩丹西酮 8mg 入壶

② 0.9% 生理盐水 500ml ⎫ i.v. drip d1~d3

BLM 15mg ⎭ 8 小时

③ 5% 葡萄糖溶液 500ml ⎫ i.v. drip d1~d5

维生素 C 1.0 ⎪

维生素 B₆ 0.2 ⎭

④ 0.9% 生理盐水 500ml ⎫ i.v. drip d1~d5

VP-16 100mg ⎭ 1~2 小时

⑤ 0.9% 生理盐水 250ml ⎫ i.v. drip d1~d5

DDP 30mg ⎭ 1~2 小时

⑥ 5% 葡萄糖溶液 500ml ⎫ i.v. drip d1~d5

肝泰乐 0.399g ⎭

⑦ 林格液 500ml i.v. drip d1~d5

⑧ 0.9% 生理盐水 100ml i.v. drip d1~d5

恩丹西酮 8mg 入壶

本方案 4 周为 1 个疗程。

注意事项：

1. 每日顺铂为小剂量,不必严格水化,但仍应注意适当补液减轻其肾毒性,保证每日尿量 2 000ml 以上。

2. 博来霉素有肺毒性,需要密切注意其累计用量,评估肺功能。使用博来霉素期间尽量避免吸氧(会加重肺纤维化)。

3. 博来霉素可引起高热,可提前口服吲哚美辛 25mg 预防。

4. 博来霉素的终身剂量为 360mg,但因人而异,故该方案使用一般不超过 4~6 疗程。

5. 少儿使用该方案时博来霉素一般只用一天。

6. VP-16 用法:一个疗程中 VP16 剂量为 100mg/$(m^2 \cdot d) \times 3$ 天,一般成人的总量约 500mg,故分成 5 天使用,每日 100mg。

7. 方案评价:卵巢恶性生殖细胞肿瘤及性索间质肿瘤常用,还用于滋养细胞肿瘤。

PVB 方案(3 周方案)

DDP	20mg/(m^2·d)	i.v.	drip	d1~d5
VCR	1~1.5mg/(m^2·d)	i.v.		d1~d2
BLM	20mg/m^2	im		d2,d9,d16

用法示例

记出入量

①	0.9% 生理盐水	100ml	i.v.	drip	d1~d5
	恩丹西酮	8mg	入壶		
②	0.9% 生理盐水	10ml	i.v.		d1~d2
	VCR	2mg	(入壶)		
③	0.9% 生理盐水	500ml	i.v.	drip	d1~d5
	维生素 C	1.0			
	维生素 B_6	0.2			
④	0.9% 生理盐水	250ml	i.v.	drip	d1~d5
	DDP	30mg	1~2 小时		
⑤	5% 葡萄糖溶液	500ml	i.v.	drip	d1~d5
	肝泰乐	0.399g			
⑥	注射用水	6ml	肌内注射		d2,d9,d16
	BLM	30mg	(深部)		
⑦	林格液	500ml	i.v.	drip	d1~d5
⑧	0.9% 生理盐水	100ml	i.v.	drip	d1~d5
	恩丹西酮	8mg	入壶		

本方案每 3 周为 1 个疗程。

注意事项:

1. 每日顺铂为小剂量,不必严格水化,但仍应注意适当补液减轻其肾毒性,保证每日尿量 2 000ml 以上。

2. 博来霉素有肺毒性,终身剂量为 360mg,但因人而异。该方案使用一般不超过 3~4 疗程,需要密切注意其累计用量,评估肺功能。使用博来霉素期间尽量避免吸氧(会加重肺纤维化)。

3. 博来霉素可引起高热,可提前口服消炎痛 25mg 预防。

4. PVB 方案的具体药量及用法有所差异。当 BLM 用在第 1、8、15 天时,用药顺序为:VCR(9AM)-DDP-BLM(3PM)。

5. 方案评价:卵巢恶性生殖细胞肿瘤及性索间质肿瘤常用。

笔记栏

VAC 方案(3~4 周方案)

VCR	1.5~2mg	i.v.		d1
KSM	5~7μg/(kg·d)	i.v.	drip	d2~d6
CTX	5~7mg/(kg·d)	i.v.		d2~d6

用法示例(以 VCR 2mg,KSM 300μg/d,CTX 300mg/d 为例)

D1

①	0.9% 生理盐水	100ml	i.v.	drip	
	恩丹西酮	8mg	入壶		
②	0.9% 生理盐水	10ml	i.v.		
	VCR	2mg	(入壶)		
③	0.9% 生理盐水	1 000ml	i.v.	drip	
	维生素 C	1.0			
	维生素 B_6	0.2			

D2~D6

①	0.9% 生理盐水	100ml	i.v.	drip	d2~d6
	恩丹西酮	8mg	入壶		
②	5% 葡萄糖溶液	500ml	i.v.	drip	d2~d6
	KSM	300μg			
③	0.9% 生理盐水	500ml	i.v.	drip	d2~d6
④	0.9% 生理盐水	30ml	i.v.		d2~d6
	CTX	300mg	(入壶)		
⑤	补液	1 000ml	i.v.	drip	d2~d6

本方案每 4 周为 1 个疗程。

注意事项:

1. KSM 和 CTX 也可在化疗第 1 天开始用。

2. KSM 可按 200μg/(m²·d),CTX 按 200mg/(m²·d)取量。

3. 方案评价:卵巢恶性生殖细胞肿瘤及性索间质肿瘤患者使用 BLM 已达极量时,可选用本方案。本案也用于子宫肉瘤。

TIP 方案

Taxol	135~175mg/m^2	i.v.	drip 3 小时	d1
IFO	1.4g/(m^2·d)	i.v.	drip 3 小时	d2~d4
DDP	25mg/(m^2·d)	i.v.	drip	d2~d4

用法示例（以 Taxol 270mg，DDP 30mg/d，IFO 2g/d 为例）

	地塞米松	0.75mg×12 片	6 片口服（前晚 10 点和当日 6 点）	
D1	心电监护	4 小时		
①	0.9% 生理盐水	100ml	i.v. drip	
	地塞米松	10mg	入壶（化疗前 30 分钟）	
	西咪替丁	200mg	入壶（化疗前 30 分钟）	
	恩丹西酮	8mg	入壶（化疗前 30 分钟）	
	苯海拉明	40mg	肌肉注射（化疗前 30 分钟）	
②	0.9% 生理盐水	100ml	i.v. drip	
	紫杉醇	30mg	（每分钟 10 滴起），30 分钟	
③	0.9% 生理盐水	500ml	i.v. drip	
	紫杉醇	240mg	3~4 小时	
④	补液	1 500ml	i.v. drip	
D2~D4				
①	0.9% 生理盐水	100ml	i.v. drip	
	恩丹西酮	8mg	入壶（化疗前 30 分钟）	
②	0.9% 生理盐水	500ml	i.v. drip	
	IFO	2g	3 小时	
③	0.9% 生理盐水	10ml	i.v.	
	美司钠	0.4	（于 IFO 开始第 0、4、8 小时）	
④	0.9% 生理盐水	250ml	i.v. drip	
	顺铂	30mg	30~60 分钟	

续表

⑤	补液	2 000ml	i.v.	drip
⑥	0.9% 生理盐水	100ml	i.v.	drip
	恩丹西酮	8mg	入壶	

本方案每 3~4 周为 1 个疗程。

注意事项：

1. 顺铂也可按 60~70mg/m² 取值，使用 1 天（第 1 天或第 2 天）。IFO 和大剂量顺铂均需要水化解毒，每日输液量>3 000ml，尿量>2 000ml/日。单日大剂量顺铂前 30 分钟给予呋塞米增加尿量，尿量>100ml/h 时开始给顺铂。

2. 警惕紫杉醇过敏的发生，需要抗过敏预处理。滴注时从每分钟 10 滴开始并严密观察。

3. IFO 可致出血性膀胱炎，需美司钠解毒，用量为 IFO 剂量的 60%，分成 3 次使用，分别在 IFO 开始滴注的第 0、4、8 小时各 1 次（溶于生理盐水 10ml 中静脉推注）。

4. IFO 宜在顺铂前使用，否则会加重骨髓抑制、神经毒性和肾毒性。

5. 该方案 3~4 度骨髓抑制较常见，多需要预防性使用 G-CSF 等。

6. 呕吐反应较重，要重视止吐，注意补液和补钾。

7. 方案评价：复发性恶性生殖细胞肿瘤首选方案。建议使用 4 个疗程。

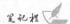

EP 方案

方案 1	VP-16	100mg/(m²·d)	i.v.	drip 2 小时	d1~d3
	DDP	20mg/(m²·d)	i.v.	drip	d1~d5
方案 2	VP-16	100mg/(m²·d)	i.v.	drip 2 小时	d1~d3
	DDP	70mg/m²	i.v.	drip	d1

用法 1 示例(以 VP-16 100mg/d,DDP 30mg/d 为例)

D1~D5	记出入量			
①	0.9% 生理盐水	100ml		i.v.　drip
	恩丹西酮	8mg		入壶(化疗前 30 分钟)
②	0.9% 生理盐水	500ml	⎫	i.v.　drip
	VP-16	100mg	⎭	2 小时
③	0.9% 生理盐水	250ml	⎫	i.v.　drip
	DDP	30mg	⎭	1~2 小时
④	补液	1 500ml		i.v.　drip
⑤	0.9% 生理盐水	100ml		i.v.　drip
	恩丹西酮	8mg		入壶

本方案 3 周为 1 个疗程。

注意事项:

1. 每日顺铂为小剂量,不必严格水化,但仍应注意适当补液减轻其肾毒性,保证每日尿量 2 000ml 以上。

2. 当使用方案 2 时需要严格水化至少 3 天,并在尿量足够时开始使用顺铂,复查血钾,并及时补钾。

3. VP-16 用法:一个疗程中 VP16 剂量为 100mg/(m²·d) × 3 天,一般成人的总量约 500mg,故分成 5 天使用,每日 100mg。

4. VP-16 宜在顺铂前使用。

5. 方案评价:用于复发性卵巢恶性生殖细胞肿瘤。恶性性索间质肿瘤初治及复发时常用方案。

VP16+ 卡铂(4 周)

CBP	$400\,mg/m^2$	i.v.	drip	d1
VP16	$120mg/(m^2 \cdot d)$	i.v.	drip	$d1 \sim d3$

用药示例(以卡铂 600mg、VP16 200mg/d 为例)

①	0.9% 生理盐水	100ml		i.v.	drip	$d1 \sim d3$
	恩丹西酮	8mg		入壶		
②	5% 葡萄糖溶液	500ml		i.v.	drip	d1
	卡铂	600mg		$1 \sim 2$ 小时		
③	5% 葡萄糖溶液	500ml		i.v.	drip	$d1 \sim d3$
	维生素 C	1.0				
	维生素 B_6	0.2				
④	0.9% 生理盐水	1 000ml		i.v.	drip	$d1 \sim d3$
	VP-16	200mg				
⑤	5% 葡萄糖溶液	500ml		i.v.	drip	$d1 \sim d3$
	肝泰乐	0.399g				
⑥	0.9% 生理盐水	100ml		i.v.	drip	$d1 \sim d3$
	恩丹西酮	8mg		入壶		

本方案 4 周为 1 个疗程。

注意事项:

1. 也可以顺铂、奈达铂取代卡铂。使用顺铂时需要水化 3 天。使用奈达铂时需要在奈达铂后输液至少 1 000ml。

2. 每日补液不少于 2 000ml。

3. 方案评价:主要用于卵巢无性细胞瘤。

拓扑替康 + 顺铂

| DDP | 50mg/m^2 | i.v. | drip | d1 |
| TPT | 0.75mg/(m^2·d) | i.v. | drip 30 分钟 | d1~d3 |

用药示例(以顺铂 80mg、TPT 1mg/d 为例)

D1 记出入量

① 0.9% 生理盐水　100ml　　　　　i.v.　drip
　　恩丹西酮　　　8mg　　　　　　入壶

② 0.9% 生理盐水　100ml ⎫　　　i.v.　drip
　　TPT　　　　　1.0mg ⎭　　　30 分钟

③ 5% 葡萄糖溶液　500ml ⎫　　i.v.　drip
　　维生素 C　　　1.0 ⎪
　　维生素 B$_6$　　0.2 ⎭

④ 0.9% 生理盐水　500ml　　　　i.v.　drip
　　呋塞米　　　　20mg　　　　　入壶(顺铂前 30 分钟)

⑤ 0.9% 生理盐水　500ml ⎫　　i.v.　drip
　　顺铂　　　　　80mg ⎭

⑥ 补液　　　　　1 500ml　　　i.v.　drip
　　恩丹西酮　　　8mg　　　　　入壶

D2、D3

① 0.9% 生理盐水　100ml　　　　i.v.　drip
　　恩丹西酮　　　8mg　　　　　入壶

② 0.9% 生理盐水　100ml ⎫　　i.v.　drip
　　TPT　　　　　1.0mg ⎭　　30 分钟

③ 5% 葡萄糖溶液　1 000ml ⎫　i.v.　drip
　　维生素 C　　　1.0 ⎪
　　维生素 B$_6$　　0.2 ⎭

续表

④	5% 葡萄糖溶液	1 000ml	i.v. drip
	15% 氯化钾	20ml	
⑤	0.9% 生理盐水	500ml	i.v. drip
	恩丹西酮	8mg	入壶

本方案每 3 周为 1 个疗程。

注意事项:

1. 骨髓抑制是拓扑替康最主要的毒性反应,通常较重,需密切关注。

2. 大剂量顺铂需要水化至少 3 天(每天输液至少 3 000ml),且 24 小时尿量>2 000ml。顺铂前给呋塞米 20mg,尿量>100ml/h 时开始给顺铂。

3. 每日补钾 3g,第 2 天查电解质。

4. 方案评价:本方案主要用于复发性宫颈癌。

笔记栏

拓扑替康＋紫杉醇＋贝伐珠单抗

Taxol	135~175mg/m^2	i.v.	drip 3h	d1
TPT	0.75mg/(m^2·d)	i.v.	drip 30 分钟	d1~d3
贝伐珠单抗	15mg/kg	i.v.	drip	d1

用法示例（以 Taxol 270mg，TPT 1.2mg/d，贝伐珠单抗 800mg 为例）

	地塞米松	0.75mg×12 片	6 片口服（前晚 10 点和当日 6 点）	
D1	心电监护	4 小时		
①	0.9% 生理盐水	100ml	i.v.	drip
	地塞米松	10mg	入壶（化疗前 30 分钟）	
	西咪替丁	200mg	入壶（化疗前 30 分钟）	
	恩丹西酮	8mg	入壶（化疗前 30 分钟）	
	苯海拉明	40mg	肌内注射（化疗前 30 分钟）	
②	0.9% 生理盐水	100ml	i.v.	drip
	紫杉醇	30mg	（每分钟 10 滴起），30 分钟	
③	0.9% 生理盐水	500ml	i.v.	drip
	紫杉醇	240mg	3~4 小时	
④	0.9% 生理盐水	100ml	i.v.	drip
	TPT	1.2mg	30 分钟	
⑤	0.9% 生理盐水	100ml	i.v.	drip
	贝伐珠单抗	800mg	30~90 分钟	
⑥	补液	1 000ml	i.v.	drip
D2~D3				
①	0.9% 生理盐水	100ml	i.v.	drip
	恩丹西酮	8mg	入壶（化疗前 30 分钟）	
②	0.9% 生理盐水	250ml	i.v.	drip
	TPT	1.2	30 分钟	
③	补液	1 000ml	i.v.	drip

本方案 3~4 周为 1 个疗程。

注意事项：

1. 警惕紫杉醇过敏的发生,需要抗过敏预处理。滴注时从每分钟 10 滴开始并严密观察。

2. 紫杉醇用在拓扑替康之前。

3. 贝伐珠单抗首次使用时应静脉滴注 90 分钟,如果耐受性良好,后续使用依次缩短 30 分钟至每次维持静脉滴注时间 30 分钟。

4. 方案评价:用于晚期、复发性子宫颈癌。可连续使用至肿瘤进展或患者不能耐受。

BIP

DDP	50mg/m²	i.v. drip	d1
BLM	15mg	i.v. drip 8 小时	d1
IFO	1.0g/(m²·d)	i.v. drip 3 小时	d1~d5

用法示例（以 BLM 15mg，DDP 80mg，IFO 2g/d×4 为例）

D1　记出入量

① 0.9% 生理盐水　100ml　　　　i.v.　drip
　　恩丹西酮　　　8mg　　　　　入壶

② 0.9% 生理盐水　500ml ⎤　　　i.v.　drip
　　BLM　　　　　15mg　 ⎦　　　6~8 小时

③ 0.9% 生理盐水　500ml ⎤　　　i.v.　drip
　　IFO　　　　　2g　　 ⎦　　　3 小时

④ 0.9% 生理盐水　10ml　⎤　　　i.v.
　　美司钠　　　　0.4　 ⎦　　　（于 IFO 开始第 0、4、8 小时）

⑤ 0.9% 生理盐水　500ml ⎤　　　i.v.　drip
　　维生素 C　　　1.0　 ⎥
　　维生素 B₆　　　0.2　 ⎦

⑥ 0.9% 生理盐水　500ml　　　　i.v.　drip
　　呋塞米　　　　20mg

⑦ 0.9% 生理盐水　500ml ⎤　　　i.v.　drip
　　顺铂　　　　　80mg　⎦

⑧ 补液　　　　　1 000ml　　　　i.v.　drip

D2~D4

① 0.9% 生理盐水　100ml　　　　i.v.　drip
　　恩丹西酮　　　8mg　　　　　入壶

续表

②	0.9% 生理盐水	500ml	i.v.　drip	
	维生素 C	1.0		
	维生素 B₆	0.2		
③	0.9% 生理盐水	500ml	i.v.　drip	
	IFO	2g	3 小时	
④	0.9% 生理盐水	10ml	i.v.	
	美司钠	0.4	（于 IFO 开始第 0、4、8 小时）	
⑤	补液	1 000ml	i.v.　drip	
⑥	5% 葡萄糖溶液	1 000ml	i.v.　drip	
	15% 氯化钾	20ml		

本方案 4 周为 1 个疗程。

注意事项：

1. 顺铂和 IFO 均需要水化解毒，每日输液量＞2 500ml，尿量＞2 000ml/d。

2. IFO 用在顺铂之前。输注顺铂前给予呋塞米增加尿量，尿量＞100ml/h 时开始给顺铂。

3. IFO 可致出血性膀胱炎，需美司钠解毒，用量为 IFO 剂量的 60%，分成 3 次使用。

4. IFO 用量：总量 =1.0g/（m²·d）× 体表面积 ×5 天，一般体态患者为 8g，按 2g/d 给药。

5. 方案评价：用于复发性及晚期宫颈鳞癌。

PVB 方案（4 周方案）

DDP	$50mg/m^2$	i.v.	drip	d1
VCR	1~1.5mg	i.v.		d1
BLM	$20mg/m^2$	i.v.	drip	d1,d8

用法示例（以 VCR 2mg，DDP 80mg，BLM 30mg/ 次为例）

D1　记出入量

① 　0.9% 生理盐水　100ml　　　　　　i.v.　drip
　　恩丹西酮　8mg　　　　　　入壶

② 　0.9% 生理盐水　10ml ⎤　i.v.
　　VCR　2mg ⎦　（入壶）

③ 　0.9% 生理盐水　500ml ⎤　i.v.　drip
　　维生素 C　1.0 ｜
　　维生素 B_6　0.2 ⎦

④ 　0.9% 生理盐水　500ml　　　　　　i.v.　drip
　　呋塞米　20mg　　　　　　入壶（DDP 前 30 分钟）

⑤ 　0.9% 生理盐水　500ml ⎤　i.v.　drip
　　DDP　80mg ⎦　1~2 小时

⑥ 　5% 葡萄糖溶液　500ml ⎤　i.v.　drip
　　肝泰乐　0.399g ⎦

⑦ 　0.9% 生理盐水　500ml ⎤　i.v.　drip
　　BLM　30mg ⎦　6~8 小时

⑧ 　5% 葡萄糖溶液　500ml　　　　　　i.v.　drip

⑨ 　0.9% 生理盐水　100ml　　　　　　i.v.　drip
　　恩丹西酮　8mg　　　　　　入壶

D2，D3

① 　0.9% 生理盐水　100ml　　　　　　i.v.　drip
　　恩丹西酮　8mg　　　　　　入壶

续表

②	0.9% 生理盐水	1 000ml	}	i.v.	drip
	维生素 C	1.0			
	维生素 B_6	0.2			
③	5% 葡萄糖溶液	1 000ml	}	i.v.	drip
	15% 氯化钾	20ml			
④	5% 葡萄糖溶液	500ml		i.v.	drip
⑤	0.9% 生理盐水	100ml		i.v.	drip
	恩丹西酮	8mg		入壶	
D8					
①	0.9% 生理盐水	100ml		i.v.	drip
	恩丹西酮	8mg		入壶	
②	0.9% 生理盐水	500ml	}	i.v.	drip
	BLM	30mg		6~8 小时	
③	0.9% 生理盐水	500ml	}	i.v.	drip
	维生素 C	1.0			
	维生素 B_6	0.2			
④	5% 葡萄糖溶液	1 000ml	}	i.v.	drip
	肝泰乐	0.399g			
⑤	0.9% 生理盐水	100ml		i.v.	drip
	恩丹西酮	8mg		入壶	

本方案 4 周为 1 个疗程。

注意事项：

1. 顺铂需至少水化 3 天，每日补液 3 000ml 以上，保证每日尿量 2 000ml 以上。使用顺铂前半小时给呋塞米增加尿量

（100ml/h）。

2. 博来霉素可引起高热，可提前口服吲哚美辛 25mg 预防。

3. 使用博来霉素期间尽量避免吸氧（会加重肺纤维化）。

4. 用药顺序为：VCR（9AM）-DDP-BLM（3PM）。

5. 方案评价：宫颈鳞癌的新辅助化疗。

笔记栏

顺铂 +5FU(3 周)

顺铂	60mg/m²	i.v. drip 1~2 小时	d1
5-FU	1g	i.v. drip 24 小时	d1~d4

用法示例(顺铂 90mg 为例)

		记出入量			
①	5% 葡萄糖溶液	500ml		i.v. drip	d1~d4
②	0.9% 生理盐水	500ml		i.v. drip	d1
	呋塞米	20mg		入壶(顺铂前 30 分钟)	
	恩丹西酮	8mg		入壶(顺铂前 30 分钟)	
③	0.9% 生理盐水	500ml		i.v. drip	d1
	顺铂	90mg			
④	5% 葡萄糖溶液	500ml		i.v. drip	d1~d4
	维生素 C	1.0			
	维生素 B_6	0.2			
⑤	5% 葡萄糖溶液	500ml		i.v. drip	d1~d4
	5-FU	1.0g		24 小时	
⑥	5% 葡萄糖溶液	1 000ml		i.v. drip	d1~d4
	15% 氯化钾	20ml			
⑦	0.9% 生理盐水	100ml		i.v. drip	d1~d4
	格拉司琼	3mg			

本方案每 3 周为 1 个疗程。

注意事项:

1. 大剂量顺铂化疗需要水化 3 天,以减轻肾脏毒性。每日输液量至少 3 000ml,尿量>100ml/h。输注顺铂前 20 分钟给予呋塞米 20mg 入壶,使尿量增多。

2. 记录尿量,监测钾、钠、氯,注意补充钾。

3. 5-FU 用法还可以使用 5-FU 4g+ 生理盐水 80ml,96 小时持续泵入。

4. 方案评价:主要用于宫颈癌的新辅助化疗。曾经是常用的放疗期间同步化疗方案,2020 年 NCCN 指南不再推荐该方案用于同步化疗。

笔记栏

顺铂单药(周疗)

顺铂　　　　每周 40mg/m² 　 i.v.　drip　1~2 小时　　　d1 或 d2

用法示例(顺铂 60mg/ 周为例)

D1	记出入量 3 天			
①	5% 葡萄糖溶液	1 000ml	i.v.	drip
②	0.9% 生理盐水	500ml	i.v.	drip
	维生素 C	1.0		
	维生素 B₆	0.2		
③	0.9% 生理盐水	500ml	i.v.	drip
	肝泰乐	0.399g		
D2 ①	5% 葡萄糖溶液	500ml	i.v.	drip
②	0.9% 生理盐水	500ml	i.v.	drip
	呋塞米	20mg	入壶(顺铂前 30 分钟)	
	恩丹西酮	8mg	入壶(顺铂前 30 分钟)	
③	0.9% 生理盐水	500ml	i.v.	drip
	顺铂	100mg		
④	5% 葡萄糖溶液	500ml	i.v.	drip
	维生素 C	1.0		
	维生素 B₆	0.2		
⑤	5% 葡萄糖溶液	500ml	i.v.	drip
	15% 氯化钾	10ml		
⑥	补液	1 000ml	i.v.	drip
D3 ①	0.9% 生理盐水	250ml	i.v.	drip
	恩丹西酮	8mg	入壶	

续表

②	0.9% 生理盐水	1 000ml		i.v. drip
	维生素 C	1.0		
	维生素 B_6	0.2		
③	5% 葡萄糖溶液	1 000ml		i.v. drip
	15% 氯化钾	20ml		
④	0.9% 生理盐水	500ml		i.v. drip
	恩丹西酮	8mg		入壶

注意事项:

1. 顺铂化疗需要水化 3 天,以减轻肾脏毒性。输注顺铂前 20 分钟给予呋塞米 20mg 入壶,使每小时尿量大于 100ml。记录尿量,监测钾、钠、氯,注意补充钾。

2. 方案评价:本方案用在宫颈癌、外阴癌同步放化疗时,通常需要 6 周。化疗可以安排在周五至周日给予。第 1 天或者第 2 天给予顺铂均可。

笔记栏

吉西他滨 + 顺铂

方案 1　吉西他滨　800~1 000mg/(m²·d)　i.v.　drip　d1、d8
　　　　顺铂　　　25mg/(m²·d)　　　　i.v.　drip　d1~d3
方案 2　吉西他滨　800~1 000mg/(m²·d)　i.v.　drip　d1、d8
　　　　顺铂　　　30mg/(m²·d)　　　　i.v.　drip　d1、d8
方案 3　吉西他滨　800~1 000mg/(m²·d)　i.v.　drip　d1、d8、d15
　　　　顺铂　　　50~60mg/m²　　　　i.v.　drip　d1

方案 1 用法示例：

D1	记出入量			
①	0.9% 生理盐水	100ml		i.v.　drip
	恩丹西酮	8mg		入壶
②	0.9% 生理盐水	250ml	⎤	i.v.　drip
	GEM	1 200mg	⎦	30 分钟
③	0.9% 生理盐水	500ml	⎤	i.v.　drip
	维生素 C	1.0		
	维生素 B₆	0.2	⎦	
④	0.9% 生理盐水	500ml	⎤	i.v.　drip
	顺铂	40mg	⎦	
⑤	补液	1 500ml		i.v.　drip
	恩丹西酮	8mg		入壶

D2、D3

①	0.9% 生理盐水	100ml		i.v.　drip
	恩丹西酮	8mg		入壶
②	0.9% 生理盐水	500ml	⎤	i.v.　drip
	顺铂	40mg	⎦	

续表

③	0.9% 生理盐水	1 000ml	i.v.	drip
	维生素 C	1.0		
	维生素 B$_6$	0.2		
④	5% 葡萄糖溶液	1 000ml	i.v.	drip
	15% 氯化钾	10ml		
D8				
①	0.9% 生理盐水	100ml	i.v.	drip
	恩丹西酮	8mg	入壶	
②	0.9% 生理盐水	250ml	i.v.	drip
	GEM	1 200mg	30 分钟	
③	0.9% 生理盐水	500ml	i.v.	drip
	维生素 C	1.0		
	维生素 B$_6$	0.2		
④	5% 葡萄糖溶液	500ml	i.v.	drip
	肝泰乐	0.399g		
⑤	0.9% 生理盐水	250ml	i.v.	drip
	恩丹西酮	8mg	入壶	

本方案每 4 周重复。

注意事项：

1. 为了减轻顺铂的肾脏毒性,输注顺铂期间每日输液量 2 000ml 以上,保持尿量每日 2 000ml 以上。

2. 若患者骨髓抑制明显,吉西他滨可酌情减量至每次 800mg/m^2。

3. 吉西他滨只能用盐水溶解。建议滴注时间 30 分钟。

滴注时间延长会加重其毒性。

4. 方案 2 中顺铂用量不属于中、大剂量,不用严格水化,但为了减轻肾毒性,仍要补足液体并关注尿量。

5. 方案 3 中顺铂用在第 1 天,属于大剂量使用,需要严格水化至少 3 天。吉西他滨用在第 1、2、3 周各 1 次。由于该方案骨髓抑制偏重,很多患者在第 3 周难以耐受继续化疗。这种情况下若不能完成第 3 周给药,可以即算该疗程结束,间隔两周后开始下一疗程化疗。

6. 吉西他滨与顺铂同一天使用时,先用吉西他滨。

7. 方案评价:治疗宫颈癌一线方案。

顺铂＋阿霉素类（3 周）

顺铂	50~70mg/m^2	i.v.　drip	d1
表阿霉素	50~60mg/m^2	i.v.	d1

用法示例（以顺铂 90mg、表阿霉素 80mg 为例）

D1　记尿量 3 天

① 　5% 葡萄糖溶液　500ml　⎤　i.v.　drip
　　肝泰乐　　　　　0.399g　⎦

② 　0.9% 生理盐水　500ml　　i.v.　drip
　　呋塞米　　　　　20mg　　入壶（顺铂前 30 分钟）
　　恩丹西酮　　　　8mg　　入壶（顺铂前 30 分钟）

③ 　0.9% 生理盐水　500ml　⎤　i.v.　drip
　　顺铂　　　　　　100mg　⎦

④ 　0.9% 生理盐水　500ml　　i.v.　drip
　　EADM　　　　　80mg　　入壶

⑤ 　5% 葡萄糖溶液　1 000ml　i.v.　drip
　　维生素 C　　　　1.0
　　维生素 B$_6$　　　0.2

D2、D3

① 　0.9% 生理盐水　100ml　　i.v.　drip
　　恩丹西酮　　　　8mg　　入壶

② 　0.9% 生理盐水　1 000ml　⎤　i.v.　drip
　　维生素 C　　　　1.0　　 ⎟
　　维生素 B$_6$　　　0.2　　 ⎦

续表

③	5% 葡萄糖溶液	1 000ml		i.v.	drip
	15% 氯化钾	10ml			
④	0.9 生理盐水	500ml		i.v.	drip
	肝泰乐	0.399g			

本方案 3 周 1 个疗程。

注意事项：

1. 大剂量顺铂需要水化至少 3 天，每天输液至少 3 000ml，且尿量>2 000ml/d。顺铂前给呋塞米 20mg，尿量>100ml/h 时开始给顺铂。第 2 天查电解质，每日补钾 3g。

2. 阿霉素心脏毒性重，现逐渐被表阿霉素、吡柔比星等取代。蒽环类累计终身用量：阿霉素 400mg/m^2，表阿霉素 800mg/m^2，吡柔比星 960mg/m^2。每次使用核对之前累计量。

3. 蒽环类所用溶液各不相同，表阿霉素使用生理盐水，吡柔比星使用 5% 葡萄糖液。

4. 方案评价：用于子宫内膜癌以及子宫肉瘤一线治疗。

TAP 三周方案

顺铂	$50mg/m^2$	i.v.	drip 1~2 小时	d1
表阿霉素	$50~60mg/m^2$	i.v.		d1
紫杉醇	$135~175mg/m^2$	i.v.	drip 3~4 小时	d1

具体用法（以紫杉醇 270mg、顺铂 80mg、表阿霉素 80mg 为例）

	地塞米松片	$0.75mg \times 12$ 片	6 片口服（前晚 22 点和当日 6 点）	
D1	心电监护	4 小时		
①	0.9% 生理盐水	100ml	i.v.　drip	
	地塞米松	10mg	入壶（化疗前 30 分钟）	
	西咪替丁	200mg	入壶（化疗前 30 分钟）	
	恩丹西酮	8mg	入壶（化疗前 30 分钟）	
	苯海拉明	40mg	肌内注射（化疗前 30 分钟）	
②	0.9% 生理盐水	100ml	i.v.　drip	
	紫杉醇	30mg	（每分钟 10 滴起），30 分钟	
③	0.9% 生理盐水	500ml	i.v.　drip	
	紫杉醇	240mg	3~4h	
④	0.9% 生理盐水	500ml	i.v.　drip	
	维生素 C	1.0		
	维生素 B_6	0.2		
⑤	0.9% 生理盐水	250ml	i.v.　drip	
	EPI	80mg	入壶	
⑥	0.9% 生理盐水	500ml	i.v.　drip	
	呋塞米	20mg	入壶（顺铂前 30 分钟）	
⑦	0.9% 生理盐水	500ml	i.v.　drip	
	顺铂	80mg		

续表

⑧	5% 葡萄糖溶液	1 000ml	i.v.	drip
	肝泰乐	0.399g		

D2、D3

①	0.9% 生理盐水	250ml	i.v.	drip
	恩丹西酮	8mg	入壶	
②	0.9% 生理盐水	1 000ml	i.v.	drip
	维生素 C	1.0		
	维生素 B_6	0.2		
③	5% 葡萄糖溶液	1 000ml	i.v.	drip
	15% 氯化钠	20ml		
④	5% 葡萄糖溶液	500ml	i.v.	drip
	肝泰乐	0.399g		

本方案每 3 周为 1 个疗程。

注意事项：

1. 警惕紫杉醇过敏反应,严格进行抗过敏预处理程序。滴注紫杉醇应从缓慢低速开始(每分钟 10 滴),密切床旁观察,无不适后逐步增快滴速。随输液车配备抢救过敏反应药品。

2. 大剂量顺铂化疗需要水化 3 天,以减轻肾脏毒性。每日输液量至少 3 000ml,尿量>2 000ml/d。输注顺铂前 20 分钟给予呋塞米 20mg 入壶,使尿量>200ml/h。记录尿量,监测钾、钠、氯,注意补充钾。

3. 阿霉素心脏毒性重,现多被表阿霉素等取代。蒽环类累计终身剂量:阿霉素 $400mg/m^2$,表阿霉素 $800mg/m^2$,吡柔比星 $960mg/m^2$。

4. 蒽环类所用溶媒各不相同,表阿霉素用生理盐水,吡柔比星用 5% 葡萄糖溶液。

5. 使用普通输液管时,表阿霉素冲入前后要确保输液通路顺畅。

6. 化疗药物先用紫杉醇。

7. 方案评价:用于子宫内膜癌。

笔记栏

顺铂单药(3周)

顺铂	50～70mg/m^2		i.v.　drip 1~2 小时		d1

用法示例(顺铂 100mg 为例)

	D1	记出入量			
	①	0.9% 生理盐水	1 000ml	i.v.　drip	
		呋塞米	20mg	入壶(顺铂前 30 分钟)	
		恩丹西酮	8mg	入壶(顺铂前 30 分钟)	
	②	0.9% 生理盐水	500ml	i.v.　drip	
		顺铂	100mg		
	③	5% 葡萄糖溶液	1 000ml	i.v.　drip	
		维生素 C	1.0g		
		维生素 B$_6$	0.2		
	④	5% 葡萄糖溶液	500ml	i.v.　drip	
		肝泰乐	0.399g		
	⑤	林格液	500ml	i.v.　drip	
	D2、D3				
	①	0.9% 生理盐水	250ml	i.v.　drip	
		恩丹西酮	8mg	入壶	
	②	0.9% 生理盐水	1 000ml	i.v.　drip	
		维生素 C	1.0		
		维生素 B$_6$	0.2		
	③	5% 葡萄糖溶液	1 000ml	i.v.　drip	
		15% 氯化钾	20ml		

续表

④	5% 葡萄糖溶液	500ml	⎫	i.v.	drip
	ATP	40mg	⎬		
	辅酶 A	100U	⎭		
⑤	0.9% 生理盐水	250ml		i.v.	drip
	恩丹西酮	8mg		入壶	

本方案每 3 周为 1 个疗程。

注意事项：

1. 大剂量顺铂化疗需要水化 3 天,以减轻肾脏毒性。每日输液量至少 3 000ml,尿量>2 000ml/d。输注顺铂前 20 分钟给予呋塞米 20mg 入壶,使尿量>100ml/h。

2. 记录尿量,监测钾、钠、氯,注意补充钾。

3. 方案评价:主要用于复发性宫颈癌、子宫内膜癌。

笔记栏

卡铂单药(3周)

| 卡铂 | AUC4、5 | i.v. drip | d1 |

用法示例(以 500mg 为例)

①	0.9% 生理盐水	250ml	i.v. drip	
	恩丹西酮	8mg	入壶	
②	5% 葡萄糖溶液	100ml	i.v. drip	
③	5% 葡萄糖溶液	500ml	i.v. drip	
	卡铂	500mg		
④	5% 葡萄糖溶液	500ml	i.v. drip	
	肝泰乐	0.399g		
⑤	0.9% 生理盐水	500ml	i.v. drip	
	维生素 C	1.0		
	维生素 B$_6$	0.2		
⑥	0.9% 生理盐水	250ml	i.v. drip	
	恩丹西酮	8mg	入壶	

本方案 3~4 周为 1 个疗程。

注意事项:

1. 化疗日补液 2 000ml。

2. 本方案评价:可用于复发性子宫内膜癌。

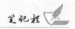

阿霉素单药(3 周)

| 阿霉素 | 40~50mg/m² | i.v. drip | d1 |

用法示例(以 60mg 为例)

①	0.9% 生理盐水	250ml	i.v. drip
	恩丹西酮	8mg	入壶
②	0.9% 生理盐水	500ml	i.v. drip
③	0.9% 生理盐水	30ml	i.v. 2~3 分钟
	阿霉素	60mg	(冲入)
④	5% 葡萄糖溶液	500ml	i.v. drip
	肝泰乐	0.399g	
⑤	0.9% 生理盐水	500ml	i.v. drip
	维生素 C	1.0	
	维生素 B₆	0.2	

本方案 3 周为 1 个疗程。

注意事项:

1. 阿霉素类药液外渗可致严重组织坏死,给药前后需保证静脉通路畅通。

2. 其他阿霉素类单药参考用量: 表阿霉素 60~90mg/m²,吡柔比星 25~40mg/m²,脂质体阿霉素 40~50mg/m²。终身剂量: 阿霉素 400mg/m²,表阿霉素 800mg/m²,吡柔比星 950mg/m²,脂质体阿霉素 400mg/m²。

3. 不同药物所需溶媒不同: 阿霉素 - 生理盐水、5% 葡萄糖溶液(生理盐水),表阿霉素 - 生理盐水,吡柔比星 -5% 葡萄糖溶液、注射用水,脂质体阿霉素 -5% 葡萄糖溶液。

4. 不同阿霉素类具体药物给药方式及速度不同。

5. 本方案评价: 可用于复发性子宫内膜癌。

紫杉醇单药(3周)

紫杉醇	150~175mg/m²	i.v. drip 3~4 小时	d1

用法示例(以紫杉醇 270mg/d 为例)

	地塞米松片	0.75mg×12 片	6 片口服(前晚 22 点和当日 6 点)
	心电监护	4 小时	
①	0.9% 生理盐水	100ml	i.v. drip
	地塞米松	10mg	入壶(化疗前 30 分钟)
	西咪替丁	200mg	入壶(化疗前 30 分钟)
	恩丹西酮	8mg	入壶(化疗前 30 分钟)
	苯海拉明	40mg	肌内注射(化疗前 30 分钟)
②	0.9% 生理盐水	100ml	i.v. drip
	紫杉醇	30mg	(每分钟 10 滴起),30 分钟
③	0.9% 生理盐水	500ml	i.v. drip
	紫杉醇	240mg	3~4 小时
④	补液	500ml	i.v. drip
	维生素 C	1.0	
	维生素 B₆	0.2	
⑤	5% 葡萄糖溶液	500ml	i.v. drip
	肝泰乐	0.399g	

本方案 3~4 周为 1 个疗程。

注意事项:

1. 使用紫杉醇需要严格的抗过敏预处理。紫杉醇先给予试探量慢速滴注,输注过程出现过敏反应要停药,给予抗过敏处理,待反应缓解后继续试用,大多数可以顺利进行。

2. 方案评价:用于复发性子宫内膜癌、复发性卵巢癌、铂耐药卵巢癌以及宫颈癌。

笔记栏

多西他赛单药(3周)

| 多西他赛 | $60\sim75mg/m^2$ | i.v.　drip 1 小时 | d1 |

用法示例(以多西他赛 120mg/d 为例)

	地塞米松片	7.5mg 每天 2 次	化疗前 1 天开始,共 3 天
	心电监护	2 小时	
①	0.9% 生理盐水	100ml	i.v.　drip
	地塞米松	10mg	入壶(化疗前 30 分钟)
	西咪替丁	200mg	入壶(化疗前 30 分钟)
	恩丹西酮	8mg	入壶(化疗前 30 分钟)
	苯海拉明	40mg	肌内注射(化疗前 30 分钟)
②	0.9% 生理盐水	100ml	i.v.　drip
	多西他赛	20mg	(每分钟 10 滴起),30 分钟
③	0.9% 生理盐水	100ml	i.v.　drip
	多西他赛	100mg	30 分钟
④	0.9% 生理盐水	500ml	i.v.　drip
	维生素 C	1.0	
	维生素 B_6	0.2	
⑤	5% 葡萄糖溶液	500ml	i.v.　drip
	肝泰乐	0.399g	

本方案每 3~4 周为 1 个疗程。

注意事项:

1. 多西他赛的抗过敏处理:服用地塞米松片 7.5mg 每天 2 次共 3 天(前 1 天、当天和第 2 天)。

2. 多西他赛先给予试探量慢速滴注,输注过程出现过敏反应要停药,给予抗过敏处理,待反应缓解后继续试用,大多数可以顺利进行。

3. 多西他赛的骨髓抑制较重,3/4 的患者可出现 3~4 级中性粒细胞降低。

4. 多西他赛的单药剂量为 75~100mg/m²,考虑国内患者具体耐受情况,多用 75mg/m²。

5. 方案评价:可用于复发性卵巢癌、卵巢癌铂耐药、复发性子宫颈癌及子宫内膜癌。

异环磷酰胺单药(3~4周)

IFO	2.0g/(m^2·d)	i.v. drip 3 小时	d1~d3

用法示例(以 IFO 2.0g/d,共 4 天为例)

D1~D4	记出入量			
①	0.9% 生理盐水	500ml	i.v. drip	
	恩丹西酮	8mg	入壶	
②	0.9% 生理盐水	500ml	i.v. drip	
	IFO	2.0g	3 小时	
③	0.9% 生理盐水	10ml	i.v.	
	美司钠	0.4	(于 IFO 开始第 0、4、8 小时)	
④	5% 葡萄糖溶液	500ml	i.v. drip	
	肝泰乐	0.399g		
⑤	5% 葡萄糖溶液	500ml	i.v. drip	
	维生素 C	1.0		
	维生素 B_6	0.2		
⑥	林格液	500ml	i.v. drip	
⑦	0.9% 生理盐水	500ml	i.v. drip	
	恩丹西酮	8mg	入壶	

本方案 3~4 周为 1 个疗程。

注意事项:

1. IFO 可致出血性膀胱炎,预防方法为水化＋美司钠解毒。每日输液 2 500ml 以上,保持每日尿量 2 000ml 以上。

2. 美司钠用量为 IFO 剂量的 60%,分成 3 次使用,分别在 IFO 开始滴注的第 0、4、8 小时各一次(溶于生理盐水 10ml

中静脉推注)。

3. IFO 剂量的计算:2.0g/(m²·d) × 体表面积 ×3 天,一般患者用量 8~10g,可以 2g/d,根据患者的具体情况用 4~5 天。

4. 本方案评价:可用于复发性子宫内膜癌及子宫肉瘤。还可用于复发性或者铂耐药卵巢癌。宫颈癌的二线治疗。

笔记栏

TI 紫杉醇 + 异环磷酰胺(3~4 周)

| 紫杉醇 | 135mg/m^2 | i.v. drip 3~4 小时 | d1 |
| IFO | 1.6g/(m^2·d) | i.v. drip 2~3 小时 | d1~d3 |

用法示例(以紫杉醇 240mg、IFO 2g/d 为例)

		地塞米松片	0.75mg×12 片	6 片口服(前晚 22 点和当日 6 点)
D1		心电监护	4 小时	
①		0.9% 生理盐水	100ml	i.v. drip
		地塞米松	10mg	入壶(化疗前 30 分钟)
		西咪替丁	200mg	入壶(化疗前 30 分钟)
		恩丹西酮	8mg	入壶(化疗前 30 分钟)
		苯海拉明	40mg	肌内注射(化疗前 30 分钟)
②		0.9% 生理盐水	100ml	i.v. drip
		紫杉醇	30mg	(每分钟 10 滴起),30 分钟
③		0.9% 生理盐水	500ml	i.v. drip
		紫杉醇	210mg	3~4 小时
④		0.9% 生理盐水	500ml	i.v. drip
		维生素 C	1.0	
		维生素 B$_6$	0.2	
⑤		0.9% 生理盐水	500ml	i.v. drip
		IFO	2.0g	2~3 小时
⑥		0.9% 生理盐水	10ml	i.v.
		美司钠	0.4	(于 IFO 开始第 0、4、8 小时)
⑦		补液	1 000ml	i.v. drip
D2、D3				
①		0.9% 生理盐水	250ml	i.v. drip
		恩丹西酮	8mg	入壶

230

续表

②	0.9% 生理盐水	500ml	i.v.　drip
	IFO	2.0g	2~3 小时
③	0.9% 生理盐水	10ml	i.v.
	美司钠	0.4	(于 IFO 开始第 0、4、8 小时)
④	5% 葡萄糖溶液	1 500ml	i.v.　drip
	维生素 C	1.0	
	维生素 B$_6$	0.2	

本方案 3~4 周为 1 个疗程。

注意事项:

1. 使用紫杉醇需要严格的抗过敏预处理。输注紫杉醇要从缓慢低速开始(每分钟 10 滴),密切观察,无不适后逐步增加滴速。

2. 预防出血性膀胱炎:水化 + 美司钠。输液 2 500ml/ 日以上,保持尿量 2 000m/ 日以上。

3. 美司钠用量为 IFO 剂量的 60%,分成 3 次使用,分别在 IFO 开始滴注的第 0、4、8 小时各一次(溶于生理盐水 10ml 中静脉推注)。

4. 本方案评价:用于子宫肉瘤的化疗,效果优于 PI 方案。还可用于卵巢癌肉瘤的治疗。

笔记栏

IP 异环磷酰胺 + 顺铂(3~4 周)

方案 1	IFO	$1.6g/(m^2 \cdot d)$	i.v.	drip 3 小时	d1~d3
	顺铂	$70mg/m^2$	i.v.	drip	d1
方案 2	IFO	$1.5g/(m^2 \cdot d)$	i.v.	drip 3 小时	d1~d5
	顺铂	$20mg/(m^2 \cdot d)$	i.v.	drip	d1~d5

方案 1 用法示例(以顺铂 100mg、IFO：2g/d 为例)

D1　记出入量

① 0.9% 生理盐水　250ml　　i.v.　drip

　　恩丹西酮　8mg　　入壶

② 0.9% 生理盐水　500ml ⎤
　　肝泰乐　0.399g ⎦　i.v.　drip

③ 0.9% 生理盐水　500ml ⎤　i.v.　drip
　　IFO　2.0g ⎦　3 小时

④ 0.9% 生理盐水　10ml ⎤　i.v.
　　美司钠　0.4 ⎦　(于 IFO 开始第 0、4、8 小时)

⑤ 0.9% 生理盐水　500ml　　i.v.　drip

　　呋塞米　20mg　　入壶(化疗前 30 分钟)

⑥ 0.9% 生理盐水　500ml ⎤　i.v.　drip
　　顺铂　100mg ⎦　1~2 小时

⑦ 0.9% 生理盐水　500ml ⎤　i.v.　drip
　　维生素 C　1.0
　　维生素 B_6　0.2 ⎦

⑧ 5% 葡萄糖溶液　500ml ⎤　i.v.　drip
　　15% 氯化钾　10ml ⎦

续表

D2、D3

| ① | 0.9% 生理盐水 | 250ml | i.v. drip |
| | 恩丹西酮 | 8mg | 入壶 |

②	0.9% 生理盐水	500ml ⎤	i.v. drip
	维生素 C	1.0	
	维生素 B₆	0.2 ⎦	

| ③ | 0.9% 生理盐水 | 500ml ⎤ | i.v. drip |
| | IFO | 2.0g ⎦ | 3 小时 |

| ④ | 0.9% 生理盐水 | 10ml ⎤ | i.v. |
| | 美司钠 | 0.4 ⎦ | (于 IFO 开始第 0、4、8 小时) |

| ⑤ | 5% 葡萄糖溶液 | 1 000ml ⎤ | i.v. drip |
| | 肝泰乐 | 0.399g ⎦ | |

| ⑥ | 5% 葡萄糖溶液 | 1 000ml ⎤ | i.v. drip |
| | 15% 氯化钾 | 20ml ⎦ | |

本方案 3~4 周为 1 个疗程。

注意事项:

1. 顺铂和 IFO 均需要水化解毒,每日输液量>3 000ml,尿量>2 000ml/ 日。顺铂前 30 分钟给予呋塞米增加尿量,使尿量>100ml/h。尿量多时及时监测电解质,补充钾。

2. IFO 可致出血性膀胱炎,需美司钠解毒,用量为 IFO 剂量的 60%,分成 3 次使用,分别在 IFO 开始滴注的第 0、4、8 小时各一次(溶于生理盐水 10ml 中静脉推注)。

3. IFO 用在顺铂之前,否则会加重骨髓抑制、肾脏毒性反应。

4. 方案评价:用于子宫肉瘤及卵巢癌肉瘤的化疗。

表阿霉素 + 异环磷酰胺(4 周)

方案 1	EPI	$60mg/m^2$	i.v.	drip	d1
	IFO	$1.5g/m^2$	i.v.	drip 3 小时	d1~d3
方案 2	阿霉素	$20mg/m^2$	i.v.	drip	d1~d3
	IFO	$1.2g/m^2$	i.v.	drip 3 小时	d1~d3

用法示例(以方案一 EPI 90mg、IFO 2g/d 为例)

D1　记尿量 3 天

① 0.9% 生理盐水　　500ml　　　　　i.v.　drip

　　恩丹西酮　　　　8mg　　　　　　入壶

② 0.9% 生理盐水　　200ml　⎤　　　i.v.　drip

　　EPI　　　　　　90mg　⎦

③ 0.9% 生理盐水　　500ml　⎤　　　i.v.　drip

　　IFO　　　　　　2.0g　⎦　　　　3h

④ 0.9% 生理盐水　　10ml　⎤　　　　i.v.

　　美司钠　　　　　0.4　⎦　　　　(于 IFO 开始第 0、4、8 小时)

⑤ 0.9% 生理盐水　　500ml　　　　　i.v.　drip

⑥ 5% 葡萄糖溶液　　1 000ml　⎤　　i.v.　drip

　　维生素 C　　　　1.0　　　｜

　　维生素 B_6　　　0.2　　　⎦

D2、D3

① 0.9% 生理盐水　　500ml　⎤　　　i.v.　drip

　　维生素 C　　　　1.0　　　｜

　　维生素 B_6　　　0.2　　　⎦

② 0.9% 生理盐水　　500ml　　　　　i.v.　drip

　　恩丹西酮　　　　8mg　　　　　　入壶

续表

③	0.9% 生理盐水	500ml	i.v. drip	
	IFO	2.0g	3 小时	
④	0.9% 生理盐水	10ml	i.v.	
	美司钠	0.4	(于 IFO 开始第 0、4、8 小时)	
⑤	5% 葡萄糖溶液	1 000ml	i.v. drip	
	15% 氯化钾	10ml		

本方案 3~4 周为 1 个疗程。

注意事项：

1. 异环磷酰胺也需要水化和美司钠解毒。每天输液至少 2 500ml，同时鼓励患者多饮水，保持尿量>2 000ml/24h。

2. 美司钠用量为 IFO 剂量的 60%，分成 3 次使用，分别在 IFO 开始滴注的第 0、4、8 小时各一次。

3. 阿霉素心脏毒性大，现多被表阿霉素等替代，后者可静脉滴注，也可溶于生理盐水 20ml 中 3~5 分钟从静脉冲入。

4. 蒽环类药物外渗后可致严重组织损伤，输注前后一定要确保管道的通畅。

5. 方案评价：本方案用于子宫肉瘤，尤其是高分化子宫平滑肌肉瘤化疗。

吉西他滨 + 多西他赛(3 周)

多西他赛	75mg/m^2		i.v.	drip 60 分钟	d8
吉西他滨	900mg/(m^2·d)		i.v.	drip 30 分钟	d1、d8

用法示例(以多西他赛 120mg、GEM1 400mg/d 为例)

D1 ①	0.9% 生理盐水	100ml	i.v.	drip
	恩丹西酮	8mg		入壶(化疗前 30 分钟)
②	0.9% 生理盐水	100ml	i.v.	drip
	吉西他滨	1 400mg		30 分钟
③	5% 葡萄糖溶液	1 000ml	i.v.	drip
	维生素 C	1.0		
	维生素 B$_6$	0.2		
D7	地塞米松片	7.5mg 每天 2 次	第 7 天开始共 3 天	
D8	心电监护	4 小时		
①	0.9% 生理盐水	100ml	i.v.	drip
	地塞米松	10mg		入壶(化疗前 30 分钟)
	西咪替丁	200mg		入壶(化疗前 30 分钟)
	恩丹西酮	8mg		入壶(化疗前 30 分钟)
	苯海拉明	40mg		肌肉注射(化疗前 30 分钟)
②	0.9% 生理盐水	100ml	i.v.	drip
	多西他赛	20mg		(每分钟 10 滴起),30 分钟
③	0.9% 生理盐水	250ml	i.v.	drip
	多西他赛	100mg		30~60 分钟
④	5% 葡萄糖溶液	500ml	i.v.	drip
	维生素 C	1.0		
	维生素 B$_6$	0.2		

续表

⑤	0.9% 生理盐水	100ml	i.v.	drip
⑥	0.9% 生理盐水	100ml	i.v.	drip
	吉西他滨	1 400mg	30 分钟	
⑦	0.9% 生理盐水	500ml	i.v.	drip
	肝泰乐	0.399g		
⑧	0.9% 生理盐水	250ml	i.v.	drip
	恩丹西酮	8mg	入壶	

本方案 3 周为 1 个疗程。

注意事项：

1. 多西他赛的抗过敏处理：服用地塞米松片 7.5mg 每日 2 次共 3 天（前 1 天、当天和第 2 天）。

2. 多西他赛先给予试探量慢速滴注，输注过程出现过敏反应要停药，给予抗过敏处理，待反应缓解后继续试用，大多数可以顺利进行。总输注时间 60 分钟。

3. 吉西他滨只能用生理盐水静脉滴注。

4. 方案评价：用于子宫肉瘤尤其是子宫平滑肌肉瘤的一线方案。

笔记栏

IAP(4 周)

IFO	$1.5g/m^2$	i.v.	drip	d1~d3
EPI	$50~60mg/m^2$	i.v.		d1
DDP	$70mg/m^2$	i.v.	drip	d1
		3h		

用法示例(以 DDP 100mg、EPI 80mg、IFO 2g/d 为例)

D1 记尿量 3 天

① 5% 葡萄糖溶液　500ml ⎱ i.v. drip
　　肝泰乐　　　　　0.399g ⎰

② 0.9% 生理盐水　　500ml ⎱ i.v. drip
　　IFO　　　　　　2.0g ⎰ 3 小时

③ 0.9% 生理盐水　　10ml ⎱ i.v.
　　美司钠　　　　　0.4 ⎰ (于 IFO 开始第 0、4、8 小时)

④ 0.9% 生理盐水　　100ml i.v .drip
　　EPI　　　　　　80mg 入壶(加入 20ml 盐水中)

⑤ 0.9% 生理盐水　　500ml i.v. drip
　　地塞米松　　　　10mg 入壶(顺铂前 30 分钟)
　　呋塞米　　　　　20mg 入壶(顺铂前 30 分钟)
　　恩丹西酮　　　　8mg 入壶(顺铂前 30 分钟)

⑥ 0.9% 生理盐水　　500ml ⎱ i.v. drip
　　顺铂　　　　　　100mg ⎰

⑦ 5% 葡萄糖溶液　　500ml ⎱ i.v. drip
　　维生素 C　　　　1.0 ⎱
　　维生素 B_6　　　　0.2 ⎰

⑧ 林格液　　　　　500ml i.v. drip

⑨ 0.9% 生理盐水　　100ml i.v. drip
　　恩丹西酮　　　　8mg 入壶

续表

D2、D3

①	0.9% 生理盐水	100ml	i.v. drip	
	恩丹西酮	8mg	入壶	
②	0.9% 生理盐水	500ml	i.v. drip	
	维生素 C	1.0		
	维生素 B_6	0.2		
③	0.9% 生理盐水	500ml	i.v. drip	
	IFO	2.0g	3 小时	
④	0.9% 生理盐水	10ml	i.v.	
	美司钠	0.4	(于 IFO 开始第 0、4、8 小时)	
⑤	5% 葡萄糖溶液	1 000ml	i.v. drip	
	15% 氯化钾	20ml		
⑥	林格液	500ml	i.v. drip	
⑦	0.9% 生理盐水	250ml	i.v. drip	
	恩丹西酮	8mg	入壶	

本方案 3~4 周为 1 个疗程。

注意事项:

1. 大剂量顺铂需要水化至少 3 天,异环磷酰胺也需要水化并需要美司钠解毒。每天输液至少 3 000ml,同时鼓励患者多饮水。保持 24 小时尿量大于 2 000ml。

2. 顺铂前给呋塞米 20mg,每小时尿量大于 100ml 时开始给顺铂。患者会有尿量明显增多现象,第 2 天查电解质,每日补钾 3g。

3. 表阿霉素与顺铂联合使用会明显增加胃肠道反应,用药前给予地塞米松可减轻。

4. IFO 宜在顺铂前使用,否则会加重肾脏毒性和骨髓抑制反应。

5. 表阿霉素积终身用量 800mg/m²。本示例用法为溶于生理盐水 20ml 中入壶,也可以加入生理盐水 100~200ml 中静脉滴注,输注表阿霉素前后都要确保管道的通畅。

6. 方案评价:用于子宫肉瘤。

笔记栏

顺铂 + 阿霉素类(3 周)

方案 1	顺铂	20mg/m²	i.v.	drip	d1~d5
	表阿霉素	50mg/m²	i.v.		d1
方案 2	顺铂	50mg/m²	i.v.	drip	d1
	表阿霉素	50mg/m²	i.v.		d1

用法示例(以方案 1 顺铂 30mg/d、表阿霉素 80mg 为例)

①	0.9% 生理盐水	500ml		i.v. drip d1~d5
	地塞米松	10mg		入壶(顺铂前 30 分钟)
	恩丹西酮	8mg		入壶(顺铂前 30 分钟)
②	0.9% 生理盐水	500ml	⎫	i.v. drip d1~d5
	顺铂	30mg	⎭	
③	0.9% 生理盐水	500ml		i.v. drip d1
	EADM	80mg		入壶
④	0.9% 生理盐水	500ml	⎫	i.v. drip d1~d5
	维生素 C	1.0		
	维生素 B₆	0.2	⎭	
⑤	林格液	500ml		i.v. drip d1~d5
⑥	0.9% 生理盐水	100ml		i.v. drip d1~d5
	恩丹西酮	8mg		入壶

本方案 3 周为 1 个疗程。

注意事项:

1. 小剂量顺铂不必严格水化,但仍需每日补液量不少于 2 000ml。若使用方案 2 顺铂用量为 50mg/m²,需要至少水化 3 天。

2. 阿霉素心脏毒性重,现逐渐被表阿霉素、吡柔比星等取代。蒽环类累计终身用量：阿霉素 $400mg/m^2$，表阿霉素 $800mg/m^2$，吡柔比星 $960mg/m^2$。每次使用核对之前累计量。

3. 蒽环类所用溶液各不相同，表阿霉素使用生理盐水，吡柔比星使用 5% 葡萄糖液。

4. 表阿霉素与顺铂联合使用会明显增加胃肠道反应，用药前给予地塞米松可减轻。

5. 方案评价：用于子宫肉瘤一线治疗。

VAD（4周）

VCR	1.2 mg/(m²·d)	i.v.		d1
ADM	20mg/(m²·d)	i.v.		d1~d3
DTIC	250mg/m²	i.v.	drip	d1~d5

用法示例（以每日 VCR 2mg，ADM 30mg，DTIC 400mg 为例）

①	0.9% 生理盐水	100ml		i.v. drip d1~d5
	恩丹西酮	8mg		入壶
②	0.9% 生理盐水	100ml		i.v. drip
	VCR	2mg		入壶 d1
③	0.9% 生理盐水	500ml		i.v. drip
④	0.9% 生理盐水	20ml	⎤	i.v.
	ADM	30mg	⎦	（入壶） d1~d3
⑤	0.9% 生理盐水	100ml	⎤	i.v. drip
	DTIC	400mg	⎦	30 分钟 d1~d5
⑥	0.9% 生理盐水	500ml	⎤	i.v. drip
	维生素 C	1.0	⎥	
	维生素 B₆	0.2	⎦	
⑦	5% 葡萄糖溶液	500ml	⎤	i.v. drip
	葡醛内酯	0.399g	⎦	

本方案 4 周为 1 个疗程。

注意事项：

1. 阿霉素类外渗可致严重组织损伤，输注前后要确保管道畅通。

2. 本方案中阿霉素可换用表阿霉素、吡柔比星,需注意搭配相应溶媒。

3. 化疗期间每日输液 2 000ml 以上。

4. 方案评价:用于子宫肉瘤尤其是平滑肌肉瘤化疗。

VADC（4 周）

VCR	$1mg/(m^2 \cdot d)$	i.v.	d1 , d5
EPI	$50{\sim}60mg/m^2$	i.v. drip	d1
DTIC	$200{\sim}250mg/m^2$	i.v. drip	d1~d5
CTX	$500mg/m^2$	i.v. drip	d1

用法示例

①	0.9% 生理盐水	100ml	i.v. drip	d1~d5
	恩丹西酮	8mg	入壶	
②	0.9% 生理盐水	100ml	i.v. drip	
	VCR	1mg	入壶	d1、d5
③	0.9% 生理盐水	500ml	i.v. drip	
④	0.9% 生理盐水	20ml	i.v.	
	CTX	800mg	（入壶）	d1
⑤	0.9% 生理盐水	100ml	i.v. drip	
	EPI	80mg		d1
⑥	0.9% 生理盐水	100ml	i.v. drip	
	DTIC	400mg	30 分钟	d1~d5
⑦	0.9% 生理盐水	500ml	i.v. drip	
	维生素 C	1.0		
	维生素 B_6	0.2		
⑧	5% 葡萄糖溶液	500ml	i.v. drip	
	肝泰乐	0.399g		

本方案 4 周为 1 个疗程。

注意事项：

1. 阿霉素类外渗可致严重组织损伤，输注前后要确保管道畅通。

2. 阿霉素、表阿霉素或吡柔比星也可加入 20ml 溶液后 3~5 分钟由滴管冲入。需注意不同阿霉素类药物所需溶媒不同。

3. 化疗期间每日输液 2 000ml 以上。

4. 方案评价：本方案为子宫肉瘤化疗一线方案。

笔记栏

异环磷酰胺(3 周)

IFO   1.5g/(m^2·d)   i.v.   drip 3 小时   d1~d5

用法示例(以 IFO 2.0g/d,共 5 天为例)

     D1~D5   记出入量

①	0.9% 生理盐水	500ml	i.v. drip
	恩丹西酮	8mg	入壶
②	0.9% 生理盐水	500ml ⎤	i.v. drip
	IFO	2.0g ⎦	3 小时
③	0.9% 生理盐水	10ml ⎤	i.v.
	美司钠	0.4 ⎦	(于 IFO 开始第 0、4、8 小时)
④	5% 葡萄糖溶液	500ml ⎤	i.v. drip
	肝泰乐	0.399g ⎦	
⑤	5% 葡萄糖溶液	500ml ⎤	i.v. drip
	维生素 C	1.0	
	维生素 B$_6$	0.2 ⎦	
⑥	林格液	1 000ml	i.v. drip
	恩丹西酮	8mg	入壶

本方案 3 周为 1 个疗程。

注意事项:

1. IFO 可致出血性膀胱炎,预防方法为水化 + 美司钠解毒。每日输液 2 500ml 以上,保持每日尿量 2 000ml 以上。

2. 美司钠用量为 IFO 剂量的 60%,分成 3 次使用,分别在 IFO 开始滴注的第 0、4、8 小时各一次(溶于生理盐水 10ml 中静脉推注)。

3. 本方案评价:用于子宫肉瘤。

DTIC(3周)

DTIC   1 200mg/m^2 i.v.   drip 30 分钟

用法示例（以 DTIC1 800mg 为例）

①	0.9% 生理盐水	100ml	i.v. drip
	恩丹西酮	8mg	入壶
②	0.9% 生理盐水	250ml	i.v. drip
	DTIC	1 800mg	30 分钟
③	0.9% 生理盐水	500ml	i.v. drip
	维生素 C	1.0	
	维生素 B$_6$	0.2	
④	补液	1 000ml	i.v. drip

本方案每 3 周为 1 个疗程。

注意事项:

1. 化疗期当日补液 2 000ml 以上。

2. 方案评价:本方案用于子宫肉瘤。

MTX 单药(2 周重复)

方案 1　MTX　　　　0.4mg/(kg·d)　i.m./i.v.　drip 连续 5 天
方案 2　MTX　　　　1.0mg/(kg·d)　i.m.　　　第 1,3,5,7 天
　　　　四氢叶酸　　0.1mg/(kg·d)　i.m.　　　第 2,4,6,8 天
方案 1 用法示例(以 20mg/d,共用药 5 天为例)

例 1

①	0.9% 生理盐水	100ml	i.v.　drip q.d.
	恩丹西酮	8mg	入壶
②	0.9% 生理盐水	4ml	i.m.
	MTX	20mg	d1~d5
③	补液		

例 2

①	0.9% 生理盐水	100ml	i.v.　drip
	恩丹西酮	8mg	入壶
②	5% 葡萄糖溶液	500ml	i.v.　drip
	MTX	20mg	
③	补液		

本方案间隔 9 天后开始下一疗程,MTX 最大量 25mg/d。

方案 2 用法示例(以 MTX50mg/d 为例)

①	0.9% 生理盐水	100ml	i.v.　drip q.d.
	恩丹西酮	8mg	入壶
②	0.9% 生理盐水	4ml	i.m.(10am) q.d.
	MTX	50mg	(d1,3,5,7)
③	0.9% 生理盐水	4ml	i.m.(10am) q.d.
	CF	5mg	(d2,4,6,8)
④	补液		

间隔 6 天后开始下一疗程。

注意事项：

1. 用药期间记尿量，要求 2 500ml/ 天以上，并碳酸氢钠碱化尿液（口服小苏打 1g，q.d.）。

2. MTX 的毒性在连续滴注时较大，一般采用单次注射给药方式。

3. 解毒时，四氢叶酸要在 MTX 给药 24 小时后使用。

4. 化疗前 1 天至化疗后 1~2 天，患者每日液体摄入量 3 000ml 以上。

5. 方案评价：本方案用于低危侵蚀性葡萄胎一线方案。

Tips：对于预后评分 0~1 分者，MTX 每周肌肉注射方案（30~50mg/m^2）的有效率 70%，评分超过 1 分者的有效率显著降低，因此，当前多不推荐使用 MTX 每周肌内注射方案。

Act-D 单药（2 周重复）

方案 1　Act-D　　　10~12μg/（kg·d）　　i.v.　drip 3 小时　　d1~d5

方案 2　Act-D　　　1.2mg/m²　　　　　　i.v.　drip 3 小时　　d1

方案 1 用法示例（共用药 5 天）

①	0.9% 生理盐水	100ml	i.v.	drip
	恩丹西酮	8mg	入壶	
②	5% 葡萄糖溶液	500ml	i.v.	drip
	Act-D	10~12μg/kg	3 小时	
③	补液			

本方案间隔 9 天后开始下一疗程。

方案 2 用法示例（Act-D 最大剂量 2mg）

①	0.9% 生理盐水	100ml	i.v.	drip
	恩丹西酮	8mg	入壶	
②	5% 葡萄糖溶液	500ml	i.v.	drip
	Act-D	1.2mg/m²	3 小时	
③	补液			

本方案间隔 2 周后开始下一疗程。

注意事项：

1. 本方案患者的消化道反应明显，尤其是口腔溃疡较重，影响患者饮食，需注意患者的热量及液体量及时补充。

2. 严密观察患者的不良反应，特别是溃疡情况，鼓励患者保持口腔清洁，多说话，进食易消化食物。

3. 有水痘病史及水痘患者禁用本方案。

4. 方案 1 中对于每天用量 500μg 的患者,为避免浪费药物,可 400μg 和 600μg 交替用药。

5. 方案评价:本方案用于低危侵袭性葡萄胎,多在患者不能耐受 MTX 时选用。方案 1 更常用。方案 2 不用作 MTX 耐药的二线化疗。

5-FU（单枪化疗）

5-FU　　28~30mg/（kg·d）　　i.v.　drip 8~10 小时　8~10 天

用法示例（共 8~10 天）

①	0.9% 生理盐水	100ml	i.v.	drip
	恩丹西酮	8mg	入壶	
②	5% 葡萄糖溶液	500ml	i.v.	drip
	5-FU	28~30mg/m²	8~10 小时	
③	5% 葡萄糖溶液	500ml	i.v.	drip
	维生素 C	1.0		
	维生素 B₆	0.2		
④	0.9% 生理盐水	500ml	i.v.	drip
	肝泰乐	0.399g		
⑤	0.9% 生理盐水	500ml	i.v.	drip
	恩丹西酮	8mg	入壶	

本方案间隔 2 周后开始下一疗程。

注意事项：

1. 本方案患者的消化道反应明显,尤其恶心、呕吐较重,影响患者饮食,部分患者会有较明显体重下降。建议计算药物用量时分次进行,先计算前半程用量,后半程重新测量患者体重计算药物剂量。

2. 每日补液 2 000ml 以上,鼓励患者进食饮水。

3. 严密观察患者的不良反应,特别是腹泻情况。

4. 化疗中 24 小时腹泻>5 次或为血性便时,或者出现骨髓抑制等其他较明显毒副反应时,需要停止化疗给药支持治疗并观察,如果 3 天内能恢复正常,则可继续后续化疗,否则结束本疗程化疗。

　　5. 方案评价：本方案曾一度为国内治疗侵袭性葡萄胎的首选方案，现推荐为低危 GTD 二线方案，治疗效果好，但毒副反应偏大。

笔记栏

Act-D+MTX

MTX	30mg/d		im/ 宫颈注射	d1、d3、d5
Act-D	6~8μg/(kg·d)	i.v.	drip 3h	d1~d6

用法示例

①	0.9% 生理盐水	100ml		i.v. drip
	恩丹西酮	8mg		入壶
②	0.9% 生理盐水	500ml	⎫	i.v. drip
	Act-D	6~8μg/kg	⎭	3 小时 d1~d6
③	注射用水	20ml	⎫	肌肉注射或宫颈注射
	MTX	30mg	⎭	d1、d3、d5
④	0.9% 生理盐水	500ml	⎫	i.v. drip
	维生素 C	1.0	⎪	
	维生素 B₆	200mg	⎭	
⑤	5% 葡萄糖溶液	500ml	⎫	i.v. drip
	肝泰乐	0.399g	⎭	

本方案间隔 2 周重复。

注意事项：

1. 化疗日补液 2 000ml。

2. 本方案适用于单药耐药、高危、复发滋养细胞肿瘤。

笔记栏

5-FU+Act-D（双枪方案）

5-FU	24~26mg/（kg·d）	i.v.	drip 8 小时	8 天
Act-D	4~6μg/（kg·d）	i.v.	drip 3 小时	8 天

用法示例（共 8 天）

①	0.9% 生理盐水	100ml		i.v.　drip
	恩丹西酮	8mg		入壶
②	0.9% 生理盐水	500ml		i.v.　drip
	Act-D	4~6μg/kg		3 小时
③	5% 葡萄糖溶液	500ml		i.v.　drip
	5-FU	24~26mg/kg		8 小时
④	5% 葡萄糖溶液	1 000ml		i.v.　drip
	维生素 C	1.0		
	维生素 B_6	0.2		
⑤	0.9% 生理盐水	100ml		i.v.　drip
	恩丹西酮	8mg		入壶

本方案间隔 3 周开始下一疗程。

注意事项：

1. 本方案患者的消化道反应明显，尤其恶心、呕吐较重，影响患者饮食，部分患者会有较明显体重下降。建议计算药物用量时分次进行，先计算前半程用量，后半程重新测量患者体重计算药物剂量。计算所得的总剂量结合每支药物规格分配至每天。

2. 每日补液 2 000ml 以上，鼓励患者进食饮水。

3. 严密观察患者的不良反应，特别是腹泻和溃疡情况。

4. 口腔溃疡较重时会影响患者进食，应积极应对，保持口腔清洁,让患者多说话,给予高蛋白、多纤维素等易消化饮食。

5. 化疗中腹泻>5 次 /24h 或为血性便时,或者出现骨髓抑制等其他较明显毒副反应时,需要停止化疗给药支持治疗并观察,如果 3 天内能恢复正常,则可继续后续化疗,否则结束本疗程化疗。

6. 5-FU 与其他药物联合化疗时总是放在最后。

7. 方案评价:本方案曾为国内治疗侵袭性葡萄胎的主要方案,治疗效果好,但毒副反应较大。

笔记栏

5-FU+KSM+VCR(FAV)

5-FU	24~26mg/(kg·d)	i.v.	drip 8 小时	6~8 天
KSM	4~6μg/(kg·d)	i.v.	drip 3 小时	6~8 天
VCR	2mg	i.v.		第 1 天

用法示例

①	0.9% 生理盐水	500ml	i.v.　drip
	0.9% 生理盐水	30ml	i.v.　　d1
	VCR	2mg	（化疗前 3 小时入壶）
②	0.9% 生理盐水	100ml	i.v.　drip
	恩丹西酮	8mg	入壶
③	0.9% 生理盐水	500ml	i.v.　drip　d1~d8
	KSM	4~6μg/kg	3 小时
④	5% 葡萄糖溶液	500ml	i.v.　drip　d1~d8
	5-FU	24~26mg/kg	8 小时
⑤	5% 葡萄糖溶液	500ml	i.v.　drip
	维生素 C	1.0	
	维生素 B_6	0.2	
⑥	0.9% 生理盐水	100ml	i.v.　drip
	恩丹西酮	8mg	入壶

本方案间隔 3 周开始下一疗程。

注意事项：

1. 本方案患者的消化道反应明显，尤其恶心、呕吐较重，影响患者饮食，部分患者会有较明显体重下降。建议计算药物用量时分次进行，先计算前半程用量，后半程重新测量患者体重计算药物剂量。计算所得的总剂量结合每支药物规格分配至每天。

2. VCR 用在化疗第 1 天,并且在化疗药物之前 3 小时静脉推注(入壶),以起同步化作用。

3. 5-FU 每日最大剂量为 1 750mg,且最多用 4 天,之后须减量。5-FU 与其他药物联合化疗时总是放在最后。

4. 有脑转移者用 10% 葡萄糖溶液。

5. 每日补液 2 000ml 以上,鼓励患者进食饮水。

6. 严密观察患者的不良反应,特别是腹泻和溃疡情况。

7. 口腔溃疡较重时会影响患者进食,应积极应对,保持口腔清洁,让患者多说话,给予高蛋白、多纤维素等易消化饮食。

8. 化疗中 24 小时腹泻大于 5 次或为血性便时,或者出现骨髓抑制等其他较明显毒副反应时,需要停止化疗给药支持治疗并观察,如果 3 天内能恢复正常,则可继续后续化疗,否则结束本疗程化疗。

9. 方案评价:本方案为国内治疗侵袭性葡萄胎的主要方案,治疗效果好,但毒副反应较大。

KSM+VP-16（AE）

KSM	500μg/d	i.v.	drip 3 小时	d3~d5
VP-16	100mg/（m^2·d)	i.v.	drip 1 小时	d1~d5

用法示例

①	0.9% 生理盐水	100ml		i.v. drip	
	恩丹西酮	8mg		入壶	
②	0.9% 生理盐水	500ml	}	i.v. drip	d1~d5
	VP-16	100mg/m^2		3 小时	
③	5% 葡萄糖溶液	250ml	}	i.v. drip	d3~d5
	KSM	500μg/m^2		1 小时	
④	5% 葡萄糖溶液	500ml	}	i.v. drip	
	维生素 C	1.0			
	维生素 B$_6$	0.2			
⑤	0.9% 生理盐水	100ml		i.v. drip	
	恩丹西酮	8mg		入壶	

本方案 5 天为 1 个疗程,间隔 9 天开始下一疗程。

注意事项:

1. 骨髓移植严重的患者 VP-16 可减量,只在第 1~2 天使用。

2. 每日补液 2 000ml 以上,鼓励患者进食饮水。

3. 严密观察患者的不良反应,特别溃疡情况。口腔溃疡较重时会影响患者进食,应积极应对,保持口腔清洁,让患者多说话,给予高蛋白、多纤维素等易消化饮食。

4. 方案评价:本方案为治疗侵袭性葡萄胎和绒毛膜癌的方案。

VCR+5-FU+KSM+VCR+VP-16（FAEV）

5-FU	800~900mg/（m²·d）	i.v.	drip 8 小时	d1~d5
KSM	200µg/（m²·d）	i.v.	drip 3 小时	d1~d5
VCR	2mg	i.v.		d1
VP-16	100mg/（m²·d）	i.v.	drip 1 小时	d1~d5

用法示例

①	0.9% 生理盐水	500ml	i.v.　drip	
	0.9% 生理盐水	30ml	i.v.	d1
	VCR	2mg	（化疗前 3 小时入壶）	
②	0.9% 生理盐水	100ml	i.v.　drip	
	恩丹西酮	8mg	入壶	
③	0.9% 生理盐水	500ml	i.v.　drip　d1~d5	
	VP-16	100mg/m²	3 小时	
④	5% 葡萄糖溶液	250ml	i.v.　drip　d1~d5	
	KSM	200µg/m²	1 小时	
⑤	5% 葡萄糖溶液	500ml	i.v.　drip　d1~d5	
	5-FU	800mg/m²	8 小时	
⑥	5% 葡萄糖溶液	500ml	i.v.　drip	
	维生素 C	1.0		
	维生素 B₆	0.2		
⑦	0.9% 生理盐水	100ml	i.v.　drip	
	恩丹西酮	8mg	入壶	

本方案 5 天为 1 个疗程,间隔 3 周开始下一疗程。

注意事项：

1. 本方案患者的消化道反应明显,尤其恶性呕吐较重,

261

影响患者饮食,部分患者会有较明显体重下降。建议计算药物用量时分次进行,先计算前半程用量,后半程重新测量患者体重计算药物剂量。计算所得的总剂量结合每支药物规格分配至每天。

2. VCR 用在化疗第 1 天,并且在其他化疗药物之前 3 小时静脉推注(入壶),以起同步化作用。

3. 5-FU 每日最大剂量为 1 750mg,且最多用 4 天,之后须减量。

4. 有脑转移者 KSM 和 5-FU 用 10% 葡萄糖溶液。

5. 每日补液 2 000ml 以上,鼓励患者进食饮水。

6. 严密观察患者的不良反应,特别是腹泻和溃疡情况。

7. 口腔溃疡较重时会影响患者进食,应积极应对,保持口腔清洁,让患者多说话,给予高蛋白、多纤维素等易消化饮食。

8. 化疗中 24 小时腹泻大于 5 次或为血性便时,或者出现骨髓抑制等其他较明显毒副反应时,需要停止化疗给药支持治疗并观察,如果 3 天内能恢复正常,则可继续后续化疗,否则结束本疗程化疗。

9. 方案评价:本方案为治疗侵袭性葡萄胎的方案,治疗效果好,但毒副反应较大。

EMA/CO

VP16	$100mg/(m^2 \cdot d)$	i.v.	drip 1 小时	d1~d2
Act-D	500μg/d	i.v.	drip 1 小时	d1~d2
MTX	$100mg/m^2$	i.v.		d1
MTX	$200mg/m^2$	i.v.	drip 12 小时	d1~d2
CF	15mg/ 次		肌内注射从静脉输注 MTX 起 24 小时开始,12 小时 1 次,共 4 次	
CTX	$600mg/m^2$	i.v.	drip	d8
VCR	$1.0mg/m^2$	i.v.	5~10 分钟	d8

用法示例

D1　记尿量

① 0.9% 生理盐水　　100ml　　　　　　i.v.　drip

　　恩丹西酮　　　　8mg　　　　　　　入壶

② 5% 葡萄糖溶液　　250ml　⎤　i.v.　drip

　　KSM　　　　　　500μg　⎦　1 小时

③ 0.9% 生理盐水　　500ml　⎤　i.v.　drip

　　VP-16　　　　　$100mg/m^2$　⎦　1 小时

④ 0.9% 生理盐水　　30ml　⎤　i.v.

　　MTX　　　　　　$100mg/m^2$　⎦

⑤ 0.9% 生理盐水　　1 000ml　⎤　i.v.　drip

　　MTX　　　　　　$200mg/m^2$　⎦　12 小时

⑥ 补液

D2

① 0.9% 生理盐水　　100ml　　　　　　i.v.　drip

　　恩丹西酮　　　　8mg　　　　　　　入壶

续表

②	5% 葡萄糖溶液	250ml	i.v.　drip
	KSM	500μg	1 小时
③	0.9% 生理盐水	500ml	i.v.　drip
	VP-16	100mg/m²	1 小时
④	0.9% 生理盐水	4ml	i.m.12 小时 1 次共 4 次
	CF	15mg	（从静脉输注 MTX 起 24 小时开始）
⑤	补液		
D8			
①	0.9% 生理盐水	30ml	i.v.　5~10 分钟
	VCR	2mg	（于化疗前 3 小时）
②	0.9% 生理盐水	100ml	i.v.　drip
	恩丹西酮	8mg	入壶
③	0.9% 生理盐水	500ml	i.v.　drip
	CTX	600mg/m²	2 小时
④	补液 2 000ml		

第 15 天重复下一疗程。

注意事项：

1. 化疗前 1 天及第 1、2 天需要：水化，每日输液量 2 500~3 000ml，每日尿量大于 2 500ml。碱化尿液（每日口服小苏打 1g）。

2. 化疗第 8 天的 CTX 可以 IFO 替代（IFO1 600~1 800mg/m²）并美司钠解毒。

3. 方案评价：用于耐药、复发、高危侵袭性葡萄胎和绒毛膜癌。为高危滋养细胞肿瘤首选方案。

EMA/EP

VP-16	100mg/(m²·d)	i.v.	drip	d1
Act-D	500μg/d	i.v.		d1
MTX	100mg/m²	i.v.	drip	d1
MTX	200mg/m²	i.v.	drip	d1
		12 小时		
CF*	15mg	i.m.		12 小时 1 次,共 4 次
VP-16	100mg/m²	i.v.	drip	d8
DDP	75mg/m²	i.v.	drip	d8(水化)

*CF 从静脉推注 MTX 起 24 小时开始给药,12 小时 1 次,共 4 次

用法示例

D1	记尿量			
①	0.9% 生理盐水	100ml		i.v. drip
	恩丹西酮	8mg		入壶
②	5% 葡萄糖溶液	250ml	⎤	i.v. drip
	KSM	500μg	⎦	1 小时
③	0.9% 生理盐水	500ml	⎤	i.v. drip
	VP-16	100mg/m²	⎦	1 小时
④	0.9% 生理盐水	30ml	⎤	i.v.
	MTX	100mg/m²	⎦	
⑤	0.9% 生理盐水	1 000ml	⎤	i.v. drip
	MTX	200mg/m²	⎦	12 小时
⑥	补液			
D2				
①	0.9% 生理盐水	4ml	⎤	i.m.12 小时 1 次共 4 次
	CF	15mg	⎦	(从静脉推注 MTX 起 24 小时开始)

续表

②	补液		
D8	记尿量		
①	0.9% 生理盐水	100ml	i.v. drip
	恩丹西酮	8mg	入壶
②	0.9% 生理盐水	500ml	i.v. drip
	VP-16	150mg/m²	1 小时
③	0.9% 生理盐水	1 000ml	i.v. drip
	呋塞米	20mg	顺铂前 30 分钟入壶
④	0.9% 生理盐水	500ml	i.v. drip
	顺铂	75mg/m²	1 小时
⑤	补液		
D9,D10	水化		

第 15 天重复下一疗程。

注意事项：

1. MTX 需水化并碱化尿液：化疗前 1 天及第 1、2 天每日输液量 2 500~3 000ml,每日尿量大于 2 500ml。碱化尿液（每日口服小苏打 1g 并可 5% 碳酸氢钠 100ml 静脉滴注）。

2. 化疗第 8 天使用大剂量顺铂,需要至少水化 3 天（每日输液量 2 500ml 以上）,保持每日尿量大于 2 500ml。使用顺铂前 30 分钟给予呋塞米增加尿量（每日尿量大于 100ml）。期间查血电解质并补钾。顺铂最大用量为 100mg。

3. 方案评价：用于治疗高危、耐药及复发侵袭性葡萄胎和绒毛膜癌 EMA/CO 方案耐药时。

EP（GTD诱导方案）

| DDP | 20mg/(m²·d) | i.v. drip | d1~d2 |
| VP16 | 100mg/(m²·d) | i.v. drip | d1~d2 |

用法示例（以 DDP 30mg/d、VP16 150mg/d 为例）

D1,D2

①	0.9% 生理盐水	100ml	i.v. drip
	恩丹西酮	8mg	入壶
②	0.9% 生理盐水	1 000ml	i.v. drip
	VP-16	150mg	1~2 小时
③	0.9% 生理盐水	250ml	i.v. drip
	DDP	30mg	1~2 小时
④	5% 葡萄糖溶液	500ml	i.v. drip
	维生素 C	1.0	
	维生素 B₆	0.2	

本方案 7 天为 1 个疗程。

注意事项：

1. 每日顺铂为小剂量，不必严格水化，但仍应注意适当补液减轻其肾毒性，保证每日尿量 2 000ml 以上。

2. 方案评价：用于超高危滋养细胞肿瘤在 EMA/CO 方案使用前给予诱导化疗 1~3 个疗程。

（苏　丽　王　娇）

第五章
化疗毒副反应及其处理

　　化疗药物在抑制和杀伤肿瘤细胞的同时，也对正常的组织细胞有抑制和杀伤作用，产生毒副反应，涉及全身各系统，这不但影响化疗效果，甚至可危及生命。正确及时处理化疗毒副反应，才能保证整个肿瘤治疗取得最佳效果。

　　化疗药物使用后的毒副反应可以分为即刻反应、早期反应和晚期反应三种情况，任何一种化疗药物都可引起这三种反应。

　　1. 即刻反应　24 小时内出现，如恶心、呕吐、药液外渗引起的组织坏死、过敏反应、应用博来霉素后的寒战发热等。

　　2. 早期反应　用药数天至数周出现，如白细胞和血小板减少、腹泻、顺铂的肾毒性、长春新碱导致的麻痹性肠梗阻等。

　　3. 晚期反应　用药数周甚至数年后发生，如肺纤维化、卵巢功能减退和不孕、继发恶性肿瘤等。

　　我们不仅要把握好化疗期间出现的近期反应，还必须对化疗药物的晚期反应有清醒的认识，这对提高患者的生活质量是很重要的。

第一节 骨髓抑制

骨髓抑制是化疗常见且需要重点关注的毒副反应,这往往是化疗被迫减量或停药的最常见原因(其中以白细胞和血小板下降产生的影响最大、最常见)。严重的骨髓抑制可延缓化疗的进行而影响疗效,还可引起贫血、感染和出血等并发症。骨髓抑制较强的药物有:烷化剂(环磷酰胺、氮芥等)、紫杉醇、卡铂、拓扑替康、吉西他滨、蒽环类和依托泊苷等,博来霉素、长春新碱和顺铂等的骨髓抑制作用相对较轻。

表 5-1 为化疗后骨髓抑制的分级标准(WHO)。以血红蛋白、白细胞、粒细胞、血小板等中骨髓抑制最严重的一种成分的分度作为该疗程的骨髓抑制分度。

表 5-1 化疗后骨髓抑制的分度

名称	0	1	2	3	4
血红蛋白 /g·L^{-1}	≥110	109~95	94~80	79~65	<65
白细胞 /×10^9·L^{-1}	≥4.0	3.9~3.0	2.9~2.0	1.9~1.0	<1.0
粒细胞 /×10^9·L^{-1}	≥2.0	1.9~1.5	1.4~1.0	0.9~0.5	<0.5
血小板 /×10^9·L^{-1}	≥100	99~75	74~50	49~25	<25
出血	无	瘀点	轻度失血	明显失血	严重失血

骨髓抑制的规律:正常外周血中红细胞寿命为 120 天,血小板寿命 5~7 天,成熟中性粒细胞寿命 6 小时,因此红细胞受化疗影响较小,中性粒细胞和血小板受影响大,中性粒细胞下降最先发生,其次是血小板。白细胞通常在化疗后 1 周左右开始下降,10~14 天达到最低点,在低水平维持 2~3 天后缓慢

回升,至第 21~28 天恢复正常。血小板一般是在化疗后第 14 天左右降至最低点,维持较短时间后即迅速回升。

白细胞和血小板寿命短,受化疗影响大,是化疗中最常关注的指标。为了降低骨髓抑制的程度,要严格掌握化疗药物合理应用和剂量,防止联合化疗中各药物毒性的叠加。前次化疗发生重度血小板减少应及时调整剂量。对于年老体弱、近期做过放疗的患者更需慎重。

一、白细胞(粒细胞)减少

中性粒细胞减少的程度和持续时间与发生感染的危险性呈正相关。发生感染时最常见的病菌为 G- 菌,感染的主要部位是呼吸道和消化道,因此要注意保持口腔清洁,避免去公共场所以减少感染的机会。

1. 白细胞下降为 1~2 度时,严密观察即可。

2. 白细胞下降达 3 度抑制时,需要:①使用粒细胞集落刺激因子(G-CSF),即治疗性应用,具体用法:2~5μg/(kg·d),一般 150~300μg/d 皮下注射。骨髓储备较好的患者,使用 3 天内白细胞出现峰值,这是由于骨髓内储存的白细胞释放所致;使用 1 周后出现第二个白细胞上升高峰,这是由于骨髓增生导致的,代表了骨髓功能的恢复。这期间每日或隔日复查血常规,当白细胞总数达到$(8.0~10.0) \times 10^9$/L 时,可停药。②当同时出现粒细胞减少性发热时,需预防性给予广谱抗生素。顺铂化疗患者,需避免使用氨基糖苷类药物。

3. 白细胞下降达 4 度抑制时,除了给予 G-CSF,无论是否伴有发热,均需应用抗生素,同时做好房间隔离及消毒。

4. 长效 G-CSF 的预防性应用。当前次化疗出现 3~4 度白细胞抑制时,为降低骨髓抑制风险、保证化疗正常进行,可在再次化疗结束 24~48 小时后开始使用长效 G-CSF。使用周疗方案时,若出现白细胞减少(如接近Ⅲ度骨髓抑制),为避免骨髓抑制影响如期化疗,常在化疗间期预防性使用 G-CSF,通常在下次化疗前 3~4 天查血象对患者进行评估,若估计白细胞回升困难,需采用积极措施,如连续注射 G-CSF,化疗前 48 小时停药。G-CSF 的不良反应主要包括骨痛、发热等,可予对症处理。

Tips:应用 G-CSF 并不能阻止白细胞继续下降,但应用后的白细胞最低点比不用时高,更容易帮助患者度过危险期。

二、血小板减少

1. 1 度和 2 度血小板减少不需要特殊处理。

2. 3 度和 4 度血小板减少(PLT<50×10^9/L)需积极处理,目前尚无理想的药物治疗,治疗原则主要是防止出血。①3 度血小板减少伴有出血倾向、4 度血小板减少无论是否伴有出血倾向均应间断输注血小板,通常首次 2 个单位,以后隔日 1 个单位,使血小板数目达到 50×10^9/L 直至能够稳定在安全水平。②需嘱患者减少活动,防止受伤,必要时绝对卧床;避免增加腹压的动作,注意通便和镇咳;减少黏膜损伤:进软食,禁止掏鼻、挖耳等行为,禁止刷牙,改为漱口水漱口;发生鼻出血时,前鼻腔出血可采取压迫止血,后鼻腔出血需请耳鼻喉科进行填塞。③4 度血小板减少时易发生中枢神经系统自发性出血,需注意患者神志、感觉和运动变化及呼吸节律的改变。

3. 4 度血小板减少(PLT<25×10^9/L)患者,还可预防性应用血小板生成素(thermoplastic polyolefin,TPO)和白细胞介素 -11(interleukin-11,IL-11),具体用法为化疗结束后 24~48 小时起或发生血小板减少症后,rhIL-11 25~50μg/(kg·d),皮下注

射,重组人血小板生成素(recombinant human thrombopoietin, rhTPO)300U/(kg·d),疗程一般7~14天。用药期间应隔日检查一次血常规,注意血小板水平的变化,升至 100×10^9/L 时应停药。同时后续疗程需减少化疗药物剂量,若仍无法安全度过化疗期,则需更换化疗方案。

三、红细胞(血红蛋白)减少

1. 血红蛋白 ≥ 100g/L 时,可予口服铁剂、加强营养治疗。

2. 血红蛋白低于 100g/L 时,可考虑予重组人促红细胞生成素(recombinant human erythropoietin,rhEPO)。rhEPO 适用于肾功能损害、对输血相关风险顾虑过多或顽固性贫血患者。用法为每次 150U/kg(成人一般 8 000~10 000U)皮下注射,每周 3 次,当血红蛋白达到 100g/L 时停药。

3. 严重贫血时可采用输血、输注铁剂治疗。输注浓缩红细胞的优点是能迅速提高贫血患者的携氧能力,但存在输血相关风险,血红蛋白达到 70~80g/L 时大多数患者携氧能力正常。血红蛋白<70g/L 且血容量正常,或伴有明显乏力、气短、心动过速,可予输注浓缩红细胞。

4. 在临床上,多数晚期患者会出现贫血,属于本身疾病导致,很少会因为化疗发生严重贫血(只有铂类可能引起重度贫血)。

第二节　消化道反应

一、恶心、呕吐

几乎所有的抗肿瘤药物都有恶心、呕吐反应,一般较骨髓

抑制出现早,按照其发作时间可分为三类:

1. 急性呕吐　在化疗 24 小时内发生。

2. 预期性呕吐　化疗前即发生,如部分患者看到医院环境就可出现反应。

3. 迟发性呕吐　化疗 24 小时后发生,往往持续时间较长。

化疗通过两条通路导致恶心、呕吐:

1. 中枢通路　包括呕吐中枢及化学感受器触发区,该通路受 P 物质调节。P 物质与 NK-1 受体结合导致恶心、呕吐。

2. 胃肠道通路　5- 羟色胺(5-HT)调节,其与 5-HT$_3$ 受体结合导致恶心、呕吐。

除了个体耐受性因素,不同的抗肿瘤药物所引起的恶心呕吐程度差别也较大,常用药物按致吐程度由大到小:顺铂、氮烯咪胺、更生霉素、环磷酰胺、卡铂、足叶乙苷、甲氨蝶呤、博来霉素、长春新碱。

化疗引起的恶心、呕吐不仅给患者带来感觉上的痛苦,严重者还会影响机体代谢,最终影响到治疗效果。对初次化疗的恶心、呕吐的控制非常重要,这会直接关系到后续化疗反应的轻重程度。

目前最有效控制恶心呕吐的方法是使用止吐药物。根据化疗导致的恶心、呕吐的机制,需联合应用不同类别的止吐药物。

1. 5-HT$_3$ 受体拮抗剂　恩丹司琼、格拉司琼和托烷司琼等,主要用于急性恶心、呕吐。与激素(如地塞米松)联合使用效果好,是当前止吐的主流方案。

(1)昂丹司琼:高选择性 5-HT$_3$ 受体拮抗剂,消除半衰期 3~5 小时,化疗前 15~30 分钟以 8mg(0.15mg/kg)静脉输注(超过 15 分钟)或静脉注射(入壶),此后可每间隔 4 小时给药

1 次,共 3 次。

(2)格拉司琼:预防恶心和呕吐效果显著,消除半衰期 9 小时,化疗前给予 3mg,其作用在用药第 1 天最强,以后 1 周仍有作用,一般 1 天 1 次即可。

2. NK-1 受体拮抗剂 阿瑞匹坦,治疗急性和迟发性恶心、呕吐均有效,特别是对迟发性呕吐效果突出。

3. 糖皮质激素 通过抑制中枢性前列腺素的合成抑制肠道 5-HT$_3$ 的释放,有较强的止吐作用,可以与上两类药物联用,提高止吐效果。具体方法:可静脉推注地塞米松 5mg。

4. 其他 如甲氧氯普胺(胃复安)等。

(1)地西泮 10mg 和甲氧氯普氨 10mg 加入生理盐水 100ml 中静脉点滴可于晚 10 点给予,有良好的睡眠、镇静和止吐作用,必要时可 6 小时重复。

(2)1/3 量冬眠合剂一号肌内注射,是强有力的镇吐手段,必要时 6 小时重复。具体用量:哌替啶 33.3mg,氯丙嗪 16.7mg,异丙嗪 16.7mg。

建议止吐药物使用方案:①严重呕吐可联合应用以上三类药物:NK1 受体拮抗剂 +5-HT$_3$ 受体拮抗剂 + 糖皮质激素;②中度止吐建议 5-HT$_3$ 受体拮抗剂 + 糖皮质激素两类药物联用;③低度止吐可用糖皮质激素。对于联合化疗方案采用①中三类药物联用,最重要的是 5-HT$_3$ 受体拮抗剂足量且在化疗前 30 分钟应用,使药物和受体充分结合以达到最好的止吐效果。应用 5-HT$_3$ 受体拮抗剂后仍不能有效止吐,可使用 1/3 冬眠合剂一号或地西泮 + 甲氧氯普氨交替。

严重呕吐者或者长时间不能进食者,需同时注意液体出入量及电解质平衡,保证充足的液体、电解质和能量摄入。

二、口腔溃疡

以抗代谢和抗生素类药物最容易引起,常用药物中甲氨蝶呤、放线菌素 D、蒽环类药物发生口腔溃疡最多,5- 氟尿嘧啶和足叶乙苷次之,是剂量依赖性毒性反应。抗代谢类药物所致的溃疡多发生在唇颊黏膜,比较浅,严重者可延至咽部、食管和肛门等部位,少数可波及阴道口和尿道口。放线菌素 D 所致的溃疡多在舌边和舌根,较深,疼痛较重。

口腔溃疡一般在化疗用药 5~6 天后开始出现,停药 1 周左右可逐渐愈合。临床处理要点是保持口腔清洁和促进愈合。具体方法包括:

1. 漱口液或生理盐水每日漱口,溃疡发生后增加每日生理盐水冲洗口腔次数。

2. 多饮水以清洁口腔。

3. 鼓励患者多说话,使咽部活动增加以减少充血水肿。

4. 冰硼散等喷涂口腔,促进溃疡愈合。

5. 注意局部感染灶扩散,及时应用抗生素,尤其是针对厌氧菌的抗生素。

三、腹痛、腹泻、便血

最多见于应用 5- 氟尿嘧啶化疗患者,其次为甲氨蝶呤,少数为紫杉醇类化疗药,可能与化疗药物对肠黏膜细胞的直接抑制和破坏有关。大多数是在用药将近接近一疗程结束时出现,表现为腹痛、大便次数增多但性质不变,大多不严重。较重者转为水样便,一般不超过每天 3~4 次,无里急后重感。如果腹泻次数超过每天 5~6 次,需注意有无并发症发生。最严重的并发症是伪膜性肠炎。

如果用药期间出现明显腹痛腹泻,需停药观察。及时行粪便普通细菌培养和厌氧菌培养,根据培养结果选择抗生素。同时给予:

1. 口服乳酸杆菌类制剂,抑制肠道致病菌的生长。如乳酶生、双歧杆菌胶囊。嘱患者喝酸奶。

2. 保护肠黏膜的药物如蒙脱石散 1 包,1 天 3 次,口服。腹泻较严重时可加用洛哌丁胺(有高热、伪膜性肠炎时禁用)。

3. 腹泻严重并除外肠道感染后可服用阿片酊。

4. 高蛋白、高热量饮食,补充足够液体,保证电解质平衡。避免进食产气性食物如豆类、糖类等。

四、伪膜性肠炎

这是化疗严重的副反应。由于化疗药物导致肠道损伤、造成厌氧的微环境,为致病菌的生长创造了有利条件,尤其是5-FU 可明显抑制大肠埃希菌生长,体内菌群失调,进一步引起对 5-FU 不敏感的金黄色葡萄球菌或梭状芽孢杆菌大量繁殖产生毒素,最容易导致腹泻。

化疗药物导致的胃肠黏膜损伤可致肠液分泌增加,肠绒毛吸收功能下降,病变可发生在整个肠道,以结肠为主。

患者表现为化疗中出现腹泻(渐加重,发生水样泻,黄绿色黏液脓血便)、腹痛和全身中毒症状(发热、休克、神志改变等)。粪便检查发现致病菌是主要确诊手段(涂片检查找到梭状芽孢杆菌,革兰阴性杆菌减少,革兰阳性球菌及杆菌增加)。

伪膜性肠炎容易导致严重的并发症:①处理不及时或不当时,可迅速发生中毒性休克,或中毒性巨结肠等;②肠道菌群失调,霉菌生长,发生霉菌性肠炎继而发生霉菌性败血症。

预防措施:①化疗期间出现腹泻、腹痛时立即停药;②给予乳杆菌制剂:乳酶生、整肠生;③特别注意:高度怀疑伪膜性肠炎时,绝不可随意给予止泻药,这样会增加毒素吸收,加重肠道的中毒症状。

治疗:

1. 控制感染　避免广谱抗生素。粪便涂片初步确诊时即给予:①万古霉素每次 0.25~0.5g,每日 4 次口服,出现全身中毒症状时静脉用药;②甲硝唑每次 0.4~0.8g,1 日 3 次口服,重者 0.5g,12 小时 1 次,静脉滴注。

2. 恢复肠道菌群　口服乳杆菌制剂。

3. 支持治疗　纠正水电和酸碱失衡。

4. 适当止泻止痛　阿片酊每次 0.5~1.0ml,每日 2~3 次。特别注意不宜过多及随意使用。

第三节　肝功能损害

多数抗肿瘤药物经肝脏代谢,为肝毒性药物,部分患者可出现不同程度的肝功能异常,这种功能损伤潜伏期短,可在化疗数日后发生,多为轻症,仅出现血清转氨酶升高,而临床症状不明显,重者可有明显临床症状如乏力、食欲减低、黄疸等表现。肝功能检查异常,表现为肝细胞性黄疸或同时伴有肝内梗阻性黄疸,个别严重者表现为中毒性重症肝炎、胆汁淤积、肝细胞坏死、肝纤维化或肝脂肪变性等。

具有明显肝损害的药物包括:环磷酰胺、甲氨蝶呤、放线菌素 D、足叶乙苷、长春新碱、达卡巴嗪等。

肝功能损害可分为:①急性肝损害:多是化疗后 1 个月内发生;②慢性肝损害:是急性肝损害发生 6 个月后发生。

在化疗前要了解患者有无肝病史,对肝功能全面评估,正确选择化疗药物和剂量。化疗期间需密切监测肝功能各项指标(谷丙转氨酶、谷草转氨酶、凝血酶原时间、凝血酶原活动度等),根据肝功能损害程度调整下一次用药剂量。肝功能未恢复前不进行化疗,以免加重肝损害。

目前判断是否有肝损害的主要实验室指标包括:血清转氨酶、碱性磷酸酶、胆红素、白蛋白和凝血时间等。

化疗中一旦发生肝损伤应立即停止或推迟化疗,肝细胞损伤为自限性及可逆性,肝代偿能力加强,轻度肝损伤停药后自然恢复,不影响下一疗程化疗,重度以上肝损伤应积极治疗。

肝功能异常时的处理包括:

(1)停用致肝损害的药物。

(2)口服联苯双酯,每次 7.5~15mg,每日 3 次。尤其适用于迁延性肝炎及单项谷丙转氨酶升高者。

(3)应用还原型谷胱甘肽补充肝内巯基,促进药物在肝脏内转化,解除药物毒性。用法:每日还原型谷胱甘肽 1.2~1.8g 加入 5% 葡萄糖溶液中静脉滴注,每日 1 次,或 0.6g 静脉滴注,每日 2 次。7 天为 1 个疗程。

(4)一周后再次复查肝功能,正常者可停用保肝药物。联苯双酯应按 1/3 量逐渐递减,以防"反跳"。

(5)饮食中:高脂肪和高糖类要少吃。补充维生素 C。化疗前有肝炎或 HBsAg 阳性者,可适当延长口服联苯双酯的时间。

对于长期多疗程化疗后的慢性肝损害,需要长期保肝治疗。

Tips:特别需要注意的是化疗期间不乱吃中药,以免额外增加肝脏代谢负担。

第四节 心脏毒性

影响心功能的化疗因素包括：药物累计剂量、用药方式、化疗方案等，另外老年人、15 岁以下儿童、心脏病史、纵隔手术和左乳腺放疗史也是增加心脏毒性风险的重要因素。

一、化疗药物引起心脏毒性临床类型

1. 急性或亚急性心脏毒性。是在近期发生的心肌受损和左室功能障碍，多由蒽环类药物引起，停药后多可缓解。一过性心律失常以窦性心动过速最常见。

2. 慢性心脏毒性。是化疗结束 1 年以内出现心脏损伤，其发生与化疗药物总剂量密切相关。主要表现为充血性心力衰竭和 / 或心肌病，多为不可逆改变。

3. 迟发性心脏毒性。指完成化疗 1 年后发生，其发生与药物累计剂量及用药次数呈正相关。主要表现为隐匿性心室功能障碍、充血性心力衰竭及心律失常。

二、与心脏毒性有关的最主要化疗药物

与心脏毒性有关的最主要化疗药物是蒽环类，如阿霉素、表阿霉素等，是剂量限制性毒性反应，作用持久，有些患者可在停药一段时间后发生心功能衰竭。蒽环类引起的心脏毒性主要是两种：一种是急性的、可逆转的心律失常和非特异性的心电图 ST-T 波改变，这与药物累计量无关，可在用药近期出现。另一种是心肌病，与药物的累计剂量直接有关。阿霉素

与氮烯咪胺、异环磷酰胺合用时会增加阿霉素的心脏毒性。

紫杉醇、顺铂及大剂量环磷酰胺等也容易引起心脏毒性。

化疗相关的心脏毒性重在预防。紫杉醇化疗期间需要心电监护。使用蒽环类药物主要注意以下几点：

1. 不要超过规定的最大累计量(如阿霉素不超过 400mg/m^2,表阿霉素不超过 800mg/m^2)。对高危因素患者,宜减少药量。

2. 定期心脏检查,主要是超声心动图。

3. 停药指征:左室射血分数低于 60%、心肌受损Ⅲ度(出现心律不齐、室性早搏等)。

4. 保护心肌对症治疗:门冬酸甲镁 1 支溶于 5% 葡萄糖盐水中静脉滴注连续 7 天,或口服连续 7 天;可同时口服辅酶 Q_{10} 10mg/d。

第五节　呼吸系统毒性

主要由博来霉素(BLM)或平阳霉素引起,表现为弥漫性间质性肺炎,持续发展可导致肺纤维化。发生与剂量有关,在治疗过程中逐步发生,也可在停药后 6 个月或更长时间内发生。一旦发生,很难逆转。高龄、肺部放疗史是发生肺纤维化的高危因素。一些药物如甲氨蝶呤、环磷酰胺、丝裂霉素等长期使用也可引起肺纤维化。

临床表现为干咳、呼吸困难及肺底啰音。X 线胸片最初为双肺底浸润,逐渐发展为肺实变。肺功能主要表现为动脉低氧血症、限制性通气障碍、二氧化碳弥散功能降低。肺活量及二氧化碳弥散功能降低是敏感检测指标。

呼吸系统毒性重在预防:若出现活动后憋气的症状,应及时行肺功能检查,尤其是弥散功能的变化,若弥散功能不正常,核对有无贫血,若有贫血应予以纠正。

停用博来霉素或平阳霉素的指征(满足以下其中一条):①纠正贫血后肺弥散功能仍异常(<70%);②肺弥散功能下降超过原来的 20%;③累计剂量超过 400mg/m^2。

预防与治疗:

1. 定期行肺功能检查　主要是 CO_2 弥散功能,是检测肺纤维化最敏感的方法。

Tips:胸部 X 线等影像学检查对肺纤维化的诊断要明显迟于肺功能检查。

2. 降低博来霉素累计剂量　当其累计剂量达到 400mg/m^{2}时,肺纤维化的发生明显增加。

3. 关注高危因素　老年患者、肺功能不良和慢性支气管炎患者慎用或禁用博来霉素。

4. 预防使用肺保护药物　如给予谷胱甘肽、维生素 E 等抗氧化剂可降低化疗药物的肺毒性发生。

5. 类固醇皮质激素　可减轻肺泡水肿、抑制免疫反应等,是目前治疗药物性肺损伤常用且有效的药物。比如甲氨蝶呤引起的肺炎用糖皮质激素治疗有利于逆转。泼尼松每日60mg,连用 1~2 周。

6. 支持治疗　包括:卧床休息,使用支气管扩张剂和祛痰剂,继发感染和重症者,应使用广谱抗生素和糖皮质激素。

第六节　泌尿系统毒性

一、肾 毒 性

多发生在用药后 1~2 周,4 周左右恢复,少数不可逆。能直接引起肾毒性的妇科肿瘤化疗药物有顺铂、甲氨蝶呤、丝裂霉素等,其中最主要的是顺铂。

顺铂在最初使用后就可引起氮质血症、肾小管功能障碍(主要是局灶性肾小管坏死)。目前没有一种可以敏感反映出肾小管受损程度的检查手段,因此化疗前需要全面评估肾脏功能:了解患者肾病史、检测尿素氮、肌酐清除率和尿 β- 微球蛋白等。减轻顺铂肾毒性的防治措施包括:①顺铂单次剂量 $>40mg/m^2$ 时需充分水化,给予呋塞米、甘露醇利尿,保持尿量 100ml/h 以上;②定期检测肾脏功能;③肌酐清除率小于 60% 时需慎重化疗。

甲氨蝶呤大剂量[$1.0\sim3.0g/(m^2\cdot d)$]用药后 24 小时内以药物原形由肾脏排出量达 85% 以上,药物及其代谢产物在酸性环境下沉淀,形成结晶堵塞肾小管导致肾功能损伤及衰竭,一般出现于用药 3~7 天。防治措施:①水化、快速利尿及碱化尿液;②监测血清血药浓度;③四氢叶酸解救(临床一般掌握 MTX 用量达 $400mg/m^2$ 时给药四氢叶酸解救),在 MTX 给药 24 小时开始,每 6 小时口服或静脉四氢叶酸 15mg,共 6 次;④预防急性肾衰引起的并发症;⑤当尿路梗阻、少尿及无尿时,应用呋塞米或渗透性强的药物(甘露醇)利尿。

丝裂霉素可引起微血管性溶血,从而造成肾脏损害,临床表现为氮质血症、蛋白尿、血小板减少及血管内溶血的表现,应严密监测,出现上述异常时需停药,目前尚无有效预防措施。

对高血压、糖尿病等老年患者慎用或减量使用肾毒性强的化疗药物。出现肾功能异常时,在使用利尿剂的同时,合用肾血管扩张剂、碱化尿液,且保持尿量 $>2\ 000ml/d$ 。

二、膀胱毒性

引起膀胱毒性的主要化疗药物是环磷酰胺和异环磷酰胺,二者的代谢产物丙烯醛在膀胱内浓度高,从而引起化学性的出血性膀胱炎。临床表现为尿急、尿痛和血尿,起初为显微镜下血尿,之后可为肉眼血尿,持续数周。发生血尿是停止化疗的指征。

防治措施:

1. 大量饮水或静脉输液(水化),使大量排尿。

2. 给予美司钠解毒。美司钠一般用法:剂量为异环磷酰胺单次用量的 20%,在化疗药物的第 0、4、8 小时使用。

3. 化疗期间增加尿常规检查频次(可每日查)。

第七节　胰腺毒性

化疗药物甲氨蝶呤、阿糖胞苷、铂类、环磷酰胺、阿霉素类、紫杉醇类及 5-FU 等可影响胰腺功能,多表现为可逆的血糖升高、糖耐量变化等胰岛功能损害,部分表现为不可逆损害,如诱发 1 型糖尿病。

化疗的一些辅助治疗及化疗并发症的治疗也可能是致病的诱因,如肾上腺皮质激素、呋塞米等药物可引起糖耐量异常;电解质紊乱如低钾血症、保肝治疗时大量静脉高糖输液等引起的葡萄糖毒性作用可使胰岛素分泌缺陷加重。

针对应用的化疗药物种类及诱发因素进行预防:①避免长期应用顺铂,以免引起胰腺损伤;②含紫杉醇的化疗中,注意肾上腺皮质激素剂量的应用;③积极纠正低钾血症等电解

283

质紊乱。

第八节 神经毒性

一、外周神经毒性

化疗诱导的外周神经病变（CIPN）的发生率约 50%。妇科肿瘤治疗中常用的紫杉醇类、长春新碱、5- 氟尿嘧啶、依托泊苷、顺铂及草酸铂等化疗药物均可引起末梢神经炎，其毒性与用药剂量、方案、时间等有关。CIPN 的发生发展在个体间差异较大，具有不可预测性。

典型的临床表现为对称的以感觉异常为主的外周神经病，偶尔表现为运动神经症状、交感神经症状和脑神经病变表现。顺铂可发生腱反射减低、感觉异常及听力障碍，与其累计剂量有关。顺铂大剂量使用时的耳毒性发生率约 50%，表现为耳鸣、听力下降或甚至丧失，为停药指征。草酸铂的神经毒性发生率较顺铂更高，且有遇冷加重的特点，用药时宜注意保暖。紫杉醇类 CIPN 为肢体末端类似戴着手套袜套样的麻木感、烧灼感，重者可发展为感觉丧失，持物不稳，再进一步发展可致足底本体感觉丧失，无法行走。多西紫杉醇的 CIPN 发生率较紫杉醇要低很多。使用长春新碱的部分患者有自主神经病变，产生便秘、腹痛，甚至麻痹性肠梗阻。

严重的末梢神经炎出现末梢感觉消失时应停药，以免发生运动性神经病变。大部分患者神经毒性为轻中度，多可缓解，所以也需要避免过度诊断 CIPN，以免减少化疗药物用量而影响肿瘤疾病的治疗。

目前尚无较好的针对性治疗及预防方法，临床药物集中在神经营养剂和细胞保护剂,如还原型谷胱甘肽、维生素 B$_{12}$ 等。不推荐预防性用药。停止化疗后外周神经病变恢复时间较长,多数患者会有不同程度的症状缓解(很多患者不易完全恢复)。有些药物如草酸铂、顺铂、长春新碱即使停药,症状仍可能继续发展。

二、中枢神经毒性

鞘内注射和大剂量甲氨蝶呤可引起中枢神经系统的毒性反应,发生率约 60%,表现为脑膜刺激征、一过性下肢轻瘫或大脑损害。反复鞘内注射可使脑功能进行性衰退。

5- 氟尿嘧啶引起的中枢神经毒性呈急性发作,以小脑功能障碍(如共济失调、定向力障碍等)常见。

鞘内注射要正确掌握用药剂量。当出现中枢神经系统损害时应及时停药,目前尚无有效治疗手段。

第九节　皮肤毒性

化疗药物引起皮肤毒性反应为脱发、皮肤色素沉着、角化过度、皮肤局部坏死、栓塞性静脉炎及皮疹等。

一、脱　发

这是药物损伤毛囊的结果,脱发程度通常与药物浓度有关,几乎所有的方案都会发生,但也有个体差异。最常见的能引起脱发的药物是阿霉素、甲氨蝶呤、5- 氟尿嘧啶、紫杉醇、更生霉素、环磷酰胺等,目前尚无有效防止脱发的方法,一般停药 1~2 个月毛发可开始恢复生长,再生的毛发性状会有所变化。

当前可以考虑的减轻脱发方法:

1. 头皮冷却系统。患者佩戴硅胶冰帽,于化疗前 30 分钟开始头皮冷却,在化疗期间至化疗结束后 2 小时内维持头皮温度在 3~5℃。

2. 选用脂质体阿霉素在内的方案可明显减少脱发。

二、色素沉着

甲氨蝶呤、5- 氟尿嘧啶、博来霉素、放线菌素 D 等药物可使皮肤对阳光的敏感性增强,容易发生急性晒伤和皮肤变黑,色素沉着,需要注意皮肤防护,避免日晒。博来霉素还可使皮肤增厚及角化。色素沉着及角化于停药后多可恢复。

三、药物外渗

化疗药物静脉给药时发生外渗可引起局部反应,有不同程度的红肿、发热、疼痛,甚至组织坏死或溃疡。在手背等皮下脂肪较薄处的外渗,可能会损伤到神经和肌肉,造成永久性功能障碍。

化疗药物外渗分类:

1. 发疱性化疗药物:渗入皮下组织后可有红肿热痛,引起坏死,后果严重。此类药物有蒽环类(阿霉素、表阿霉素)、生物碱类(长春新碱等)、抗生素类(放线菌素 D 等)、氮芥等。

2. 刺激性化疗药物:引起轻度组织肿痛,轻度炎症,一般无坏死,如足叶乙苷、紫杉醇、博来霉素、顺铂、5- 氟尿嘧啶和氮烯咪胺等。

3. 非刺激性化疗药物：如环磷酰胺、甲氨蝶呤等，损害较轻，无明显刺激作用，没有组织坏死。

局部组织损害的预防措施包括：

1. 明确给药途径，切忌盲目皮下或肌内注射给药。

2. 保证静脉的通畅。给药前后疏通静脉。

3. 选择静脉时要避开手背和关节附件。

4. 药物要稀释后缓慢给入。

5. 有条件的情况下选择 PICC 置管。

发生药物外渗后要立即停止药物输注，制动并尽量回抽残留药物后及时拔除针头，抬高患肢 24~48 小时，避免局部组织受压，并根据具体药物和外渗范围大小给予相应解毒剂（表 5-2）局部环形多点注射。密切观察时间不少于 2 周（外渗损伤溃疡一般 3~10 天发生）。具体措施：

1. 局部封闭

(1) 蒽环类：碳酸氢钠 5ml + 地塞米松 5mg 局部多点注射。可 8 小时重复一次，连用 3 天。

(2) 长春新碱和足叶乙苷：透明质酸酶 + 生理盐水配成 150μ/ml 制剂，1~6ml 局部多次注射。或碳酸氢钠 5ml 局部多点多次注射。

(3) 放线菌素 D、顺铂、氮芥和丝裂霉素：硫代硫酸钠局部皮下注射，或维生素 C 1ml 局部注射。

(4) 没有相应解毒剂时可用利多卡因 100mg + 地塞米松 5mg + 生理盐水 10ml。

2. 局部外敷

(1) 冷敷：对大部分化疗药（如紫杉醇、蒽环类等）来说，外渗 24 小时内需要局部冰块冷敷 6~12 小时，可减少渗出药物的吸收，24 小时后局部热敷促进吸收。

(2) 热敷：长春新碱、足叶乙苷和草酸铂局部冷敷可加重毒性,须避免。可用50%硫酸镁湿热敷24小时,每天至少4次,每次20~30分钟,有消肿止痛作用。温度以40~50℃为宜。

3. 功能锻炼 进行合理的压肘、握拳等动作,避免出现关节强直、肌肉萎缩。

表5-2 部分抗肿瘤药物外渗后解毒剂的使用

药物	解毒剂	机制	用法
氮芥	10%硫代硫酸钠4ml	通过碱化作用灭活	局部皮下/皮内注射
放线菌素D	10%硫代硫酸钠10ml	直接灭活	局部皮下/皮内注射
	维生素C 1ml	直接灭活	局部注射
阿霉素	碳酸氢钠5ml+地塞米松5mg	降低结合,减轻炎症	局部注射
	二甲基亚砜+维生素E	清除自由基	局部外用
	去甲肾上腺素10mg	防止药物毒性	皮内注射
长春新碱	透明质酸酶1ml+生理盐水1ml	稀释药物	皮下注射
	氢化可的松25mg	减轻炎症反应	皮下注射
	碳酸氢钠5ml	降低结合	局部注射
顺铂	10%硫代硫酸钠5~10ml	通过碱化作用灭活	局部注射
足叶乙苷	透明质酸酶1~2ml	稀释药物	局部注射

附:手足综合征

手足综合征(hand-foot syndrom,HFS)又称掌跖感觉丧失性红斑综合征,是化疗药物在手足部毛细血管渗出所致周围组织损伤的不良反应。临床发生率较高,具有自限性。HFS的发生机制尚不完全明确,是一种剂量依赖性反应,停止治疗后可逆。

HFS 发生率较高的细胞毒类化疗药物有 5-FU,卡培他滨,CTX,阿霉素类,多西他赛等,靶向药物有索尼替尼、伊马替尼、厄洛替尼、艾坦等,大剂量白介素 -2 也可导致 HFS。

临床表现多为感觉异常或迟钝,有麻木感或疼痛,皮肤红斑,严重时可出现脱屑、溃疡等皮损。

分级(WHO 标准):Ⅰ级:无痛感,红斑或肿胀,感觉异常,不影响日常生活。Ⅱ级:疼痛,红斑伴肿胀,水泡或溃疡直径<2cm,影响日常生活。Ⅲ级:皮肤潮湿、脱屑、溃疡、水泡和严重疼痛,干扰日常生活不能日常穿衣。Ⅳ级:病变弥散或局部进展引起感染并发症,卧床或住院。

预防及治疗。早期预防和早期治疗很重要。

(1)宣教:不穿戴紧身鞋袜及首饰。避免手足部过度受压及频繁摩擦。保持手足清洁,可涂抹保湿霜。避免阳光照射。卧位时抬高下肢及双手,以促进静脉回流。

(2)饮食方面:避免刺激性饮食。每天饮水不低于2 500ml,以促进药物代谢。

(3)局部冷敷:血管收缩可减少循环药物到达肢端的量并减少其外渗。

(4)出现水泡应防止破裂并给药抗生素预防感染:疼痛时可服用止痛药物。

(5)停药及减量是目前主要的治疗手段(表 5-3):对于 2~3级患者减量可有效预防 HFS 复发。

(6)可选择药物主要有维生素 B_6(300mg/d)、维生素 E(300mg/d)、塞来昔布、尿素霜、抗氧化药膏等。

表 5-3 发生 HFS 时药物剂量调整

反应级别		药物剂量	下一周期药物剂量调整（%）
Ⅰ级		维持原剂量	维持原剂量
Ⅱ级	第 1 次	停药至症状减轻至 0~1 级	100
	第 2 次	停药至症状减轻至 0~1 级	75
	第 3 次	停药至症状减轻至 0~1 级	50
	第 4 次	永久停药	–
Ⅲ级	第 1 次	停药至症状减轻至 0~1 级	75
	第 2 次	停药至症状减轻至 0~1 级	50
	第 3 次	永久停药	–
Ⅳ级		永久停药	–

第十节 女性生理功能影响

一、性 功 能

性功能减退较常见，原因包括心因性和身体方面（手术、放疗等的影响）。妇科肿瘤治疗结束后的适度性生活对患者病情的恢复是有利的。治疗包括心理咨询提高患者及家属的认知、激素替代治疗等。

二、生育功能及卵巢内分泌功能

化疗药物对卵巢功能影响与患者的年龄、用药方法、药物种类及用药时间等有较密切的关系。

烷化剂(如环磷酰胺)对卵巢影响较大：①化疗后卵母细胞发生凋亡，可能是由神经酰胺和鞘氨醇-1-磷酸介导；②化疗导致全身自由基增多，而自由基引起的脂质过氧化造成卵巢受损；③组织学方面：化疗药物引起卵巢包膜增厚，间质纤维化，大量卵泡停止发育。

临床表现：①化疗相关停经，与化疗药物剂量有明显相关性，可以是可逆性；②化疗引起性激素变化，LH、FSH升高，血清雌激素水平降低，孕激素和催乳素无明显变化，化疗结束，月经恢复者激素水平随之恢复；③不孕或生育年限缩短。

年轻患者卵巢功能一般在停化疗后1~2年内恢复。

三、对胚胎和胎儿的影响

在妊娠早期应用甲氨蝶呤、阿霉素、环磷酰胺等可引起流产和畸胎，因此在孕早期不宜化疗。孕6个月后慎重化疗。合理选择药物及方案，如铂类用于孕中、晚期相对较安全。

哺乳期一般禁用化疗药物。

年轻患者卵巢功能保护及孕期化疗内容见本书第六章。

第十一节　过敏反应

所有抗肿瘤药物在输注过程中都可能发生过敏反应，反应轻微的也可称作输液反应。

常见引起过敏反应的药物包括紫杉醇类、铂类。紫杉醇类所致过敏反应常是发生在初次化疗开始输注药物的30分钟内，重者可输入后即刻发生。铂类过敏反应在初次疗程的化疗中很少发生，可在之后多次使用铂类后突然发生。

一、症　状

轻微反应(输液反应)多是皮疹、发热、寒战等,较重者可胸部压迫感、心动过速、荨麻疹、晕厥等,严重者可发生过敏性休克。

二、防治措施

1. 做好化疗前宣教,紫杉醇等易发生过敏反应的方案应充分告知患者及家属以引起足够重视。对于复发患者需详细了解既往用药情况(具体药物及用后反应)。

2. 轻微的输液反应可以减慢或者暂停输注,必要时给予抗过敏药物如地塞米松等。

3. 紫杉醇类药物。

(1)针对紫杉醇类药物有严格的抗过敏预处理。床旁准备抢救药品。根据具体用药所采用的预处理方法有所不同,具体方法可参考本书第二章中的相关药物部分。

(2)紫杉醇输注起始速度要慢(每分钟 10 滴),逐渐增加滴速。给予全程心电监护并密切床旁观察。一旦发生过敏反应,须立即停止输注。维持静脉通道通畅。给予地塞米松10mg 入壶,苯海拉明 20mg 肌肉注射。待症状缓解后,可重新试用紫杉醇,多数患者可顺利完成用药。若又很快出现过敏或者过敏反应严重,当日不再化疗,并要考虑换药(紫杉醇酯质体或紫杉醇白蛋白结合型,或者非紫杉醇类)。

(3)若使用紫杉醇出现超敏反应,经抗过敏处理缓解,不再试用紫杉醇,宜24 小时后换药化疗。

4. 铂类等其他药物非预期发生的过敏反应,给予抗过敏等对症处理。

第十二节 致癌作用

由于抗肿瘤药物多有免疫抑制作用和潜在的致突变作用,因此接受化疗的患者发生第二种肿瘤的风险会增加,尤其是应用烷化剂与第二种肿瘤的关系最密切,这可能与其用药总量大、用药时间长、低剂量持续用药有关。此外,患者本身对致癌物质的高度敏感也是一个重要因素。

对于长期口服药物维持治疗的患者,如患者长期口服VP-16时,需警惕第二种肿瘤的发生风险。制定治疗决策要建立在充分评估患者受益与风险的基础上。

第十三节 非细胞毒性化疗药物的不良反应

分子靶向治疗药物和免疫治疗药物具有显著不同于传统化疗药物的不良反应。

一、分子靶向抗肿瘤药物的不良反应

目前用于治疗妇科肿瘤的分子靶向药物主要为抗血管生成药物,包括血管内皮生长因子(VEGF)/VEGFR单克隆抗体(贝伐珠单抗注射液等)、酪氨酸激酶抑制剂(tyrosine kinase inhibitors,TKI,如阿帕替尼)及内皮细胞生长抑制剂(恩度)等。它们在抗肿瘤血管的同时,对正常的血管功能也会产生一定影响，导致相应的不良反应。

常见不良反应包括：心血管毒性、皮肤毒性和胃肠道毒性。

少见不良反应包括：血栓栓塞、肝毒性、出血、神经系统毒性等。

1. 心血管毒性

(1) 高血压：在 VEGF/VEGFR 单克隆抗体的不良反应中最为常见，多为轻中度。VEGF 是维持血管内皮细胞正常功能和血管内皮细胞平衡所必须，因此阻断 VEGF 通路可导致内皮功能障碍和高血压。贝伐珠单抗诱导的高血压的发生率约 30% 左右，且在早期治疗周期中更为频繁。长期持续高血压状态增加了心血管疾病的风险。

①靶向药物治疗前的血压管理：所有患者在用药前应测量血压，保证患者血压处于达标水平。血压 <150/95mmHg 的患者，可以使用靶向药物；血压 ≥150/95mmHg 的患者，应先药物控制血压，至少 2 周后重新评估。初次服用降压药者推荐首选氨氯地平 5mg，口服，每天 2 次。评估仍不达标时，可添加血管紧张素转化酶抑制剂：卡托普利 12.5mg，1 天 2 次 /3 次或培哚普利 2mg，1 天 1 次；或添加沙坦类降压药：如氯沙坦，50mg，1 天 1 次。对 2 周后评估仍旧不达标或原先已经降压药物治疗的患者，由专科医师协助调控血压。②靶向药物治疗期间的血压管理：每次使用靶向药物之前，需要再次评估患者血压。如血压 ≥150/95mmHg 或舒张压增高大于基线水平 20/10mmHg 时应暂停靶向药物，给予降压药物，可选择常规降压药物包括血管紧张素转化酶抑制剂、β 受体拮抗剂、钙通道阻滞剂以及利尿剂等，2 周后再次评估。当血压 <150/95mmHg 后可重新启动靶向药物治疗。推荐低危患者的血压控制目标是 140/90mmHg，高危患者为

130/80mmHg。如果高血压经过治疗1个月仍未得到控制或出现高血压危象或高血压性脑病,则需考虑永久停用靶向药物(即使后期血压控制稳定,也不再使用)。③靶向药物治疗结束后的血压管理。对于贝伐珠单抗等靶向治疗期间服用降压药物控制稳定的患者,靶向治疗结束后,可能会发生低血压现象,对于这些患者需要在停止靶向药物的4周内多次测量血压,并评估降压方案,及时调整用药。

Tips: 一般人群的血压治疗最佳目标值是<140/90mmHg,但对于使用具有升压效应的靶向药物治疗的肿瘤患者来说,标准是放宽的。只有出现中度以上高血压(BP≥160/100mmHg)时,才暂停靶向药物的使用。

(2)心脏毒性:心脏毒性主要表现为冠状动脉事件、心力衰竭等,是曲妥珠单抗最主要的不良反应。小分子 VEGFR-TKI 在恶性肿瘤患者中应用可引起各级别的心力衰竭,对于有心力衰竭病史或症状明显的心血管疾病史(高血压、冠心病)的患者,更应慎重应用,治疗期间应检测左心室功能等心血管参数指标,如出现Ⅲ、Ⅳ级心力衰竭则要停药,并积极处理,给予传统的抗心力衰竭治疗,包括β受体拮抗剂、血管紧张素转换酶抑制剂或血管紧张素Ⅱ受体拮抗剂等。如何在减轻心脏毒性和靶向药物治疗间达到最佳疗效,往往需要心脏病专业医生协同。

2. 皮肤毒性

(1)手足皮肤反应:这在 TKI 治疗时较常见,其常发生于治疗期第3~6周,典型症状是手足(掌面为主)皮肤红斑、感觉减退或针刺感,可进展为皮肤溃疡、脱屑甚至爆裂等。

处理:①用药前告知患者可能出现的皮肤不良反应,嘱避免日晒,指导皮肤护理及保护;② 1~2 级反应不需要更改原治疗;涂抹尿素软膏及芦荟软膏等减轻瘙痒与皮疹的症状;

③对于痛感强烈、皮肤功能丧失的 3~4 级不良反应,暂停靶向药物,待不良反应降低为 1 级后再恢复治疗。

(2)切口愈合不良:多见于接受贝伐珠单抗治疗者。手术切口愈合过程需血管生成的参与,VEGF 通路被抑制会导致切口发生愈合不良。

处理:①术后 28 天或切口愈合完全后再进行贝伐珠单抗治疗;②如贝伐珠单抗治疗过程中需紧急进行手术要密切观察切口情况,出现切口裂开、瘘管等情况则停止应用贝伐珠单抗。

3. 消化道毒性

(1)腹泻:这是最常见的胃肠道症状,往往会持续到治疗的后期阶段。阿帕替尼的毒性反应主要为胃肠道反应。

处理:①轻度腹泻时应饮食清淡、少量多餐、避免进食油腻辛辣生冷等食物;②重度腹泻患者应进行对症治疗,可服用盐酸洛哌丁胺、蒙脱石散等止泻药及肠道益生菌类,维持水电解质代谢平衡;③餐后用药和小剂量递增方式给药可降低不良反应发生率。

(2)胃肠道穿孔:胃肠道穿孔属于应用贝伐珠单抗治疗的严重并发症,可危及生命,发生率较低,约为 1.3%~1.6%。胃肠道黏膜修复需要 VEGF 的参与,VEGF 通路被抑制可致胃肠道壁黏膜的缺血并引发穿孔。

处理:使用贝伐珠单抗治疗应关注患者是否存在胃肠道穿孔体征,如发生应永久停药,并由外科专业医师协助治疗。

4. 血液系统毒性

(1)血栓栓塞:VEGFR-TKI 可诱导静脉栓塞(VTE)和动脉栓塞(ATE),年龄大于 65 岁、高血压、糖尿病、既往有动脉栓塞病史等是血栓发生高危因素。贝伐珠单抗治疗中血栓栓塞事件发生率约为 3.8%。

处理:①对于考虑使用 VEGFR-TKI 治疗的患者目前尚无明确的预防措施,建议用药后多下床运动,行动不便者进行下肢按摩;②出现栓塞事件立即停止用药,并及时使用低分子量肝素进行抗凝治疗;③对于出现 ≤ 3 级 VTE 的患者,在开始低分子肝素后可恢复抗血管生成药物治疗;④对于出现 ≥ 4 级 VTE 或抗凝治疗后复发性或难治性血栓栓塞的患者,应终止抗血管生成药物治疗;⑤近期发生过 ATE 的患者,至少在 ATE 发生后 6 个月内不能使用贝伐珠单抗治疗,开始贝伐珠单抗治疗前应确定患者处于稳定状态或无症状。

(2)出血:贝伐珠单抗治疗中出血的发生率约为 30%,≥ 3 级发生率 <1%~4%,其中轻度鼻出血最为常见,出血程度严重者少见。

处理:①治疗前评价潜在风险因素,鉴别出血高风险人群:活动性胃溃疡会增加胃肠道出血风险;空洞型肺鳞癌患者存在肺出血风险;近期瘤块中有出血征象的患者,使用抗血管生成药物时应持谨慎态度;3 个月内发生过肺出血/咯血的患者不宜使用贝伐珠单治疗;②监测患者的中枢神经系统出血症状和体征,一旦出现颅内出血应该中断贝伐珠单抗治疗;③治疗过程中发生 1 级出血事件,不需调整抗血管生成药物剂量;发生 2 级出血事件,需暂停治疗;发生 ≥ 3 级出血事件,需永久停药。

(3)骨髓抑制:主要有白细胞及血小板下降、贫血等,TKI 这一不良反应可能与抑制骨髓有关。当与其他化疗药物联合使用时,会增加骨髓抑制。

处理:根据骨髓抑制程度给予减少剂量或暂时停药,严重者可给予集落刺激因子对症治疗。详细处理参加第五章中内容。

5. 肝脏毒性　TKI 可导致患者肝功能异常,具体表现为转氨酶升高、胆红素升高,部分患者在靶向治疗后由于免疫力降低而激活乙肝、丙肝病毒而导致病毒性肝炎。

处理:血清转氨酶高于正常值上限 5 倍时,停止用药,给予保肝类药物治疗,肝功能正常后可继续减量靶向治疗。避免使用其他可能导致肝功能损伤的药物。

6. 肾脏毒性 蛋白尿是 VEGF 抑制剂共同的不良反应,在贝伐珠单抗治疗中较常见,其发生率约为 29.3%~33.4%,通常为可逆性。≥3 级发生率<1%~4%。老年患者更易出现严重的蛋白尿。

处理:①对于接受 VEGF 抑制剂治疗的患者密切监测肾功和血压,出现蛋白尿时需控制蛋白摄入;② 24 小时尿蛋白定量<2g 不用停药;24 小时尿蛋白定量>2g,需暂时停治疗;③出现肾病综合征则应停药并对症处理;④高血压时使用血管紧张素转化酶抑制剂和血管紧张素Ⅱ受体拮抗剂等降压药可降低蛋白尿的严重程度和终末期肾病的风险,推荐使用。

7. 神经系统毒性 应用贝伐珠单抗者可能会导致可逆性后部白质脑病综合征,该病属于较罕见的神经系统疾病,表现为视觉障碍、昏迷、头痛以及精神状态改变等,一旦发生则停止应用贝伐珠单抗,积极进行对症同时控制血压。

8. 全身性反应 乏力是 TKI 治疗时常见不良反应。乏力出现的主要原因是 TKI 治疗导致患者的内分泌功能紊乱,如甲状腺、肾上腺、性腺等功能减退;在使用 TKI 过程中应定期监测患者的激素水平,必要时给予激素替代疗法。

Tips:对分子靶向抗肿瘤药物毒副反应的总体评价:①不良反应多为 1~2 级,可耐受,大多可逆;②反应多在治疗开始后的前几周出现,后续治疗中可耐受;③血栓栓塞、大出血等严重反应少见,但发生后造成的损伤难以恢复,需谨慎。

二、肿瘤免疫治疗药物的不良反应

肿瘤免疫治疗药物通过打破免疫系统对肿瘤细胞的耐受状态，重新恢复机体免疫系统对肿瘤细胞的免疫反应而起到抗肿瘤作用。当前所用药物为免疫检查点抑制剂（immune checkpoint inhibitors，ICIs），其作用过程中也会攻击一些正常细胞，带来一定损害，称之为免疫相关不良事件（immune-related adverse events，irAEs）。

irVEs 可发生在几乎所有的器官系统，常见的有皮肤毒性、胃肠道毒性、肝脏毒性、肺毒性和内分泌毒性，并且在治疗的任何时期甚至治疗结束后也有发生的可能。多数 irAEs 发生在首次给药后 3~6 个月内，经治疗后消化道毒性和肝毒性缓解较快，而皮肤和内分泌系统的恢复多需要较长时间，甚至可留有后遗症。

对于 irAEs 主要从预防、监测和治疗三个方面来管理。

（1）预防：充分了解患者病史，关注高危患者（自身免疫疾病、干细胞移植、实体器官移植和慢性病毒感染的人群）。告知患者免疫治疗风险时要实事求是（相比传统的化疗，免疫治疗的整体副作用是比较弱的），权衡利弊。

（2）监测：治疗中及治疗后均应做好这方面工作，尽早避免不良反应的发生。

（3）治疗。不同等级（表 5-4）的不良反应有着不同的应对措施，一般原则：①1 级不良反应：密切监测反应进展，可继续免疫治疗；②2~3 级不良反应：停止免疫治疗，给予全身免疫抑制治疗，不良反应缓解后可重新尝试免疫治疗；③4 级不良反应：停止并放弃免疫治疗。

表 5-4　ICIs 治疗相关 irAEs 症状分级

组织器官	1级	2级	3~4级
皮肤	皮疹面积<10%BSA	皮疹面积10%~30%BSA；影响日常生活活动	皮疹面积>30%BSA；个人自理能力受限
结肠炎	腹泻<4次/d	腹泻4~6次/d；腹痛；黏液便或血便	腹泻≥7次/d；剧烈腹痛；大便习惯改变；腹膜刺激征；需住院干预治疗
肺炎	无症状；或影像学上病变局限于一个肺叶或不到肺实质的25%	轻/中度呼吸困难，咳嗽，胸痛；影像学上病变为一个以上肺叶或25%~50%肺实质范围；影响日常生活活动	严重呼吸困难，急性呼吸窘迫综合征；影像学上病变累及全肺叶或50%肺实质；自理能力受限；甚至危及生命
肝炎	1<ALT/AST≤3ULN；1<总胆红素≤1.5ULN	3<ALT/AST≤5ULN；1.5<总胆红素≤3ULN	ALT/AST>5ULN；总胆红素>3ULN
甲状腺炎	无症状，促甲状腺激素不少于10mIU/L	有症状，促甲状腺激素大于10mIU/L。影响日常生活活动	严重症状，自理能力受限，甚至危及生命
垂体炎	无/轻度症状（乏力、厌食）	中度症状；头痛但不伴视力障碍；乏力/情绪改变但无电解质紊乱；影响日常生活活动	严重的占位效应；严重的头痛；视力障碍；肾上腺危象；甚至危及生命

BSA：体表面积；ULN：正常值上限

1. 皮肤毒性　最常见,发生率40%~50%,绝大多数症状轻微。主要临床表现包括斑丘疹、瘙痒和白癜风。

处理:

(1)对于多数2级及以下患者,可局部涂抹药用润肤霜、类固醇激素药膏,口服抗组胺药物如开瑞坦或强的松0.5~1mg/(kg·d),并继续原免疫治疗。

(2)当皮疹未见明显好转或面积增大(3~4级)时,需停止免疫治疗,皮肤科协助治疗,系统性给于类固醇激素治疗,如强的松1~2mg/(kg·d),持续治疗至少1个月。皮疹恢复至1级不良反应时,可继续免疫治疗。症状严重者需要永久停止免疫治疗。

2. 胃肠毒性　发生率约30%,以腹泻最常见,其次为结肠炎,多为轻微型,但处理不当可加重并致命,是导致免疫治疗中断的主要原因,因此出现腹泻/结肠炎时要早处理。CTLA-4抑制剂较PD-1抑制剂引起的胃肠毒性发生率更高。

处理:

(1)1~2级腹泻时给予止泻药物和补液等一般支持治疗。

(2)持续性2级腹泻并伴有腹痛、黏液便或血便时,暂时停用免疫治疗,并给予类固醇激素治疗(口服强的松0.5mg/(kg·d)),同时建议行乙状结肠镜检查。

(3)3~4级腹泻或结肠炎,需立即停止免疫治疗,住院静脉给予类固醇激素,并进行乙状结肠镜检查。对于激素难治性病例,可考虑使用英夫利昔单抗(5mg/kg,i.v.)改善胃肠不良反应。

3. 肝毒性　CTLA-4抑制剂的发生中较PD-1/PD-L1抑制剂高,通常是无症状的,表现为常规检查中发现转氨酶显著升高,进一步发展多同时伴发热、黄疸、疲劳感等。

处理：

(1)对于出现2级不良反应的患者需暂停免疫治疗，密切监测肝功能，若恢复正常则继续免疫治疗；如果肝功能不全持续1周或加重，则静脉用甲强龙0.5~1.0mg/(kg·d)，持续至少1个月，当肝功能恢复至1级及以下水平时，逐渐减少激素用量。

(2)3~4级不良反应时：停止免疫治疗，密切监测肝功能，静脉用甲强龙1.0~2.0mg/(kg·d)。当肝功能恢复到2级及以下水平时，减少激素用量，并持续至少1个月。类固醇激素效果不佳时，可用霉酚酸酯1.0g，1天2次，口服。需要注意的是英夫利昔单抗具有肝毒性，不宜使用。

4. 肺毒性 最常见的是肺炎，发生率不高，但发生后可迅速恶化，甚至可致命。患者可表现为持续性干咳、喘息或呼吸困难，应及时行胸片或肺CT检查，积极处理。用ICIs药物之前评估充分肺部评估。

处理：

(1)1级不良反应：暂停免疫治疗，排除感染、自身免疫疾病等情况，肺功能检查，2~4周症状无进展可继续治疗。

(2)2级不良反应：暂停免疫治疗，经验性使用抗生素，激素治疗(静脉用甲强龙1.0mg/(kg·d)，症状改善后改为口服强的松1.0~2.0mg/(kg·d))持续至少1个月。激素治疗敏感者待肺炎恢复后可继续免疫治疗。若治疗2周后症状无改善或加重，按3~4级不良反应处理。

(3)3~4级不良反应：永久停用免疫治疗，住院抗生素治疗，免疫球蛋白治疗，静脉用甲强龙2.0~4.0mg/(kg·d)，症状改善后改为口服强的松，治疗至少6周方可减量。如果治疗2天后症状持续或加重，考虑加用下述免疫抑制治疗之一：英夫利昔单抗5mg/kg静注(可2周后评估是否需第二次使用)

或霉酚酸酯 1.5g,1 天 2 次口服。

肺炎患者使用激素时减量方法为每两周减 20%。

5. 内分泌系统毒性 最常发生的是甲状腺功能异常(甲亢或甲减),发生率 6%~20%,一般在治疗后 1 个月出现,其次是垂体炎(CTLA-4 抑制剂中多见)和肾上腺功能异常。由于甲状腺疾病表现为非特异性,因此区别是原发性还是 ICIs 相关性很关键。开始 ICIs 治疗前,完善甲功、血糖和肾上腺功能等检查。考虑 irAEs 时,需要进行垂体、甲状腺、肾上腺和卵巢相关功能的激素水平实验室检查,包括必要的 MRI 检查。

处理:

(1)甲减和甲亢时定期检测甲状腺功能,甲减可行甲状腺素替代治疗,甲亢可给药抗焦虑等对症治疗。不需要停止免疫治疗,也不需糖皮质激素治疗。

(2)肾上腺危象是内分泌系统毒性反应中最紧急的症状,需紧急救治:停止免疫治疗,静脉给予糖皮质激素和盐皮质激素,同时警惕严重感染的发生。

(3)垂体炎需要及早干预,一般需给与大剂量糖皮质激素控制症状,因此会影响到垂体下游的甲状腺、肾上腺等的功能,需尽快开始相关激素替代。

内分泌系统毒性反应复杂多样,需要内分泌科协助诊治,在 ICIs 治疗期间要每 1~2 个月进行一次系统的激素水平检查。

6. 其他 心脏、神经系统等毒性发生率极低,但有发生后后果严重的报道,如免疫治疗造成爆发性心肌炎会引起高死亡率。重点为早期识别和实时监测,发现疑似后就要相关科室协助支持。

Tips: 对 irAEs 应客观评价:①总体来看,比传统化疗轻很多,不应恐惧;②严重致死性不良反应也时有发生,需重视;

③irAEs 的发生和疗效有关,对免疫治疗有反应的患者发生不良反应的概率更高。

第十四节　治疗化疗毒副反应
的常用药物

重组人粒细胞集落刺激因子(rhG-CSF)

【别名】

rhG-CSF。

【适应证】

用于肿瘤化疗所致的中性粒细胞减少症等。

【药理学】

1. 与中性粒细胞前体结合,对前体中性粒细胞的分化、增殖有促进作用。

2. 与成熟中性粒细胞的受体结合,促使中性粒细胞释放入血,增强中性粒细胞功能。

【用法用量】

1. 皮下注射或静脉注射给药。

2. 成人患者化疗后中性粒细胞$<1.0 \times 10^9/L$(WBC$<2.0 \times 10^9/L$)时,每次 G-CSF 2~5μg/kg,每日 1 次皮下注射,当中性粒细胞升至 $5.0 \times 10^9/L$(WBC $1.0 \times 10^9/L$)时,停止给药。

【不良反应】

1. 肌肉骨骼反应　一般多会有肌肉酸痛、骨痛等现象。

2. 消化系统　有时出现食欲减低的现象或肝功异常。

3. 其他　有人会出现发热、皮疹。

【注意事项】

1. 严重肝、肾、心、肺功能障碍者禁用。

2. G-CSF 应在化疗药物结束 24~48 小时后使用。

3. 用药期间应及时检测中性粒细胞数目的变化情况。

【制剂规格】

注射液：瑞白：100μg/ 支，150μg/ 支，200μg/ 支，300μg/ 支

　　　　特尔津：75μg/ 支，100μg/ 支，150μg/ 支，200μg/ 支，

　　　　300μg/ 支。

【临床经验】

G-CSF 应在化疗药物结束 24 小时后使用。当化疗前使用时，给本药 24 小时后才能给予化疗药物。

津　优　力

【别名】

聚乙二醇化重组人粒细胞刺激因子注射液，PEG-rhG-CSF。

【适应证】

用于防治肿瘤化疗所致的中性粒细胞减少症等。

【药理学】

1. PEG-rhG-CSF 和 rhG-CSF 具有相同的作用机制，促进中性粒细胞生成和成熟，促进造血组织释放粒细胞。

2. PEG-rhG-CSF 能降低血浆清除率，延长半衰期。

【用法用量】

1. 化疗药物给药结束 48 小时后皮下注射本品。

2. 推荐每次 100μg/kg（一般 6mg/ 次），每个化疗周期注射一次。

*100μg/kg 的剂量不能用于婴儿、儿童和体重低于 45kg 的未成年人。

【不良反应】

1. 肌肉骨骼反应　肌肉酸痛、骨痛等常见,多为轻度,一般持续 1~7 天。

2. 消化系统　偶有肝功和肾功异常。

3. 其他　偶有发热、皮疹。

4. 严重不良反应　脾破裂、急性呼吸窘迫综合征、严重变态反应。

【注意事项】

1. 严重肝、肾、心、肺功能障碍者禁用。

2. 孕妇和儿童慎用,哺乳期禁用。

3. 应在化疗药物结束 24~48 小时后使用。

4. 本品不可在间隔 14 天内化疗中使用。

5. 用药期间应及时检测中性粒细胞数目的变化情况。

6. 若出现过敏反应,可表现为皮疹、荨麻疹,需对症治疗,若重复使用本品,过敏症状仍然出现,提示本品与过敏反应有因果关系,建议不应再次使用本品。

【制剂规格】

注射液:3.0mg/ 支。

【临床经验】

1. 临床实践证明每个化疗周期给药 1 次能较好的预防中性粒细胞减少症,并且具有较好的耐受性。

2. 最佳给药时间:推荐在化疗后 24~72 小时给药,在中性粒细胞最低点前和最低点时给药效果不明显。

3. 使用本品后如果出现 4 度粒细胞减少超过 3 天,可以补打短效 G-CSF,直到粒细胞恢复到 2.0×10^9/L 以上。下一周期建议使用 G-CSF 预防。

促红细胞生成素

【别名】

EHO、EPO。

【适应证】

治疗非骨髓恶性肿瘤化疗引起的贫血。

【药理学】

1. 作用于骨髓中红系造血祖细胞,促进其增殖、分化。

2. 促使红细胞自骨髓向血液中释放,进而转化为成熟的红细胞。

【使用方法】

1. 使用方法为皮下或静脉注射。

2. 用于治疗化疗引起的贫血:每次 150U/kg,皮下注射,每周 3 次,连用 8 周。如果效果不明显,可每次 200U/kg,皮下注射,每周 3 次。

【不良反应】

1. 一般反应　少数可有头痛、低热、乏力、肌痛、关节痛。

2. 过敏反应　极少数可出现,初次使用建议从少量开始。

3. 心脑血管系统　血压升高约占 1/4、原有高血压恶化。

【注意事项】

1. 未控制的重度高血压、合并感染者、血清白蛋白过敏者禁用。

2. 心肌梗死和脑梗病史者以及妊娠和哺乳期慎用。

3. 密切监测患者的血红蛋白、血压和电解质变化。

4. 本品不能静脉滴注。

【制剂规格】

注射液:2 000U,4 000U,1 万 U。

【临床经验】

用药期间每周查红细胞压积,避免过度的红细胞生成(确认红细胞压积 36% 以下)。

促血小板生成素

【别名】

TPO。

【适应证】

适用于化疗后 3、4 度血小板减少症(PLT<50 × 10^9/L)。

【药理学】

对巨核细胞生成的各阶段均有刺激作用,从而升高血小板数目。

【使用方法】

1. 皮下注射。

2. 预防性应用:化疗结束后 6~24 小时开始使用,每次300U/kg,每日 1 次,连续应用 14 天。用药过程中血小板恢复至 100 × 10^9/L 时停药。

【不良反应】

偶有发热、肌肉酸痛,多自行恢复。

【注意事项】

1. 妊娠及哺乳期原则上不用。

2. 严重心脑血管疾病者,患有血液高凝状疾病者,近期发生血栓者禁用。

3. 常规应用于特异体质者可造成血小板过度升高。

4. 本品应在化疗结束后 6~24 小时开始使用,使用过程中隔日检查血常规。血小板达到所需指标时,及时停药。

【制剂规格】

注射液:7 500U/瓶,15 000U/瓶。

【临床经验】

同时伴发白细胞严重减少或贫血时,可分别与重组人粒细胞集落刺激因子或红细胞生成素合并使用。

白介素 -11

【别名】

注射用重组人白介素 -11。

【适应证】

1. 用于放、化疗后 3、4 度血小板减少症的治疗。

2. 预防性使用 前一疗程化疗后发生 3、4 度血小板减少症者,下一疗程化疗前使用本品。

【药理学】

直接刺激骨髓造血干细胞和巨核祖细胞的增殖,最终增加血小板的生成。

【使用方法】

1. 灭菌注射用水溶解后皮下注射。

2. 推荐本品用量 25~50μg/kg。

3. 预防性使用 化疗结束后 24~48 小时开始皮下注射,每日 1 次,一般用 7~14 天。

4. 化疗后发生血小板减少症时皮下注射,每日 1 次,血小板计数恢复后停药。

【不良反应】

不良反应大多为轻至中度,停药后迅速消退。

【注意事项】

1. 本品应在化疗后 24~48 小时开始使用,不宜在化疗前或化疗过程中使用。

2. 使用过程中隔日检查血象,血小板正常后停药。

3. 器质性心脏病患者慎用。

【制剂规格】

粉针:1.0mg/ 支,1.5mg/ 支。

【临床经验】

化疗过程中发生血小板减少时往往同时有中性粒细胞减少,必要时可合并使用重组人粒细胞刺激因子。

恩丹西酮

【适应证】

用于细胞毒性药物化疗和放射治疗引起的恶心、呕吐。

【药理学】

本品是强效、高选择性 5-HT$_3$ 受体拮抗剂,通过拮抗位于周围和中枢神经局部的神经元的 5-HT 受体而发挥止吐作用。

【使用方法】

1. 用法　可以通过静脉、肌内注射给药。剂量使用较灵活。

2. 化疗呕吐用药　剂量和途径视恶心、呕吐严重程度而定。

(1)对于高度致吐化疗药物引起的呕吐:化疗前 15~30 分钟、化疗后 4 小时、8 小时各静脉注射本品 8mg。停止化疗后口服恩丹西酮片 8mg,1 天 2 次 /3 次,连用 5 天。

(2)对于致吐程度不强的药物引起的呕吐:化疗前 15~30 分钟静脉注射恩丹西酮 8mg,之后口服恩丹西酮片 8mg,1 天 2~3 次,连用 5 天。

【不良反应】

可有头痛、便秘、腹部不适等,反应轻微。

【注意事项】

1. 肠梗阻者禁用。

2. 孕早期和哺乳期禁用。

【制剂规格】

片剂:4mg 注射液:4mg/2ml。

【临床经验】

1. 本品使用依据恶心呕吐程度灵活掌握。在上述用法基础上可减少使用频次。

2. 本品没有其他止吐药的副作用(如锥体外系反应、过度镇静等)。

格拉司琼

【适应证】

用于放射治疗、细胞毒类药物化疗引起的恶心和呕吐。

【药理学】

本品是强效、高选择性 5-HT$_3$ 受体拮抗剂,通过拮抗位于周围和中枢神经局部的神经元的 5-HT 受体而发挥止吐作用。

【使用方法】

1. 静脉滴注。

2. 用于化疗止吐:通常为本品 3mg,加入 5% 葡萄糖溶液或生理盐水 20~50ml 中,于化疗前 30 分钟静脉滴注(滴注时间不少于 5 分钟)。必要时可增加 1~2 次,每日最高剂量不超过 9mg。

【不良反应】

可有头痛、便秘、腹部不适等,反应轻微。

【注意事项】

1. 肠梗阻者禁用。

2. 孕期及哺乳期禁用。

【制剂规格】

粉针：1mg，3mg。

【临床经验】

1. 大多数患者每天只需给药 1 次，对恶心、呕吐的预防作用便可超过 24 小时。

2. 本品是强效、高选择性 5-HT$_3$ 受体拮抗剂，无锥体外系反应、过度镇静等不良反应。

托烷司琼

【别名】

曲匹西龙，拓普西龙。

【适应证】

用于放疗、化疗所致恶心、呕吐的预防及治疗。

【药理学】

本品为外周神经元和中枢神经系统内 5-HT$_3$ 受体的高选择性抑制剂。

【使用方法】

1. 用法　静脉滴注或缓慢静脉推注，也可口服。

2. 静脉滴注　每日 5mg。化疗前 30 分钟将本品溶于 100ml 生理盐水、林格液或 5% 葡萄糖溶液中静脉滴注。

3. 口服　每日 1 次，每次 5mg，于进食前至少 1 小时服用。疗程 2~6 天，轻症适当缩短疗程。

【不良反应】

一过性头痛头晕、疲劳及胃肠功能紊乱。

【注意事项】

1. 妊娠及哺乳期禁用。不推荐用于儿童患者。

2. 本品对血压可能有一定影响。

【制剂规格】

胶囊:5mg/粒;注射液:5mg/1ml。

【临床经验】

本品止吐效果维持时间长,每日1次给药即可。

阿瑞匹坦

【适应证】

1. 用于预防化疗引起的急性和延迟性恶心呕吐。

2. 配合类固醇及 5-HT$_3$ 受体拮抗剂来预防及控制化疗所致恶心、呕吐。

【药理学】

1. 是人 P 物质神经激肽 1(NK1)受体的选择性高亲和力拮抗剂。

2. 增强 5-HT 受体拮抗剂和糖皮质激素的止吐活性。

【使用方法】

1. 口服。

2. 在化疗前 1 小时口服 125mg,在第 2、3 天早晨各口服 80mg。

【不良反应】

常见的有厌食、疲劳、便秘、腹泻,多轻微。

【注意事项】

1. 妊娠及哺乳期慎用。

2. 本品可能会影响异环磷酰胺的代谢,应避免二者同时应用。

3. 本品是一种剂量依赖性 CYP3A4 抑制剂,在主要通过 CYP3A4 代谢的药物的患者中联用时必须慎用,如西沙比利等。

【制剂规格】

胶囊:80mg/粒,125mg/粒。

【临床经验】

本品耐受性好,对迟发性呕吐的疗效显著。

巯乙磺酸钠

【别名】

美司钠。

【药理学】

能与环磷酰胺、异环磷酰胺的代谢产物丙烯醛结合成无毒化合物,从而保护泌尿道黏膜,预防出血性膀胱炎的发生。

【用法用量】

1. 静脉注射。

2. 常用量:化疗药物剂量的 60%,分成 3 次(每次 20%),分别在给化疗药物的 0、4、8 小时静脉注射。

【制剂规格】

针剂:0.2g/2ml,0.4g/4ml。

【临床经验】

美司钠不影响化疗药物的抗肿瘤效果。

蒙脱石散

【别名】

思密达。

【适应证】

成人及儿童急、慢性腹泻。

【药理学】

1. 对消化道内的病毒、病菌产生的毒素有固定、抑制作用。

2. 覆盖消化道黏膜,修复、提高黏膜屏障的防御功能。

【用法用量】

1. 本品溶入温水中口服。

2. 成人用量：一次 1 袋，一日 3 次。急性腹泻服用本品时，首次剂量加倍。

【不良反应】

偶见便秘。

【注意事项】

过量服药可致便秘。

【制剂规格】

粉剂：3g/ 袋。

【临床经验】

1. 本品不改变正常的肠蠕动。

2. 用于治疗急性腹泻的同时注意纠正患者脱水。

3. 老人儿童及孕妇均可安全服用。

洛哌丁胺

【别名】

盐酸洛哌丁胺胶囊。

【适应证】

急性腹泻及各种病因引起的慢性腹泻。

【药理学】

1. 抑制肠道平滑肌收缩，减少肠蠕动。

2. 减少肠壁神经末梢释放乙酰胆碱，直接抑制肠蠕动反射。

3. 增加肛门括约肌的张力，抑制大便失禁或便急。

【用法用量】

1. 口服　空腹或饭前半小时服用可提高疗效。

2. 急性腹泻

（1）成人首剂 4mg,以后每腹泻一次再服 2mg,直到腹泻停止或用量达 16mg/d。若连用 5 天无效,则停用。

（2）5 岁以上儿童:首剂 2mg,以后每腹泻一次再服 2mg,直到腹泻停止,每日最大用量 6mg。

3. 慢性腹泻

（1）成人首剂 2~4mg,每日 2~12mg,显效后每日 4~8mg 维持。

（2）5 岁以上儿童:首剂 2mg,以后根据大便情况调整剂量。

4. 成人每日最大用量 16mg,儿童每日最大用量每 20kg 不超过 3mg。

【不良反应】

轻微。

【注意事项】

1. 2 岁以下儿童,伴有高热和脓血便的急性菌痢,广谱抗生素引起的伪膜性肠炎患者以及哺乳期禁止使用。

2. 本品全部由肝脏代谢,重度肝损害者慎用。

3. 不用于需要避免抑制肠蠕动的患者。

4. 对于伴有肠道感染的腹泻,必须同时应用有效抗生素治疗并注意水电解质的补充。

5. 用药过程中出现便秘者停药。

【制剂规格】

胶囊:2mg/粒。

【临床经验】

1. 本品用于腹泻时仅为对症治疗,待确定病因后应进行特定治疗,不用做预防性用药。

2. 2 岁以下儿童禁用。2~5 岁患儿一般不用本品。

（尚晨光 闫 震）

第六章

特殊时期的化疗

第一节　妊　娠　期

妊娠期合并肿瘤的情况并不少见,但需要化疗的患者很少,临床上缺少丰富的相关经验,处理较棘手。本书根据文献报道对妊娠期化疗做一般性总结,供大家参考。

细胞毒类抗肿瘤药物主要作用于增殖速度快的细胞,对发育的胎儿及母体有一定的不良影响,但若推迟恶性肿瘤的治疗,或随意改变有效的化疗方案,又会影响母亲的预后,因此在考虑用抗肿瘤药物治疗孕期恶性肿瘤时,要权衡治疗的益处和胎儿暴露的风险,综合考虑肿瘤的类型、分期和预后、妊娠的孕周,充分评估延迟治疗对胎儿或母亲健康造成的影响,采取个体化的治疗。

一、妊娠期化疗的安全性评估

1. 妊娠期药代动力学　妊娠期的生理变化直接影响到药代动力学发生相应改变:①药物生物学活性及毒性有潜在

性增加；②许多经肾脏排除的药物的清除率加速；③口服药物的胃肠吸收减少；④药代酶的表达和功能发生显著的变化。尽管上述变化会影响到对化疗药物的毒性和剂量评估，但与非妊娠相比，孕期的治疗性化疗往往不特意进行剂量的调整。妊娠期化疗是否需要对药物剂量进行调整取决于化疗毒性反应的程度。

2. 药物在胎盘的转运　小分子量、非离子、蛋白结合力低的脂溶性分子可优先通过胎盘转运，许多化疗药物具备上述特点，所以很容易通过胎盘。相应的，由于胎盘是胎儿废物的主要排泄途径，因此胎盘也可能有助于细胞毒药物从胎儿的清除。

实际上由于胎盘屏障的阻隔，也有很多药物无法进入胎儿体内发挥作用，还有些药物虽然能够少量进入，但到达胎儿的浓度相对较低，未必能对胎儿造成损伤。

3. 延迟治疗对孕妇的风险　延迟治疗对孕妇的风险在于观察期间有可能发生疾病进展，由于临床资料的稀少，延迟治疗对孕妇体内肿瘤的影响、对最终疗效和预后的影响很难估计，因此，如何确定可接受的延迟治疗时间是很难把握的，不仅需要对肿瘤的原发灶和分期等进行充分的评估，还要根据孕周对胎儿进行风险评估。尤其是决定继续妊娠并进行妊娠期化疗时，治疗的时机将变得非常重要，在这方面当前并没有绝对安全的临床治疗方案。

4. 化疗对胎儿的影响　多数抗肿瘤药物有致畸和致突变效应，影响取决于以下几方面：药物作用的时间长短、到达胚胎或胎儿的药物剂量以及干扰细胞代谢的方式。

胎儿受到的风险取决于化疗时的孕周。细胞毒药物在不同孕期的毒性作用是不同的：①在受孕后 2 周（即孕 4 周）内，导致两种相反的现象：胚胎死亡或胚胎的正常发育，即"全或无"时期。②发育的第 3~8 周(即孕 5~10 周)是最敏感时期,这是器官形成期,大多数组织器官的形成在 13 周完全完成,之后是成熟生长。但神经系统、眼睛、性腺和造血系统例外,它们在妊娠中晚期仍会继续发育。据报道,早孕期化疗致胎儿畸形发生率为 10%~25%。因此,在妊娠的前 3 个月化疗是禁忌。③妊娠 14 周后化疗相对安全。尽管神经系统等器官的发育持续在整个妊娠期,但一些小样本回顾性研究发现孕中期和孕晚期化疗并没有增加严重畸形发生的风险。中晚妊娠期化疗会影响胎盘细胞的生长发育,因此胎儿生长发育受限和早产成为这个时期的主要不良反应。④由于末次化疗至分娩间隔 3 周对母体和胎儿的骨髓功能恢复至关重要,因此妊娠 35 周后或预期分娩 3 周内不宜化疗,避免新生儿及产妇发生出血和败血症的风险。

细胞毒类抗肿瘤药物还可对胎儿产生直接毒性作用,如蒽环类药物与新生儿心脏毒性有关,顺铂可导致新生儿听力永久性丧失。

5. **妊娠期化疗风险的防控** 化疗对胎儿的影响有即时的,也有延迟的,建议孕 35 周以后不要再使用化疗药物。对化疗后出生的高危新生儿应该进行系统监测,避免化疗引起胎儿的骨髓抑制继发感染,暂时性的骨髓抑制可导致严重感染。因化疗导致的严重骨髓抑制需要给予必要的治疗,包括血小板输注、红细胞输注、促红细胞生成素使用以及重组粒细胞集落刺激因子的使用等。一般来说,化疗引起的暂时性的骨髓抑制是轻微的,经过积极处理及必要的支持治疗,不会影响母亲肿瘤的治疗或胎儿发育,可以考虑适时选用,但应注意监测。各种化疗方案的用量用法与非孕期基本相同,或选择对胎儿影响较小的药物方案。

应该避免在化疗反应尚未恢复的时期分娩,孕 35 周后也最好不进行化疗。如果药物没有经过胎盘充分代谢,分娩后新生儿将受到药物的影响,对早产儿危害更大。如果有早产迹象应予保胎治疗。

另外,暂时性的骨髓抑制导致的免疫抑制可能持续相当长的一段时间,在此期间,新生儿对疫苗不能产生免疫反应,因此在新生儿接种疫苗时,应告知儿科医生,进行相应的免疫功能检测,个体化制定各类疫苗接种相应的时间表。

二、产褥期化疗

由于许多抗肿瘤药物(如阿霉素、甲氨蝶呤、顺铂等)可经乳汁分泌,因此一般不建议使用细胞毒药物的女性哺乳。

三、妊娠期化疗的药物选择

由于要考虑药物对胎儿和新生儿的影响,妊娠期化疗时需要谨慎选择药物的种类。

1. 抗代谢药　这类药物的化学结构与核酸代谢的必需物质如叶酸、嘌呤、嘧啶等相似,通过特异性干扰核酸的代谢,影响 DNA 的合成,阻止细胞的分裂繁殖,产生抗癌效应,本类药物对正常组织和肿瘤组织的选择性较小。其中的叶酸拮抗剂是与胎儿异常最相关的药物,早孕期甲氨蝶呤的使用与多种出生缺陷有关。

2. 烷化剂　是抗癌药物家族中最大的一支,抗癌谱广,毒性大。在妇科卵巢癌的治疗中也有重要作用。在早孕期间使用烷化剂有造成脚趾缺失、眼异常、低位耳、腭裂的报告(发生率 14%),在孕中期后的化疗中使用烷化剂,畸形风险下降到 4%。

3. 抗肿瘤抗生素　一般而言,抗癌抗生素是属于细胞周期非特异性药物,多数通过嵌合于 DNA 而干扰 mRNA 的形成。有关蒽环类抗癌抗生素应用于早孕期的报道较多,结论为并不增加出生缺陷的风险。有多个博来霉素用于中晚孕期的病例报道,患者分娩的胎儿是正常的。

4. 植物类抗肿瘤药　长春新碱等药物,其主要作用于细胞周期的 M 期,为细胞周期特异性药物,该类药物在体内大部分与蛋白结合,致畸可能小于抗代谢药物。对动物有致畸性,在文献中没有在孕期单独使用该类药物的报道,在联合化疗 29 例中,有一例畸形。迄今为止,中晚孕期使用紫杉醇尚无不良反应的报道。

5. 其他　铂类是妇科肿瘤常用的药物,中晚孕期使用顺铂有多个报道,虽然没有发生新生儿严重不良结局,但有新生儿发生粒细胞减少的报道。鉴于顺铂具有更重的肾毒性和耳神经毒性,因此在孕期卡铂优于顺铂。另有报道,24 例使用过铂为主的化疗的孕妇中,有 5 例发生异常,包括胎儿畸形、宫内死亡、宫内发育迟缓。

6. 非细胞毒类化疗药物　目前,孕期不建议使用任何靶向药物和免疫抗肿瘤药物。

四、化疗方案

一般多选用铂类加紫杉醇方案,如前所述卡铂优于顺铂,紫杉醇对骨髓毒性较小从而优于多西紫杉醇。根据孕期时间体重计算药物剂量。孕期未能完成的化疗疗程,待产后补充完成。

推荐方案 1 :TC 3 周方案。紫杉醇 150~175mg/m^2,静脉

滴注；卡铂 AUC 5,静脉滴注。

推荐方案 2：TC 周疗方案。紫杉醇 $80mg/m^2$,第 1、8、15 天静脉滴注；第 1 天卡铂 AUC 5。

Tips：①胎儿受到的风险取决于化疗时的孕周；②孕期的治疗性化疗不特意调整药物剂量；③妊娠期化疗药综合考虑多种因素,充分评估,采取个体化治疗；④妊娠期用药风险分类见表 6-1。

表 6-1　妊娠期用药风险分类

风险分类	定义
A	人类对照研究没有证实中早孕期对胎儿有风险(中晚孕期也没有证据证明有风险),对胎儿造成危害的可能性很小
B	动物试验没有证实对胎儿有影响但无人体的对照性研究；或动物试验显示对胎儿有影响,但在人体早孕的对照性研究中没有得到证实(中晚孕期也没有证据证明有风险)
C	动物试验证实对胎儿有影响(致畸性或杀胚胎或其他)但缺乏人体的对照性研究；或缺乏动物或人体研究。只有当潜在的好处超过潜在的风险时才使用这些药物
D	有证据表明对人类胎儿有风险,但由于在某些特殊情况下对孕妇有利,此时才可以使用(例如：在危及生命情况下,或某种严重的疾病更安全的药物不能使用或无效时,必须使用此类药物)
X	动物试验或人体研究证实可致胎儿异常,和/或有人体研究的证据证明对胎儿有害,妊娠期任何情况下使用该药物的风险总是超过其可能带来的好处。对于妊娠或将妊娠的妇女禁忌使用

第二节 化疗中的卵巢功能保护

一、化疗药物对卵巢功能的损伤

化疗药物损伤卵巢功能的机制尚不完全确定,目前认为有两种可能:一是直接损坏下丘脑 - 垂体系统,进而造成卵巢功能被破坏;二是直接导致卵巢中卵母细胞凋亡。多数化疗药物可在卵巢中直接发挥作用,生殖细胞被破坏后难以再生,造成卵巢功能衰竭,患者常出现阴道上皮萎缩、阴道干涩、闭经甚至绝经。

化疗药物对卵巢的损伤程度与患者年龄、药物种类、用药剂量、用药时间等相关。青春期前卵巢对化疗药物毒性的敏感性较低,青春期后敏感性和年龄呈正相关,年轻患者的卵巢储备较年老患者多,因此化疗药物对年老患者卵巢损伤更严重。根据对卵巢功能和生殖能力损伤风险的大小,将化疗药物分为三类:

1. 低风险化疗药物 ①抗代谢类:5- 氟尿嘧啶、甲氨蝶呤、吉西他滨等;②蒽环类:阿霉素、博来霉素等;③长春碱类。

2. 中等风险化疗药物 铂类和紫杉醇。

3. 高风险化疗药物 烷化剂,最常见环磷酰胺。对增殖期细胞和未发育的卵母细胞均有毒性损害。

二、卵巢功能的保护

目前,保护年轻女性肿瘤患者卵巢功能和生育能力的方法主要有以下几种:

1. 通过药物保护生育力。

促性腺激素释放激素激动剂（gonadotrophin releasing hormone agonist, GnRH-a）是目前最常用的药物，但其有效性有待于进一步研究。

GnRH 由下丘脑分泌，刺激垂体前叶细胞合成释放 FSH 和 LH。GnRH-a 是人工合成的多肽药物，结构与 GnRH 相似，但活性较天然 GnRH 强很多，应用后可以暂时抑制下丘脑、垂体、性腺轴，模拟青春期前女性内分泌环境，使卵泡处于休眠状态，从而降低了卵巢对化疗的敏感性。同时，使用 GnRH-a 后的低雌激素状态可减少子宫卵巢的血流灌注，从而减少化疗药物在卵巢的累积。

初次使用 GnRH-a 时，其可短暂刺激垂体释放 FSH 和 LH，进而刺激卵巢激素的释放，此过程称为"点火效应"，约持续 1~2 周。此后 GnRH-a 继续作用，耗尽了垂体上的 GnRH-a 受体，对 GnRH-a 不再敏感，从而产生降调节作用，FSH 和 LH 水平显著下降，抑制卵泡发育成熟。由于"点火效应"的存在，故 GnRH-a 的第一次给药应在化疗前 2 周，之后的给药与化疗同步。如果化疗前应用时间不当，可使卵巢对化疗药物更加敏感，这不但不能达到保护卵巢的目的，反而会加重卵巢的损伤。

对于年轻患者，为保留卵巢和生育功能，建议化疗前常规给予 GnRH-a 联合治疗，常用药物有戈舍瑞林、亮丙瑞林等。

药物使用方法（以亮丙瑞林联合 TC 方案为例）：在第一次开始 TC 方案化疗前 10~14 天，给予醋酸亮丙瑞林 3.75mg 皮下注射。之后每间隔 28 天注射一次，共 4~6 次至化疗结束。

2. 胚胎冷冻 胚胎冷冻技术是目前最成熟、成功率最高的生育力保存方法。适用于已婚、有固定性伴侣的育龄期女性。冷冻胚胎与新鲜胚胎的移植、妊娠结局相似,能获得较为理想的复苏率和妊娠率。

对于肿瘤患者而言,通常需要在放化疗开始前进行促排卵治疗并取卵,随后进行体外受精或单精子胞浆内注射,对胚胎进行体外培养,选择发育良好的胚胎在放化疗结束后进行移植。

局限性主要有:①首先需进行至少 10~12 天的促排治疗,对于急需接受治疗的肿瘤患者而言,有病情进展、延误治疗的风险;②该方法不适用于未婚女性;③对于性激素依赖性的肿瘤患者,需使用特殊的促排方式;④如患者死亡,可能带来伦理、法律相关问题。

3. 卵母细胞冻存　卵母细胞冷冻可用于女性生育力的保存。成熟卵母细胞冷冻已是一项成熟有效的技术,现有研究认为,肿瘤患者用玻璃化冻存的卵母细胞解冻后进行移植,可以使活产率与非肿瘤患者无显著差异,胎儿畸形的发生率无明显增加。未成熟卵母细胞冷冻及卵母细胞体外培养技术(in vitro maturation,IVM)可降低对卵巢的刺激,主要适用于青春期前女性或急需放疗和化疗的肿瘤患者。但由于技术仍不成熟,总体上其妊娠成功率较低,目前成功分娩的案例较少。

卵母细胞冷冻需要在化疗前行促排卵,有延误疾病治疗的可能。对于雌激素敏感的恶性肿瘤,促排卵所致的高雌激素水平变化可能会增加恶性肿瘤复发风险。此外,尚存在法律和伦理问题。

4. 卵巢组织冷冻与移植　卵巢组织冷冻是运用低温生物学原理冷冻保存卵巢组织的方法,待病情稳定后行卵巢组织移植,可以恢复或保留卵巢的内分泌功能。该方法可以即时进行,且无须等待性成熟,因此可能是青春期前患者可用的唯一方法。

行卵巢组织冷冻的患者要具有较好的卵巢储备,推荐年龄不超过35岁,且所冷冻卵巢组织必须尽量排除原发性卵巢恶性肿瘤或恶性肿瘤卵巢转移情况。移植时机尚无统一标准,一般为原发病缓解后,距化疗结束至少半年以上。卵巢移植部位可以是原位移植(盆腔内),也可以是异位移植(盆腔外如前壁、胸壁或腹壁)。

卵巢组织冷冻与移植目前存在的最大问题是冻融卵巢组织移植有将恶性肿瘤细胞再次植入体内的风险。

第三节 儿童及青少年妇科恶性肿瘤

关于青少儿年龄的界定在各国有所不同,根据我国的习惯定义为18周岁以下。儿童及青少年妇科恶性肿瘤中最常见的为卵巢恶性肿瘤,发病率约占儿童恶性肿瘤的1%,以生殖细胞肿瘤为主,其次为性索间质肿瘤,并且就诊时大多处于临床早期。

分期可参考FIGO分期。儿科肿瘤学组(pediatric oncology group,POG)和儿童癌症学组(children's cancer group,CCG)对儿童卵巢恶性肿瘤分期,见表6-2。

表6-2 儿童卵巢恶性肿瘤分期(POG&CCG)

分期	病变程度
I	局限于卵巢,腹腔冲洗液无恶性细胞;临床、影像学或组织学未发现卵巢以外病变;腹膜神经胶质瘤不提高分期;肿瘤标记物术后以半衰期衰减,降至正常

分期	病变程度
Ⅱ	镜下残留病灶或淋巴结阳性(<2cm);腹腔冲洗液无恶性瘤细胞;肿瘤标记物阳性或阴性
Ⅲ	肉眼可见残留病灶或只进行了活检术;淋巴结阳性(>2cm);邻近脏器受累(大网膜、肠管、膀胱);腹腔冲洗液有恶性细胞
Ⅳ	远处转移,包括肝转移

一、化疗指征

1. 卵巢生殖细胞肿瘤

(1)未成熟畸胎瘤:FIGO IC 及以上分期均需补充化疗,IA 和 IB/G2-3 未成熟畸胎瘤可予化疗亦可观察随访。相关经验强烈支持避免化疗,将化疗留待复发后再使用。

(2)无性细胞瘤:超过Ⅰ期的患者在减瘤术后给予联合化疗。

(3)卵黄囊瘤:均需联合方案化疗。

(4)胚胎癌:均需联合化疗。

(5)混合性生殖细胞肿瘤:术后根据病理成分决定多药联合化疗方案。

2. 非生殖细胞肿瘤

(1)性索间质肿瘤。多为颗粒细胞瘤,Ⅰ期以上给予联合方案化疗。

(2)恶性上皮性肿瘤。超过 IA 的患者给予联合方案化疗。

二、化疗方案

1. 生殖细胞肿瘤化疗方案有 BEP、EP、VAC、PVB 等

（1）BEP（博来霉素 / 依托泊苷 / 顺铂）方案被 NCCN 指南 2A 级推荐用于卵巢生殖细胞肿瘤，由于博来霉素的肺毒性对儿童及青少年的影响较大，依托泊苷有诱发继发性白血病风险，对于儿童及青少年 BEP 方案的用药方法不同于成人。当用于青少儿时，博来霉素的用量由成人的 3 天减为 1 天。

（2）EP 方案：顺铂 35mg/（m²·d），3 天；依托泊苷 100~150mg/（m²·d），3 天。可在中等风险患者中首选，三程后评估，若 CR 给予本方案巩固 1 个疗程。

（3）PEI 方案：顺铂 35mg/（m²·d），3 天；依托泊苷 100mg/（m²·d），3 天；异环磷酰胺 2.5g/（m²·d），3 天。用于高风险患者。化疗四程后评估，若 CR 结束治疗，若 PR 予补充 PEI 方案两程。

2. 性索间质肿瘤化疗方案　BEP 和 TC 常用。

3. 上皮性癌　TC 方案。

三、青少儿化疗中的注意问题

1. 化疗剂量　剂量计算方法同成人一样。

2. 化疗疗程　一般是肿瘤标记物正常后再打 2 个疗程即可。

3. 卵巢保护　有月经来潮后就应开始给予保护。青春期前患者主要的生育力保存方法为卵巢冻存。青春期后患者，卵子冷冻是目前公认的首选生育力保存方案。GnRH-a 对生育力保护的效果存在较多争议，当其他方法都不可行时可考虑使用。

4. 输液通路　患儿年龄较小、血管纤细、自我约束能力差，或部分患儿肢体肥胖，增加了静脉穿刺的难度。同时多次静脉穿刺、化疗药物局部刺激等使得患儿血管弹性下降及纤维化等，增加了化疗药物外渗的风险。因此选择合适的静脉穿刺部位,运用 PICC 置管或输液港能够减少在化疗期间频繁穿刺给患儿带来的痛苦并减少药物外渗的发生。

5. 液体量　患儿年龄小时,液体量的管理需要儿科医师协助。

6. 青少儿妇科恶性肿瘤治疗中不建议使用靶向药物和免疫治疗药物。

第四节　原发灶不明的恶性肿瘤

原发灶不明性癌(cancers of unknown primary site,CUP)是一类转移瘤的统称,无法通过常规的诊断方法确定原发癌灶的位置。

一、分　类

根据病理性特征,将 CUP 分类为:

1. 高分化和中分化腺癌。

2. 低分化癌(包括低分化腺癌)。

3. 鳞状细胞癌。

4. 未分化癌。

5. 神经内分泌癌。

原发灶不明的转移性腺癌是 CUP 最常见的类型,占 60%。此类疾病发展快、预后差,中位生存期 3~6 个月。

二、临床表现

与妇科恶性肿瘤相关 CUP 的临床表现是腹腔广泛性转移

癌,这通常是卵巢癌的典型表现,偶尔来自胃肠道或是乳腺。

三、治 疗

治疗方案是基于患者的临床病理学亚型和预后特征,主要治疗目标是:适度延长生存期并缓解症状、改善生活质量。

各类肿瘤的诊断和治疗策略不尽相同。与妇科恶性肿瘤相关 CUP 类患者除非有明确证据证明肿瘤起源于胃肠道或者乳腺,否则应按照 3 期或者 4 期卵巢癌处理:肿瘤细胞减灭术 + 辅助化疗。铂类 + 紫杉醇是首选方案,30%~40% 患者可达到 CR。对于低风险患者,低毒方案应为首选,可参考表 6-3 中基本方案用药。各方案的具体用法在本书前面章节有示例。

表 6-3 妇科肿瘤相关 CUP 化疗方案

药物	剂量	时间	间隔
①紫杉醇	$175mg/m^2$	第 1 天	每 3 周
卡铂	AUC 5	第 1 天	
②多西他赛	$75mg/m^2$	第 1 天	每 3 周
卡铂	AUC 5	第 1 天	
③顺铂	$60~70mg/m^2$	第 1 天	每 3 周
吉西他滨	$1\ 000mg/m^2$	第 1、8 天	
④顺铂	$75mg/m^2$	第 1 天	每 3 周
依托泊苷	$100mg/m^2$	第 1~3 天	

当前对 CUP 的化疗均是经验性化疗方案,2~3 个疗程后,要对治疗反应进行评估,特别要关注患者的生存质量。

CUP 的靶向治疗和免疫治疗的临床研究已经陆续开展,将可能成为患者新的选择。

（黄 磊 闫 震 段 微 王 娇）

第七章
化疗相关操作技术

第一节　外周中心静脉导管置管

外周中心静脉导管(peripherally inserted central venous catheter,PICC)置管即经外周静脉穿刺中心静脉置管,是一种从外周静脉(主要是上肢的贵要静脉、头静脉、肘正中静脉)穿刺置管,导管尖端位于上腔静脉下 1/3 处或上腔静脉和右心房连接处的中心静脉置管技术(图 7-1)。适用于长期静脉输液、肠外营养、肿瘤化疗者,在静脉化疗中应用可以迅速稀释化疗药物,防止药物对血管的刺激,有效保护上肢静脉并减轻患者痛苦。

一、优　点

1. 穿刺部位在外周浅静脉,避免了颈部和胸部穿刺引起的气胸、血胸等严重并发症。

2. 减少了频繁静脉穿刺,避免了化疗药物对外周局部组织刺激带来的疼痛和损伤。

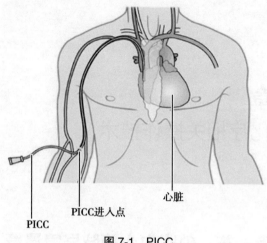

心脏

PICC进入点

PICC

图 7-1 PICC

3. 方法简捷易行,可在患者床旁操作。

4. PICC 有良好的组织相容性和顺应性,在体内可留置 1 年,维护简单。

5. 导管稳定性好,液体流速不受患者体位的影响,方便患者活动。

6. 感染的发生率小于 3%,较从颈部、胸部穿刺的导管低。

二、适 应 证

1. 需要长期静脉输液,但外周静脉不易穿刺成功。

2. 需反复输注刺激性药物,如化疗药物、大剂量补钾等。

3. 需长期输注高渗性或黏稠性液体,如胃肠外营养液、脂肪乳等。

4. 需反复输血或血制品,或每日需反复采静脉血检查的患者。

5. 输液治疗超过 1 周以上者。

6. 需进行家庭静脉治疗者。

三、禁 忌 证

1. 对导管成分有过敏倾向者。

2. 穿刺部位及置管途径有静脉炎及静脉血栓形成史、外伤史、血管外科手术史、放射治疗史、静脉血栓形成史。

3. 乳腺癌根治术后患侧。

4. 上腔静脉压迫综合征。

5. 脑血管意外偏瘫侧肢体。

6. 疑似或确诊有导管相关性感染、菌血症、败血症。

四、操作流程

1. 穿刺前准备

(1) 置管前患者评估: 内容包括病情及血管情况; 患者合作程度; 有无禁忌证; 签署知情同意书。

(2) 用物准备: 包括治疗车、治疗盘、消毒液、一次性注射器、无菌手套、导管、无菌透明贴膜、输液接头、无菌 PICC 穿刺包、生理盐水、2% 利多卡因、止血带、皮卷尺、记号笔、血管超声仪、弹力绷带、置管记录单等。

(3) 选择合适的静脉: 在预期穿刺部位以上扎止血带。用血管超声仪评估患者的血管情况, 选择粗、直、弹性好的肘部大静脉 (首选贵要静脉, 次选肘正中静脉, 头静脉为第三选择)。用记号笔做好穿刺位置的标记, 松开止血带。

(4) 测量定位: 患者取仰卧位, 用皮尺测量患者从穿刺部位至上腔静脉的长度。测量时手臂外展 90°, 从预穿刺点沿静脉走向量至右胸锁关节再向下至第三肋间(酌情减2~4cm)。测量双侧上臂中段(肘窝上10cm)周径(臂围基础值),以供监测可能发生的并发症(如上肢静脉血栓)。

2. 穿刺置管 操作者严格按无菌要求进行操作。

(1)消毒穿刺点:抬起患者上臂,用消毒液进行整个置管上肢皮肤的消毒(消毒穿刺点上下10cm,两侧至臂缘)。铺无菌单。

(2)预冲导管:用生理盐水冲洗导管内外、连接器、输液接头、穿刺针、插管鞘,确认导管完好、通畅。由助手协助安放无菌探头罩,抽好利多卡因备用。

(3)实施静脉穿刺:局麻穿刺点,扎止血带。穿刺者在超声引导下再次定位血管,并将选择好的血管影像固定在标记点的中央位置。左手固定好探头,保持探头位置垂直立于皮肤。右手取针穿刺,针尖斜面向上,操作者双眼看着血管超声仪屏幕进行静脉穿刺,见到血从针尾处缓缓流出,即为穿刺针已进入血管(图7-2)。

(4)推送导丝:穿刺成功后固定穿刺针不动,小心移开探头,右手将导丝从穿刺针处慢慢送入血管后立即降低进针角度继续推送导丝,体外导丝保留10~15cm后松开止血带,撤出穿刺针,保留导丝在原位(图7-3)。

(5)扩皮:沿导丝上方,与导丝平行的角度做皮肤切开以扩大穿刺部位。

(6)送插管鞘:沿导丝送入插管鞘,注意固定好导丝,使插管鞘完全进入血管。分离扩张器和插管鞘,将扩张器和导丝一起拔出,随即用左手拇指堵鞘口。

(7)送管:固定好插管鞘,鞘下面垫无菌纱布,将导管自插管鞘内缓慢匀速置入(每次不超过2cm)。当送入10cm左右时,嘱患者将头转向静脉穿刺侧,并低头使下颌贴近肩部,以防导管误入颈静脉。插导管至预定长度后用无菌纱布放在鞘的末端压迫并固定导管,撤出插管鞘。

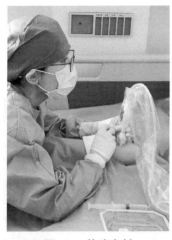
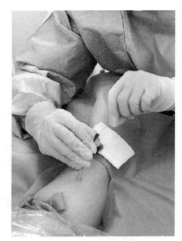

图 7-2 静脉穿刺　　　　　图 7-3 推送导丝

(8)判断导管位置:由助手用超声进行检查同侧及对侧的锁骨下静脉和颈内静脉,排除导管无移位后撤出支撑导丝。

(9)修剪导管体外长度:于体外导管 6cm 处垂直剪断导管,注意不要剪出斜面和毛碴。

(10)安装减压套筒和连接器。

(11)确定回血和封管:用带有生理盐水的 20ml 注射器抽回血,然后再用生理盐水脉冲式冲管,安装输液接头,用生理盐水或用肝素盐水正压封管(肝素钠浓度为 0~10U/ml)。(注意:用>10ml 的注射器,<5ml 注射器可能造成高压,使导管破裂)。

(12)固定导管:将体外导管放置成 U 或 L 形弯曲,无菌胶布固定导管连接器。在穿刺点上方放置一小块纱布吸收渗血,并注意不要盖住穿刺点。覆盖透明贴膜在导管及穿刺部位,加压粘贴(图 7-4)(注意粘贴手法,不能抻拉贴膜,要做到无张力粘贴)。

(13)在衬纸上标明穿刺日期和操作者姓名,用弹力绷带加压止血。

(14)向患者交代置管后注意事项,行 X 线摄片,确定导管顶端在上腔静脉后即可使用(图 7-5)。

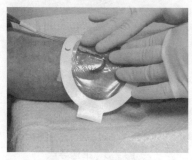

图 7-4 外固定导管

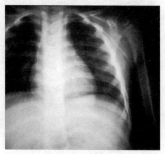

图 7-5 摄片

3. 穿刺后记录 内容包括:穿刺导管的名称和批号;导管型号及长度、臂围;所穿刺的静脉;穿刺过程描述;抽回血的情况;固定方法;穿刺日期及穿刺者姓名;胸片结果;患者的任何主述。

五、导管维护

1. 一般维护

(1)冲封管频率:每次静脉输注前后或取血后必须立即冲管。治疗间歇期每 7 天冲管 1 次。方法:①一般导管连接输液接头,必要时连接延长管;②更换输液接头(接头每 7 天更换 1 次);③冲封管:以脉冲方式注入生理盐水 10~20ml,再用 10m 肝素钠盐水 3~5ml 进行正压封管。(注意:必须使用

10~20ml 注射器。冲管前要先抽回血）

在使用 PICC 输液前应用 75% 的酒精棉片擦拭输液接头 15 秒钟。如输液速度较慢或时间较长时,应在使用中用生理盐水冲管,以防堵管。

(2) 更换敷料:更换敷料必须严格无菌操作。透明贴膜应在导管置入后第一个 24 小时更换,以后每周更换 1~2 次。如果需用纱布,通常放置于贴膜下面,并每 48 小时更换贴膜一次。

注意:移除敷料时应注意固定导管,将敷料向穿刺点上方(由下至上)撕下,以防导管脱出。不可用手碰触贴膜覆盖区域的皮肤。

(3) 观察和记录:①观察导管有无移位发生,穿刺点有无红肿及渗出情况;②测量并记录上臂周长(手臂外展 90 度,在肘上 10cm 处测量)。如果周长增加超过 2cm,这是发生血栓的早期表现。

2. 导管堵塞的处置

(1) 导管堵塞原因:①多为未及时或未采用正确的正压封管而阻塞;②导管扭曲、打折;③药物不相容形成沉淀;④患者剧烈咳嗽、术肢活动过多导致血液回流形成血栓。

(2) 对策:①及时有效冲管,确保管道通畅;②正压脉冲式连续推注;③有效封管;④避免药物配伍禁忌。

(3) 堵塞发生后尿激酶的使用:利用负压技术将稀释的尿激酶 5 000U/ml、0.5ml 注入 PICC 管腔内,停留 15~20 分钟后用注射器回抽,有血液抽出即表明溶栓成功。如无血液抽出则可反复重复上述操作,使尿激酶在导管内停留一定时间,直至有血液抽出。导管通畅后,回抽 5ml 血液以确保抽回所有药物和凝块。尿激酶的总量不宜超过 15 000U。

六、导管拔除

拔除导管时患者置于舒适体位,穿刺臂外展与身体呈 90 度或上肢低于心脏水平,严格消毒后应从穿刺点部位轻轻缓慢地拔出导管,每次拔出 2~3cm,导管快拔出体内的刹那,让患者憋气,立即压迫穿刺点止血,并嘱患者恢复正常呼吸。用无菌纱布压迫穿刺点直至不出血为止,涂以抗菌药膏封闭皮肤窗口防止空气栓塞,用敷料包扎固定 24 小时。每 24~48 小时换药直至创口愈合。

注意:①如遇到阻力,应立即停止拔管,不能强行拔除,可暂时固定导管给予热敷,直至导管松动再继续拔管;②测量导管长度,观察导管有无损伤或断裂。

第二节　腹腔热灌注化疗

一、基本概念

腹腔热灌注化疗(hyperthermic intraperitoneal chemotherapy, HIPEC)属于腹腔化疗,是将含有化疗药物的灌注液精确恒温、循环灌注、充盈腹腔并维持一定时间,预防和治疗腹腔恶性肿瘤。HIPEC 在妇科肿瘤方面的主要治疗模式为联合手术和化疗。

二、主要作用机制

1. 恶性肿瘤细胞在 43℃维持 1 小时即可产生致死效应,

而正常组织细胞 47℃可耐受 1 小时以上。因此,通过合适的温度,HIPEC 可直接通过热效应杀死肿瘤细胞。

2. 高温可导致肿瘤细胞膜、肿瘤血管的通透性发生变化,减少肿瘤细胞对化疗药物的排泄率,增加肿瘤细胞中化疗药物的浓度。

3. 通过腹腔给药可增加腹腔内肿瘤病灶局部药物的作用浓度。

4. 通过持续的循环灌注,腹腔内游离癌细胞和腹膜微小转移病灶被机械性冲刷而清除。

5. HIPEC 的最大组织穿透深度为 5mm,而普通化疗药物的组织穿透深度 <3mm,HIPEC 可增加化疗药物的渗透力,甚至穿透至腹膜或浆膜下层的癌细胞。

三、HIPEC 治疗妇科肿瘤的适应证

HIPEC 主要用于预防和治疗妇科肿瘤的腹腔种植转移,主要包括:

1. 卵巢癌 肿瘤细胞减灭术后的 HIPEC、用于新辅助化疗及间歇性细胞减灭术后的再次 HIPEC。尤其适用于晚期特别是合并大量腹水、胸腔积液患者。复发性卵巢癌接受二次肿瘤细胞减灭术达到肉眼未见残留病灶(R0)的铂敏感性复发患者。

2. 腹膜假性黏液瘤 HIPEC 是腹膜假性黏液瘤手术后的首选治疗方式。

3. 其他 伴有腹水或播散性腹腔转移的其他妇科恶性肿瘤包括宫颈癌、子宫内膜癌、子宫肉瘤、外阴癌和阴道癌患者等。

4. 姑息性治疗 妇科恶性肿瘤引起的难治性胸腔积液、腹水的姑息性治疗。

四、HIPEC 的禁忌证

1. 肠梗阻及腹腔内广泛粘连。

2. 腹腔内感染较重。

3. 存在术后吻合口愈合不良的高危因素(吻合口组织水肿、缺血、张力大、严重低蛋白血症等)。

4. 心脏、肝脏、肾脏等重要器官功能障碍。

5. 严重凝血功能障碍。

6. 胆汁阻塞及输尿管梗阻。

7. 年龄 ≥ 75 岁为相对禁忌证。

五、灌注管放置

1. 置管方式

可选择开腹手术关腹前置管,也可选择腹腔镜或者超声引导下置管。超声引导下置管受患者腹腔内条件影响大,要求有丰富的经验。

2. 置管位置(图 7-6)

(1)取腋前线平面置管:一般放置 4 根管(入水管和出水管各 2 根)。

(2)管①和管②由上向下至同侧盆底(紧贴侧腹壁);管③和管④由下至上,右侧至肝上膈下,左侧至脾上膈下(紧贴侧腹壁)。

(3)置管在腹腔内长度约 25cm,预留处理堵管时向外抽管的长度。

(4)全层褥式缝合闭合皮肤引流口并固定治疗管,减少术后引流口渗液的发生率。

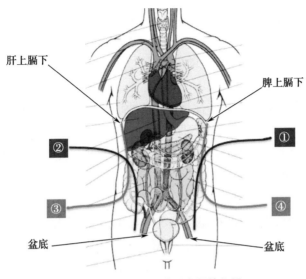

肝上膈下

脾上膈下

① ② ③ ④

盆底　　　　　　　　　　　　　　　　盆底

图 7-6　HIPEC 盆腹腔内置管位置

注意：①避免把治疗管通水侧孔置于肠管间、腹壁后侧，不要直接放在大网膜表面；②有较大创面时，治疗管末端应越过创面。

3. 堵管时的处理

灌注管阻塞可导致 HIPEC 失败和患者腹痛。导致堵管的原因主要有纤维蛋白凝结形成管道阻塞、大网膜包裹和嵌顿、肿瘤组织堵塞。堵管时处理方法包括：灌注出入口调换位置、将被堵管道作为出水口增加灌注速度；调整灌注管朝向；使用生理盐水冲管同时旋转管道；上述方法均失败时可在充分消毒后，拔出部分管道至侧孔，重新调整管道方向后再将管道还纳入腹腔。

六、HIPEC 实施

1. 治疗开始时机

原发肿瘤切除 24h 后，残留肿瘤增殖速度一般在 1 周后恢复到术前;与原发肿瘤相比,再生肿瘤的生物学行为也会发生改变,表现为肿瘤的侵袭性和耐药性增强。因此,手术后的HIPEC 应尽早开始,尽量在 1 周内完成。

2. 监护

全程监测生命体征,计算 24 小时出入量;随时调整灌注的入量和出量,治疗全程保持灌注液体循环通畅,注意治疗场所环境消毒。HIPEC 治疗期间患者可出现轻度体温升高,一般不超过 38℃。

3. 灌注参数设置

(1)温度:HIPEC 温度设定于 43℃,全程要求温度稳定,这是保证疗效和安全的重要因素。控温精度≤±0.5℃、测温精度≤±0.1℃。

(2)灌注容量:容量选择遵循腹腔充分充盈、患者耐受、循环通畅的原则,灌注液体总量 3 000~5 000ml,流速 300~600ml/min。

(3)灌注液类型:生理盐水、林格液、葡萄糖、蒸馏水均可作为灌注液体。灌注液体的选择主要取决于液体的脱水效果、肿瘤类型和药物。一般首先生理盐水。治疗黏液性肿瘤时,宜选用葡萄糖,治疗腹膜假黏液瘤时以 10% 葡萄糖效果最佳。卡铂和奥沙利铂宜用 5% 葡萄糖溶液。

(4)治疗维持时间、治疗次数。维持时间建议 60~90 分钟,必要时可以适当调整。推荐单次足量给药。灌注次数主要取决于病情。

4. 常用灌注方案

(1)第 1~3 天使用生理盐水进行灌注治疗,第 4 天使用多烯紫杉醇或紫杉醇进行灌注化疗,第 5 天使用顺铂进行灌注化疗。

(2)第 1 天使用生理盐水进行灌注治疗,第 2 天使用多烯紫杉醇或紫杉醇进行灌注化疗,第3天使用顺铂进行灌注化疗。

(3)第1天使用生理盐水进行灌注治疗,第2天在静脉使用紫杉醇类药物后使用顺铂进行灌注化疗。

*我科顺铂HIPEC常在术后第1天患者一般情况较好时即开始,共3天,顺铂用在第2天或者第3天。

七、药物选择

宜选择单药治疗对肿瘤有效、肿瘤组织穿透性高、分子质量相对大、腹膜吸收率低、与热效应有协同作用、腹膜刺激性小的药物。HIPEC中化疗药物剂量尚无明确计算方式,原则上按照静脉用量标准。

目前文献报道用于妇科恶性肿瘤治疗中HIPEC药物及其剂量见下表(表7-1)。

表7-1 妇科恶性肿瘤HIPEC药物剂量

药物	剂量 ($mg \cdot m^2$)	药物	剂量 ($mg \cdot m^2$)	药物	剂量 ($mg \cdot m^2$)
顺铂	50~100	奈达铂	80~100	吉西他滨	500~1 000
卡铂	AUC 6	奥沙利铂	85~460	多柔比星	15~75
洛铂	50	紫杉醇	20~175	丝裂霉素	15~35

注意事项:①当联合静脉化疗时,HIPEC剂量应包括在全身总治疗剂量中;②顺铂是HIPEC中应用最为广泛的药物,需要水化,热效应会增加顺铂的毒性,推荐使用剂量为$70mg/m^2$,治疗持续1小时;③卡铂和奥沙利铂用生理盐水配伍会导致药效改变,宜选用5%葡萄糖作为灌注液。

八、不良反应及注意事项

1. 常见的不良反应有大汗淋漓、心率>100 次/min 等症状。部分患者可能出现呼吸、血氧异常,解除可能诱因后,如果患者仍有上述临床表现或其他严重不适,可终止 HIPEC 治疗。

2. HIPEC 的热效应可增强化疗药物的细胞毒性作用,因此需加强骨髓、肾脏毒性反应的监测。

第三节　腹腔穿刺术与腹腔化疗

腹腔穿刺术是通过穿刺针或导管直接从腹前壁刺入腹膜腔,用以诊断和治疗疾病的一项技术。妇科恶性肿瘤患者做腹腔穿刺术主要是为了腹腔化疗或者放腹水。

腹腔化疗则是通过腹腔穿刺或手术中腹腔置管方式,向腹腔内灌注化疗药物的过程。

一、禁　忌　证

1. 有明显的出血倾向者,如严重的血小板减少症(血小板<20×10^9/L)。

2. 严重的肠管扩张者,如肠麻痹。

3. 腹腔内广泛粘连者。

4. 腹壁蜂窝组织炎。

二、操 作

1. 穿刺部位

(1)下腹部正中旁穿刺点:脐与耻骨联合上缘之间连线的中点上 1cm、偏左或右 1~2cm,此处无重要器官,穿刺较安全。

(2)左或右下腹穿刺点:脐与髂前上棘连线的中、外 1/3 交界处。

2. 穿刺术

(1)消毒,铺巾。

(2)局部麻醉。

(3)术者左手固定穿刺部位皮肤,右手持套管针经麻醉处垂直刺入腹壁,抵抗感突然消失时提示针尖已经穿过腹壁进入腹腔。拔出针芯。如有较多腹水时,则可见腹水流出。

(4)如果患者是大量腹水需要腹腔减压,可用大容量注射器逐次抽出腹水,或者穿刺针末端连接引流管使腹水自行流出。

(5)如果要进行腹腔内化疗,则穿刺有突破感后拔出针芯,向腹腔内注入生理盐水顺畅,证实穿刺成功后即可行腹腔内化疗。

(6)拔除穿刺针,无菌敷料包扎。

三、注意事项

1. 术中密切观察患者,如有头晕、心悸、恶心、气短、脉搏增快、面色苍白等,需立即停止操作。

2. 放腹水时不宜过快、过多,一般每次 2 000ml。腹水流出不畅时可将穿刺针稍作移动或者稍变换体位。

3. 术后嘱患者平卧 6 小时。

4. 腹水较多时,需要先放出一定量腹水后再灌入化疗药物。

5. 在腹水比较少的情况下进行腹腔化疗时,可能需要先往腹腔内灌注一定量的液体,然后再灌注化疗药物,使腹腔内能有一定的液体量(2 000ml)。

6. 腹腔化疗最常用药物为顺铂、卡铂、紫杉醇。需注意不同厂家生产的卡铂对其用药途径和溶液的要求是不一样的,拟腹腔化疗前要仔细阅读厂家说明书。

第四节 胸腔穿刺术

胸腔穿刺术(简称胸穿)在妇科是对有症状胸腔积液的妇科恶性肿瘤患者,为了治疗疾病的需要而通过胸腔穿刺抽取积液(并同时胸腔内注射药物)的技术,有时需要多次胸穿或者同时留置胸腔引流管。

一、适 应 证

1. 缓解胸腔大量积液所致的压迫、呼吸困难等症状。
2. 向胸腔内注射药物。

二、禁 忌 证

1. 有明显的出血倾向者,如严重的血小板减少症(血小板$<20 \times 10^9$/L)。
2. 一般状况极差,难以耐受。

3. 穿刺部位有感染。

4. 难以合作者。

三、操 作

1. 穿刺部位

(1)患者取坐位面向背椅,两前臂置于椅背上,前额伏于前臂上。

(2)定位:一般常取肩胛线或腋后线第 7~8 肋间;有时也选腋中线第 6~7 肋间或腋前线第 5 肋间为穿刺点。

2. 穿刺术

(1)消毒,铺巾。

(2)1% 利多卡因局部浸润麻醉(如果选择穿刺点为肩胛线或腋后线,沿下位肋骨上缘进针;如果选择穿刺点为腋中线或腋前线,则取两肋之间进针)。

(3)左手固定部位皮肤,右手持连有注射器的穿刺针自麻醉处缓缓刺入,有突破感时回抽。

(4)缓慢抽出胸腔积液。

(5)拔除穿刺针,无菌敷料包扎。若需保留胸腔引流管,则使用套管针,最后留置内软管并封管固定即可。

四、注意事项

1. 操作前应向患者说明穿刺目的,同时签署知情同意书。

2. 术中密切观察患者,如有头晕、心悸、恶心、气短、脉搏增快、面色苍白等(胸膜反应),需立即停止操作。

3. 抽取胸腔积液不宜过快、过多,一般每次 600~800ml。

首次抽液不超过 600ml。

4. 术后嘱患者平卧半小时。

5. 若需胸腔内注入药物时,注药前先回抽积液证实针头在胸内。相关内容详见本章"恶性胸腔积液的处理"部分。

五、并 发 症

1. 气胸、血胸　处理:必要时引流。

2. 胸腔内感染　处理:抗生素 + 引流。

3. 胸膜反应　处理:平卧、吸氧,必要时皮下注射肾上腺素 0.5mg。

4. 复张性肺水肿　多为长时间胸腔积液大量抽液时,由于抽液过快,肺组织快速复张引起单侧肺水肿,患者在肺复张后即刻或数小时内出现剧烈咳嗽、呼吸困难、胸痛、烦躁、心悸等,继而咳大量白色或粉红色泡沫痰,严重者发生休克。患者存在低氧血症和低血压。处理:纠正低氧血症,稳定血流动力学,必要时给予机械通气。

第五节　恶性胸腔积液的处理

恶性胸腔积液(malignant plural effusion,MPE)又称恶性胸水,当妇科恶性肿瘤细胞患者出现 MPE 时,提示疾病已到晚期,患者的生活质量将明显下降,中位生存时间 3~12 个月。治疗目标是有效控制积液、缓解呼吸困难、提高患者的生存质量及延长生存时间。

MPE 诊断明确后,对患者全面评估后尽早考虑姑息治疗。需要注意的是对原发病的治疗是 MPE 治疗过程中的重要环节,如无禁忌应同时考虑全身治疗。

一、临床观察

这是指治疗重点主要在原发肿瘤本身,而针对 MPE 本身不作任何治疗干预,用于原发肿瘤明确但无症状的 MPE 患者。

二、穿刺引流

对于有临床症状且胸腔积液不断产生的患者,需要穿刺引流。排液 + 胸腔内注射药物是最常用的方法。留置胸腔引流管优于反复胸腔穿刺。

1. 胸腔穿刺抽液

单纯抽液对胸腔积液的控制效果稍差,多在 1~3 天复发。首次抽液宜控制在 600~1 000ml。为配合胸腔给药的效果,需尽量抽尽积液,所以可能需要多次穿刺。

2. 肋间置管引流

当前多使用细管引流,操作简便。首次排液引流量不超过 600ml。积液多时可每间隔 2 小时或者第 2 天继续放液直至将胸腔积液引流干净。

三、胸腔内药物治疗

1. 化疗药物 常用博来霉素、多柔比星、米托蒽醌、顺铂等。

2. 胸膜硬化剂 如滑石粉、博来霉素等,滑石粉有效率高但副作用大,我国目前没有用于胸膜固定的医用滑石粉。

3. 生物制剂　如白介素 -2、胞必佳等,副作用小。

四、胸腔内用药常用方案

1. 博来霉素

(1) 优点:①无骨髓抑制及免疫抑制作用;②有效率 60%~80% 以上,缓解期较长;③局部刺激小,腔内给药对肺无毒性,耐受性好;④不影响患者同时接受全身化疗。

(2) 使用方法:①每次剂量为 30~40mg/m^2,溶于 50~60ml 注射用水或生理盐水中胸腔灌注,夹闭引流管;②嘱患者每 5 分钟变换一次体位,持续 30 分钟,使药物与胸膜充分接触;③观察 5~7 天,如果胸腔积液不再产生,则可拔管。如果胸腔积液未控制,可再次抽水并重复注药 1 次。

(3) 不良反应:发热,通常不超过 38℃,数小时后自行恢复正常。给药前 30 分钟可给药吲哚美辛 25mg 口服减轻发热。

2. 白介素 -2

(1) 有效率 21%~95%。患者耐受性好。

(2) 使用方法:①每次 100 万 ~300 万 U,溶于 10~20ml 生理盐水中注入胸腔(尽量先将胸腔积液抽净)。夹闭引流管。每周给药 1 次,连续 2~4 周;②用药后每 5 分钟变换一次体位,持续 30 分钟,使药物与胸膜充分接触。

(3) 不良反应:主要是寒战、发热,可在胸腔给药前 30 分钟肌肉注射非那根 25mg 或口服消炎痛 25mg 减轻症状。

3. 榄香烯乳注射液

(1) 无骨髓抑制作用;有效率接近 80%;胸腔给药后不影响患者同时接受联合化疗。

(2) 使用方法:①每次剂量 200mg/m^2,抽净胸腔积液后首先将 2% 普鲁卡因 10ml 注入胸腔,然后将本品 300mg

(60ml)注入胸腔,夹闭引流管;②用药后每 5 分钟变换一次体位,持续 30 分钟,使药物与胸膜充分接触;③如果第一次给药后 5~7 天胸腔积液未控制,可再次抽胸腔积液并重复注药 1 次。

(3)不良反应:为发热、胸痛,给药前 30 分钟可口服吲哚美辛 25mg 减轻症状。

(4)注意事项:不可用利多卡因代替普鲁卡因,因为利多卡因与榄香烯反应形成凝块,影响疗效。

(5)剂型规格:注射液:100mg/20ml。

4. 胞必佳

(1)有效率 60%,联合化疗有效率 80%~90%。

(2)使用方法:①每次剂量 600μg,抽净胸腔积液后,将本品 + 生理盐水 20ml+20% 利多卡因 5ml 注入胸腔,每周 1~2 次,连用 2~4 次;②用药后每 5 分钟变换一次体位,持续 30 分钟,使药物与胸膜充分接触。

(3)不良反应:主要是寒战、发热、胸痛,可预防性服用吲哚美辛 25mg 减轻症状。

(4)剂型规格:200μg/ 瓶。

第六节 鞘内注射

鞘内注射给药是通过腰椎穿刺术将药物直接注入蛛网膜下腔,从而使药物弥散在脑脊液中。

一、适 应 证

妇科恶性肿瘤(主要是滋养细胞肿瘤)脑转移的治疗。

二、禁 忌 证

1. 可疑颅内高压、脑疝。

2. 严重凝血功能障碍。

3. 休克、衰竭等病情危重情况。

4. 穿刺部位或附近有感染。

三、操 作

1. 穿刺部位。

(1) 侧卧于硬板床,背部与创面垂直,低头抱膝,使脊柱凸。

(2) 髂后上棘连线与后正中线交汇点(腰 3~4 椎间隙)为穿刺点。也可选取上、下各一个间隙。

2. 穿刺术。

(1) 消毒,铺无菌单。

(2) 1% 利多卡因自皮肤到椎间韧带逐层浸润局部麻醉。

(3) 一手固定穿刺点皮肤,另一手持腰穿针以垂直背部的方向缓缓进针,深度约 4~6cm 并有落空感时,缓慢拔出针芯后有脑脊液流出(表示进入脊膜腔)即重新插入针芯。此时保持针尖斜面朝向患者头侧,让患者下肢和头部略伸展并放松。

(4) 鞘内注射化疗药物:药物用 4ml 生理盐水溶解后(或用 3ml 脑脊液溶解),以极缓慢速度注入脊髓腔内。

(5) 推注完成后,插入针芯,拔出穿刺针,覆盖敷料。

(6) 嘱患者去枕平卧 6 小时。

四、注意事项

1. 操作前向患者说明穿刺目的及注意事项,告知需多次鞘内注射给药,签署知情同意书。

2. 防治低压性头痛。

3. 操作过程中拔出针芯时须缓慢。

4. 记录好穿刺记录。

（徐嘉欣　康海利）

第八章
人乳头瘤病毒疫苗

人乳头瘤病毒（human papilloma virus，HPV）疫苗又称宫颈癌疫苗，可以降低 HPV 导致的宫颈癌和癌前病变的发生。目前批准应用的有二价、四价和九价三种。

第一节　二价疫苗

希瑞适（Cervarix）、馨可宁（Cecolin）。

【接种对象】

适用于 9~45 岁的女性。

【作用与用途】

1. 针对病毒为 HPV16/18 型。用于预防 HPV16/18 所致的宫颈癌、各级癌前病变（CIN1/2/3）、宫颈原位腺癌、外阴和阴道的癌前病变。

2. 对 HPV31、33 和 45 型有交叉保护作用，但交叉保护作用的效用会于数年后逐渐下降，甚至消失。

【接种方法】

注射前需充分振摇，摇匀后为白色均质混悬液。

1. 肌内注射,首选接种部位为上臂三角肌。

2. 共接种 3 剂,每剂 0.5ml。推荐接种时间为 0、1、6 个月,共需 6 个月完成。

Tips:第 1 针和第 2 针间隔 1 个月,第 2 针和第 3 针间隔 5 个月。根据国外研究数据,第 2 剂可在第 1 剂后 1~2.5 个月接种,第 3 剂可在第 2 剂后 5~12 个月接种。

【禁忌证】

1. 对疫苗的活性成分或任何辅料成分有超敏反应者禁用。

2. 注射后有超敏反应症状者,不应再次接种。

3. 正在患有严重发热疾病的患者禁用。

【不良反应】

1. 全身不良反应

(1)十分常见:疲乏、头痛、肌痛、发热(≥38℃)。

(2)常见:关节痛、胃肠道反应(包括恶心、呕吐、腹泻、腹痛)、荨麻疹和皮疹。

(3)偶见:上呼吸道感染、头晕、局部感觉异常。

2. 局部不良反应 十分常见:注射部位疼痛、发红、肿胀。

以上大部分不良反应程度为轻至中度,且短期内可自行缓解。

【注意事项】

1. 接种前应详细询问受种者的既往接种史和是否发生过与疫苗接种有关的不良事件,进行临床检查,评估接种的获益与风险。

2. 接种后留观至少 15 分钟,以免可能会出现的接种后的晕厥反应。

3. 在急性严重发热疾病时应推迟接种。如果仅为感冒等轻微感染,则无须推迟接种。

4. 严禁静脉或皮下注射。

5. 仅用于预防用途,不适于治疗已经发生的 HPV 相关病变,也不能防止病变的进展。

6. 疫苗接种不能取代常规宫颈癌筛查,也不能取代预防 HPV 感染和性传播疾病的其他措施。

7. 免疫功能低下者接种后,可能无法产生足够的免疫应答。

8. 目前不推荐与其他疫苗同时接种。接种前 3 个月内避免使用免疫球蛋白或血液制品。

9. 不与其他 HPV 疫苗互换使用。

【孕妇及哺乳期妇女用药】

1. 妊娠期间应避免接种。若女性已经或准备妊娠,需推迟或中断接种,待妊娠期结束后再进行接种。

2. 哺乳期妇女非 HPV 疫苗接种的禁忌,但应谨慎接种,建议哺乳期后再接种。

第二节 四价疫苗

四价佳达修(Gardasil 4)。

【接种对象】

用于 9~45 岁女性。

【作用与用途】

1. 适用于预防因 HPV6/11/16/18 型所致下列疾病,如宫颈癌、宫颈上皮内瘤样病变(CIN1/2/3)和原位腺癌、阴道癌前病变、外阴癌前病变、生殖器官湿疣。

2. 对 HPV31、33、45 和 51 型有交叉保护作用,但交叉保护作用的效用会于数年后逐渐下降,甚至消失。

【接种方法】

1. 肌内注射,首选接种部位为上臂三角肌。

2. 推荐于 0、2 和 6 个月分别接种 1 剂次,共接种 3 剂,每剂 0.5ml。

Tips:根据国外临床研究数据,首剂与第 2 剂的接种间隔至少为 1 个月,而第 2 剂与第 3 剂的接种间隔至少为 3 个月,所有 3 剂应在 1 年内完成。上述间隔时间为两剂疫苗接种的最短间隔时间,而不是在此时间内必须完成接种。

【禁忌证】

1. 对疫苗的活性成分或任何辅料成分有超敏反应者禁用。

2. 注射后有超敏反应症状者,不应再次接种。

3. 正在患有严重急性发热疾病的患者不可接种。

【不良反应】

1. 全身不良反应

(1)十分常见(发生率 ≥ 10%):发热、疲劳、肌痛、头痛。

(2)常见(发生率 1%~10%):腹泻、超敏反应、咳嗽、恶心、呕吐。

(3)偶见(发生率 0.1%~1%):皮疹、荨麻疹、丘疹性荨麻疹。

2. 局部不良反应

(1)十分常见(发生率 ≥ 10%):疼痛、红斑、肿胀。

(2)常见(发生率 1%~10%):硬结、瘙痒。

以上大部分不良反应程度为轻至中度,且短期内可自行缓解。

【注意事项】

1. 接种前应详细询问受种者的既往接种史和是否发生过与疫苗接种有关的不良事件,进行临床检查,评估接种本品的获益与风险。

2. 接种后留观至少 15 分钟,以免可能会出现的接种后的晕厥反应。

3. 在急性严重发热疾病时应推迟接种。如果仅为感冒等轻微感染,则无须推迟接种。

4. 严禁静脉或皮下注射。

5. 仅用于预防用途,不适于治疗已经发生的 HPV 相关病变,也不能防止病变的进展。

6. HPV 疫苗接种不能取代常规宫颈癌筛查,也不能取代预防 HPV 感染和性传播疾病的其他措施。

7. 免疫功能低下者接种后,可能无法产生足够的免疫应答。

8. 目前不推荐与其他疫苗同时接种。接种前 3 个月内避免使用免疫球蛋白或血液制品。

9. 不与其他 HPV 疫苗互换使用。

10. 因为上市时间较短,目前尚未完全确定的疫苗的保护时限。临床研究表明四价 HPV 疫苗接种后至少可以保护 10 年,持续的临床研究中可观察到本品长期的保护效力。

【孕妇及哺乳期妇女用药】

1. 妊娠期间应避免接种。若女性已经或准备妊娠,需推迟或中断接种,待妊娠期结束后再进行接种。

2. 哺乳期妇女非 HPV 疫苗接种的禁忌,但应谨慎接种,建议哺乳期结束后再接种。

第三节 九价疫苗

九价佳达修(Gardasil 9)。

【接种对象】

适用于 16~26 岁女性。

【作用与用途】

适用于预防因 HPV6/11/16/18/31/33/45/52/58 型所致下列疾病,如宫颈癌、宫颈上皮内瘤样病变(CIN1/2/3)和原位腺癌、阴道癌及其癌前病变、外阴癌及其癌前病变、生殖器官湿疣。

【接种方法】

1. 肌内注射,首选接种部位为上臂三角肌。

2. 本品按照 0、2、6 个月的免疫程序接种 3 剂,每剂接种 0.5ml。

Tips:第 2 剂与首剂的接种间隔至少为 1 个月,第 3 剂与第 2 剂的接种间隔至少为 3 个月,所有 3 剂应在 1 年内完成。

【不良反应】

汇总目前在国外开展的 7 项Ⅲ期临床研究,观察到如下不良反应:

1. 全身不良反应(每剂接种后第 1~15 天)

(1)十分常见:头痛。

(2)常见:发热、恶心、头晕、疲劳、腹泻。

2. 接种部位不良反应(每剂接种后第 1~5 天)

(1)十分常见:疼痛、肿胀、红斑。

(2)常见:瘙痒、淤青。

【禁忌证】

1. 对疫苗的活性成分或任何辅料成分有超敏反应者禁用。

2. 注射疫苗后有超敏反应症状者,不应再次接种。

3. 急性发热、妊娠期、接种过九价或四价宫颈癌疫苗的女性禁用。

【注意事项】

1. 接种前应详细询问受种者的既往接种史和是否发生

过与疫苗接种有关的不良事件,进行临床检查,评估接种的获益与风险。

2. 接种后留观至少 15 分钟,以免可能会出现的接种后的晕厥反应。

3. 与所有注射性疫苗一样,需备好适当的医疗应急处理措施和监测手段,以保证及时处置在接种后发生罕见的超敏反应。

4. 接种疫苗不能取代常规宫颈癌筛查,也不能取代预防 HPV 感染和性传播疾病的其他措施。

5. 受种者患有急性严重发热疾病时应推迟接种。仅有低热和轻度的上呼吸道感染并非接种的绝对禁忌。

6. 严禁静脉或皮内注射。尚无皮下接种的临床数据。

7. 仅用于预防用途,不适用于治疗已经发生的 HPV 相关病变,也不能防止病变的进展。目前尚未证实对已感染疫苗所含 HPV 型别的人群有预防疾病的效果。

8. 免疫力低下人群接种可能无法诱导充分的免疫应答。与免疫抑制药物(全身性多剂量的类固醇、抗代谢药、烷化剂、细胞毒性药物)同时使用可能不会产生最佳的主动免疫应答。

9. 目前尚未完全确定该疫苗的保护时限。

10. 接种前 3 个月内避免使用免疫球蛋白或血液制品。

11. 目前尚无临床数据支持与其他 HPV 疫苗互换使用。如果完成 3 剂四价 HPV 疫苗接种后需要接种本品,则至少间隔 12 个月后才能开始接种,且接种剂次为 3 剂。

【孕妇及哺乳期妇女用药】

1. 妊娠期间应避免接种。若女性已经或准备妊娠,建议推迟或中断接种,妊娠期结束后再进行接种。

2. 哺乳期妇女应慎用,建议哺乳期结束后再接种。

第四节 疫苗相关问题

1. HPV 疫苗保护期　目前 HPV 疫苗的免疫保护期尚不确定,但长期随访研究正在进行。

2. 接种年龄限制　各类疫苗所规定的接种年龄范围并不是一定要严格限制的。当前所制定的接种年龄范围主要是从最大获益人群方面来考虑的。另外从人类自身方面来说,儿童的机体免疫功能发育不完善,高龄女性的机体免疫功能逐渐在降低,接种疫苗后的免疫应答反应较弱,都不能获得最佳的预防效果。

3. 有了九价疫苗,如何评价二价和四价疫苗　应从临床价值和现实价值两个方面评价。二价和四价疫苗能预防 70%的宫颈癌发生,且截至目前观察时限至少可持续 10 年,因此其临床价值是毋庸置疑的。此外,当前九价疫苗的确优势明显,但其供应远远不能满足需求,其他多价疫苗短期也无法上市,因此选择二价和四价疫苗也是很明智的。

4. 已上市的 HPV 疫苗对比(表 8-1)

表 8-1　已上市的几种 HPV 疫苗对比

	二价		四价	九价
产品	Cervarix	Cecolin	Gardasil	Gardasil 9
接种程序	9~14 岁,2 针 15~45 岁,3 针	9~14 岁,2 针 15~45 岁,3 针	9~14 岁,2 针 15~45 岁,3 针	9~14岁,2针或3针 15~26 岁,3 针

续表

	二价		四价	九价
预防HPV病毒亚型	16、18	16、18	6、11、16、18	6、11、16、18、31、33、45、52、58
适应人群	9~45岁女性	9~45岁女性	9~45岁女性、男性	16~26岁女性、男性
预防保护效果	70%宫颈癌	70%宫颈癌	70%宫颈癌，90%生殖器疣	90%宫颈癌,85%阴道癌,90%生殖器疣

（胡晓顿）

第九章
妇科肿瘤基因检测报告简要解读

恶性肿瘤细胞与正常细胞最重要的不同就是肿瘤细胞有显著基因突变。找出变异基因即进行基因检测并加以分析，可以更加精准地协助诊断、指导治疗、辅助监测疾病复发等。

一、基因检测的适应证

1. 广义上讲，所有的恶性肿瘤患者均可以并应该接受基因检测。

2. 狭义上讲，不同的病种、出于不同的目的，并根据患者自身具体情况，宜指导其接受不同范围的基因检测。

二、基因检测与药物选择的关系

1. 不是所有的肿瘤靶向药物均需要进行基因检测，有些抗血管生成的靶向药物，目前并无基因变异与药物疗效相关性的研究，如贝伐珠单抗、阿帕替尼等，这些药物不需要做基因检测即可使用。

2. 不是有了基因突变就会有靶向药物可用。首先,基因突变的类型众多,绝大多数无法明确其与肿瘤有关;其次,大多数能明确和肿瘤相关的基因突变(如 *P53*、*KRAS* 突变等),目前尚无可用的靶向药物。因此,基因检测虽然十分重要,但是针对具体病种指标的筛选和解读更为重要。

三、基因检测标本的选择

1. 可用标本　新鲜肿瘤组织、外周血液、肿瘤组织标本(蜡块)。

2. 标本的优劣顺序　手术或活检的肿瘤组织>2 年内的肿瘤组织标本 > 新鲜血标本。

Tips:受当前技术水平所限,超过 2 年的组织标本难以提取到足量的可检验物质。

四、妇科肿瘤基因检测报告中的重要指标

即 BRCA1/2、HRR/HRD、MS/MSI、MMR/dMMR 等,它们与妇科肿瘤之间的关系在本书第三章有介绍。

五、妇科恶性肿瘤与基因检测

1. 上皮性卵巢癌　当前妇科肿瘤指南均推荐所有的上皮性卵巢癌患者宜进行基因检测,包括 *BRCA1/2*、相关 HRD 及 MSI-H/dMMR。NCCN 指南推荐药物治疗相关检测: *BRCA1/2*、HRD 评分、MMR/MSI 状态及 NTRK 融合。

(1)首先推荐进行 *BRCA1/2* 基因检测(胚系和体系)。有突变者对 PARP 抑制剂(奥拉帕利、卢卡帕利等)会产生更

好的疗效,并且对铂类化疗更加敏感,因此,其预后也会相对较好。

(2)HRD 的分层作用:约 50% 的卵巢癌患者存在 HRD,通过 *BRCA1/2* 基因检测只能筛选出其中的 20%(*BRCA1/2* 仅是 HRR 通路上较为核心的基因),还有一些重要的基因,如 *ATM*、*RAD50* 等的失活最终也会导致 HRD,因此单纯依靠 *BRCA* 突变来指导用药,将会遗漏一部分可获益的患者。HRD 阳性推荐 PARP 抑制剂的应用。目前国内可靠的 HRD 评分需要逐步实现并完善。

HRD 判定标准:①HRD+:BRCA1/2 有害突变和 / 或 HRD 评分 ≥ 42 ;② HRD-:无 BRCA1/2 有害突变且 HRD 评分<42。

HRD 评分是基于评价基因组不稳定的 3 种状态:杂合性缺失(LOH)、端粒等位基因不平衡(TAI)和大区段移位(LST)。HRD 评分 = LOH 评分 +TAI 评分 +LST 评分。

Tips: 通过基因组不稳定性来评分的 HRD 评分是基于基因组范围内的单核苷酸多态性(SNP)位点分型来输出三种不稳定状态的分值,以 42 分作为界值是基于欧美人群研究的结果。SNP 的分布具有人种差异性,因此国内需要作出适合国人的 HRD 评分模型。

(3)对于透明细胞癌、子宫内膜样癌和黏液性癌,指南推荐同时进行 dMMR 监测,当存在 MMR 缺陷时,适宜有针对性的免疫治疗。免疫抑制剂批准用于 MSI-H/dMMR 阳性的患者,包括所有病理类型的复发性卵巢癌。FDA 批准 PD-1 抑制剂用于任何成人和儿童不可切除或转移的 MSI-H/dMMR 实体瘤的一线治疗。

2. 子宫内膜癌

(1)分子分型:2020 年 NCCN 指南新增子宫内膜癌分子

分型用于指导治疗、推测预后（图 9-1，表 9-1）。

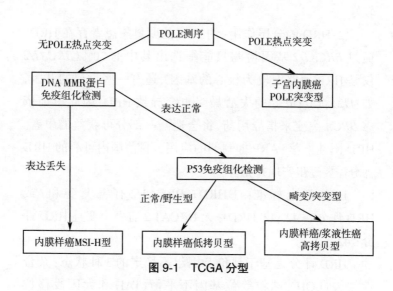

图 9-1　TCGA 分型

表 9-1　分子分型结果对治疗的指导

分型	意义
Ⅰ型：POLE 突变型	①预后最好，有生育要求者可考虑保守治疗；②淋巴结转移为 0，不需切除淋巴结；③术后可能不需辅助治疗；④免疫治疗 /PARPi 潜在使用对象
Ⅱ型：MMRd 型（MSI-H）	①淋巴结转移 9.9%/6.8%；②免疫治疗获益
Ⅲ型：P53wt 正常 / 野生型	①淋巴结转移 4.3%/8.7%；②有生育要求者可保守治疗
Ⅳ型：P53abn 异常 / 突变型	①淋巴结转移 23.73%/27.7%；②不推荐保守治疗；③需要积极辅助治疗；④预后最差

（2）MSI-H/dMMR：2020 年 NCCN 指南推荐对于复发、转

移、高危 MSI-H/dMMR 阳性子宫内膜癌患者,可以单用帕姆单抗(抗 PD-1),非阳性患者可以加用抗血管生成药物。

3. 子宫颈癌

(1)MSI-H/dMMR:2020 年 NCCN 指南推荐 MSI-H/dMMR 阳性宫颈癌患者,可以单用帕姆单抗(PD-1)。用法:帕姆单抗 2~10mg/kg,每 3 周 1 次;或者 10mg/kg,每 2 周或 3 周 1 次;或者 200mg,每 3 周 1 次。非阳性患者可以加用抗血管生成药物。

(2)PD-L1:2020 年 NCCN 指南推荐对于复发或转移 PD-L1 阳性宫颈癌二线治疗首选为帕姆单抗。

4. 外阴癌　指南推荐进行 MSI 和 PD-L1 检测,用于指导免疫治疗。

六、基因检测报告示例解读

国内的肿瘤基因检测工具包,检测的基因数量和项目有较大差别。对于妇科恶性肿瘤的基因检测来说,当前主要关注的是两大方面:一个是 PARP 抑制剂相关检测结果,具体指标有 BRCA、HRD 等;另一个是免疫治疗相关检测结果,具体指标有 PD-L1、MS 状态等。

1. 示例一　卵巢高级别浆液性癌(图 9-2~ 图 9-4)。

图 9-2 基本信息中标明了患者基因检测产品名称、所患疾病、标本类型及获取方法等。从图 9-3、图 9-4 中可以看出的信息:

(1)有 *BRCA1* 突变,并且为胚系突变。

(2)HRD 为阳性(BRCA 有突变即为 HRD 阳性):此外,尚可根据 HRD 评分结果来判断 HRD 的状态。

(3)微卫星稳定(MSS)。

受检者信息						
姓名		性别	女性	年龄	53	基因检测产品	PARPi伴侣组织版
医疗机构	北京妇产医院					
用药史	未填					

样本信息						
样本编号	72053S01	取样部位	卵巢	样本类型	10%中性福尔马林固定组织
取样方法	手术	肿瘤细胞含量	20.0%	采样日期	2020-06-22
肿瘤类型	卵巢癌	送检日期	2020-06-22	配对样本类型	血液样本
病理诊断	卵巢高级别浆液性癌			配对样本采样日期	2020-06-23

注:
以上受检者信息和样本信息均为患者送检时提供的信息,本检测不对这些内容进行判断或解读。
肿瘤细胞含量不足20%时,样本拷贝数变异的检出和HRD score的计算可能会受到影响。

图 9-2　卵巢高级别浆液性癌

据此对临床的指导意义如下:

BRCA 检测阳性意义:①对遗传:胚系突变,提示患者后代有 50% 的机会遗传胚系突变,女性后代有乳腺癌和卵巢癌的高风险;②对预后:铂类化疗敏感,预后好;③对治疗:选用 PARP 抑制剂获益大。

HRD 检测阳性意义:可以选用 PARP 抑制剂治疗。

微卫星稳定(MSS)的意义:使用免疫检查点抑制剂获益很小。

2. 示例二　子宫内膜癌(图 9-5)。

从图 9-5 内容中可以看出:患者肿瘤组织中有 PD-L1 蛋白的高表达。这一结果的临床指导意义:该患者使用抗

PD-1/PD-L1 会比 PD-L1 阴性或低表达的患者具有更高的客观缓解率。

检测结果小结		
检测意义	检测项目	检测结果
PARP抑制剂相关	BRCA1/2突变情况	1个 BRCA1
	HRD score	0
DNA损伤修复通路	DNA损伤修复 通路相关基因	1个 BRCA1
靶向治疗、预后和 耐药相关	可能具有临床意义 的体细胞变异	2个 AR、TP53
	可能具有临床意义 的生殖系变异	2个 BCL2L11、BRCA1
免疫治疗	错配修复相关基因	0个
	微卫星分析	微卫星稳定（MSS）
化疗	化疗相关检测结果	详见第P14页注解

图 9-3　子宫内膜癌

HRD检测结果（阳性）		

BRCA1/2突变情况		
基因	可能具有临床意义的变异	变异来源
BRCA1	p.K1601* （c.4801A>T）	生殖系
BRCA2	/	/

注：/: 表示未检测到可能具有临床意义的变异。

图 9-4　HRD 状态 -*BRCA1/2*突变情况

检测结果

评价项目 检测蛋白	TPS	CPS
PD-L1蛋白	80%	90%

注：请根据相应的免疫治疗药物说明书，按照不同肿瘤类型的评价标准参考相应的PD-L1蛋白表达结果。

结果解析参考：

评价方法：

TPS：PD-L1染色肿瘤细胞数/总肿瘤细胞数（PD-L1染色和非染色）×100%
CPS：PD-L1染色细胞数（肿瘤细胞、淋巴细胞、巨噬细胞）/总肿瘤细胞数（PD-L1染色和非染色）×100%

评价局限性：

以下及类似样本中散在的淋巴细胞、吞噬细胞不能区分是否源自肿瘤间或周围，不适合评估CPS。

a. 渗出液等细胞蜡块切片；
b. 穿刺标本但没有组织条、只有散在细胞，不是较完整的组织；
c. 小而碎的组织切片；
d. 淋巴结转移性癌。

检测结果界值定义：

阴　性：<1%
低表达：1%~49%
高表达：≥50%

注：该界值是NSCLC样本TPS检测结果的定义。

图 9-5　PD-L1 检测结果

Tips：PD-L1 表达水平越高，肿瘤患者从使用抗 PD-1/PD-L1 药物治疗中获益的可能性往往是越高，但有少部分 PD-L1 高表达的患者对抗 PD-1/PD-L1 药物治疗无效，也有部分 PD-L1 表达阴性的患者对免疫药物治疗是有效的。因此，现阶段对于 PD-L1 检测及判断不应僵化为免疫治疗必须和唯一的筛选标准。

3. 示例三　肿瘤基因突变负荷（图 9-6）。

图 9-6 报告截图显示的是肿瘤突变负荷（TMB）检测结果。TMB 用于评估肿瘤免疫检查点抑制剂的使用效果，TMB 高的患者 PD-1 抑制剂的有效率更高，生存期更长，更适合接受抗 PD-1 治疗。该样本 TMB 偏低，提示可能从免疫检查点

抑制剂单药治疗中获益较小。TMB 的高低与检测 panel 的大小、基因选择、样本类型、肿瘤类型等诸多因素有关,需要结合其他检测指标综合判断。

肿瘤突变负荷（TMB）	
• 检测结果	9.5个突变/Mb
• TMB介绍	肿瘤突变负荷（TMB, tumor mutation burden）表示基因组上每一百万个碱基发生的体细胞突变个数。
• 临床意义	既往多项回顾性研究表明,肿瘤基因组上的突变负荷越高,抗PD-1/PD-L1（±抗CTLA-4）抗体疗效越好。而NGS大Panel与全外显子测序（WES）得到的TMB结果高度相关,证实通过对基因组有限区域的选择性测序足以获得对患者TMB的充分认识,帮助预测免疫检查点抑制剂的疗效。回顾性大样本研究显示,在包含卵巢癌和非小细胞肺癌等多种实体瘤在内的晚期肿瘤患者中,组织TMB（tTMB）≥16/Mb与阿特珠单抗（atezolizumab）单药治疗的ORR、DOR、PFS获益富集相关,且同时满足高TMB与PD-L1高表达的肿瘤患者ORR获益更为显著（2018ASCO#12000）。

图 9-6　肿瘤基因突变负荷

4. 示例四　卵巢低分化癌（图 9-7）。

图 9-7 是患者基因检测报告中的 PARP 抑制剂相关检测结果重点内容。从中可以看出的信息:

(1)没有 *BRCA1/2* 突变。

(2)HRD 为阳性,因 HRD 评分为 71。本例判断 HRD 阳性的依据与示例一不同。

对临床的指导意义:该患者 HRD 检测阳性,可以选用 PARP 抑制剂治疗。HRD 评分越高,预后越好。

再来看该患者的另一部分基因检测报告内容（图 9-8）。

图 9-8 是免疫治疗相关检查结果的内容。可从中获取的重要信息:

(1)PD-L1 : 检测结果为阴性。

(2)突变负荷: 检测结果为 5.03,偏低。

BRCA1/2突变情况		
基因	可能具有临床意义的变异	变异来源
BRCA1	/	/
BRCA2	/	/

附注：/：表示未检测到可能具有临床意义的变异。

HRD score
71

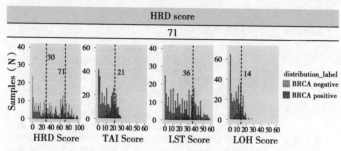

附注:
1. HRD状态：HRD阳性（BRCA1/2有害变异或可能有害变异，或HRD score 大于阈值），HRD阴性（没有检出BRCA1/2有害变异或可能有害变异，并且 HRD score小于阈值），N/A（not availoble，肿瘤样本质量过低，HRD结果 无法判断）；
2. HRD score = TAI score + LST score+LOH score；
3. HRD score计算要求的肿瘤细胞含量至少20%；如果肿瘤细胞含量10%-20%， 可计算HRD score，但会影响HRD score计算的准确性和敏感性；如果肿瘤 细胞含量小于10%，HRD score无法计算（——）。
4. 除肿瘤细胞含量不合格的情况外，当样本污染指数过高或者噪音过重的情 况也无法计算HRD score（——）。

图 9-7 HRD 状态 -*BRCA1/2* 突变情况和 HRD score

免疫治疗相关检测结果汇总			
实体瘤			
检测内容	检测意义	免疫治疗相关性	检测结果
PD-L1免疫组化分析	PD-L1的表达水平与免疫治疗效果正相关。FDA批准帕博利珠单抗用于PD-L1阳性的转移性非小细胞肺癌。	/	阴性（TPS < 1%，CPS < 1）
突变负荷	突变负荷高的患者接受免疫治疗预后较好。	/	5.03Muts/Mb中（低于62%的卵巢癌患者）
微卫星分析	高度微卫星不稳定（MSI-H）患者免疫治疗预后较好。	/	微卫星稳定（MSS）

检测内容	检测意义	免疫治疗相关性	检测结果
EBV	EBV阳性与胃癌患者接受Pembrolizumab治疗的客观缓解率（ORR）升高有关。	/	阴性
HLA-I分型	相比于部分纯合的情况，HLA-I全部杂合在免疫检查点抑制剂治疗后的总体生存期更高。	/	杂合
CD274（PD-L1）	PD-L1基因扩增的实体瘤患者接受免疫治疗可能疗效更好。	正相关	未检测到变异
PDCD1LG2（PD-L2）	临床研究提示,PD-L2表达与帕博利珠单抗治疗的客观缓解率（ORR）正相关。与PD-L2阴性患者相比，PD-L2阳性的晚期头颈鳞癌患者接受帕博利珠单抗治疗的中位生存期更长。	正相关	未检测到变异
MLH1	DNA错配修复基因，FDA批准Pembrolizumab用于MSI-H（或dMMR）的实体瘤患者，批准Nivolumab用于不可切除或转移性的MSI-H（或dMMR）的结直肠癌患者。	正相关	未检测到变异
MSH2		正相关	未检测到变异
MSH6		正相关	未检测到变异
PMS2		正相关	未检测到变异
POLD1	携带POLD1基因突变的非小细胞肺癌患者接受免疫治疗可能效果较好。	正相关	未检测到变异
POLE	携带POLE基因突变的子宫内膜癌、非小细胞肺癌、结肠癌患者接受免疫治疗可能效果较好。	正相关	未检测到变异
KRAS	相比KRAS野生型患者，携带KRAS突变的晚期非小细胞肺癌患者更受益于PD-1抑制剂治疗。	正相关	未检测到变异
TP53	携带有TP53或者KRAS突变的非小细胞肺癌患者，尤其是共突变的患者，对PD-1抑制剂治疗更敏感。	正相关	未检测到变异

图 9-8 卵巢低分化癌

（3）微卫星分析：检测结果为微卫星稳定。

上述各指标阳性的意义在图中有明确的解释。本患者检测结果对临床的指导意见：使用免疫检测点抑制剂获益可能性很小。

5. 示例五　识别 MS/MMR 状态（图 9-9~ 图 9-11）。

免疫治疗相关检测结果汇总			
实体瘤			
检测内容	检测意义	免疫治疗相关性	检测结果
PD-L1免疫组化分析	PD-L1的表达水平与免疫治疗效果正相关。FDA批准帕博利珠单抗用于PD-L1阳性的转移性非小细胞肺癌	/	阴性（TPS < 1%，CPS = 2）
突变负荷	突变负荷高的患者接受免疫治疗预后较好	/	86.59Muts/Mb 高 （低于6%的子宫内膜癌患者）
微卫星分析	高度微卫星不稳定（MSI-H）患者免疫治疗预后较好	/	高度微卫星不稳定（MSI-H）
EBV	EBV阳性与胃癌患者接受Pembrolizumab治疗的客观缓解率（ORR）升高有关	/	阴性
HLA-I分型	相比于部分纯合的情况，HLA-I全部杂合在免疫检查点抑制治疗后的总体生存期更高	/	杂合
CD274（PD-L1）	PD-L1基因扩增的实体瘤患者接受免疫治疗可能疗效更好	正相关	未检测到变异
PDCD1LG2（PD-L2）	临床研究提示,PD-L2表达与帕博利珠单抗治疗的客观缓解率（ORR）正相关。与PD-L2阴性患者相比，PD-L2阳性的晚期头颈鳞癌患者接受帕博利珠单抗治疗的中位生存期更长	正相关	未检测到变异
MLH1	DNA错配修复基因，FDA批准Pembrolizumab用于MSI-H（或dMMR）的实体瘤患者，批准Nivolumab用于不可切除或转移性的MSI-H（或dMMR）的结直肠癌患者	正相关	未检测到变异
MSH2		正相关	致病变异
MSH6		正相关	未检测到变异
PMS2		正相关	致病变异

检测内容	检测意义	免疫治疗相关性	检测结果
POLD1	携带POLD1基因突变的非小细胞肺癌患者接受免疫治疗可能效果较好	正相关	未检测到变异
POLE	携带POLE基因突变的子宫内膜癌、非小细胞肺癌、结肠癌患者接受免疫治疗可能效果较好	正相关	临床意义不明变异
KRAS	相比KRAS野生型患者，携带KRAS突变的晚期非小细胞肺癌患者更受益于PD-1抑制剂治疗	正相关	未检测到变异
TP53	携带有TP53或者KRAS突变的非小细胞肺癌患者，尤其是共突变的患者，对PD-1抑制剂治疗更敏感	正相关	未检测到变异

图 9-9 基因检测报告

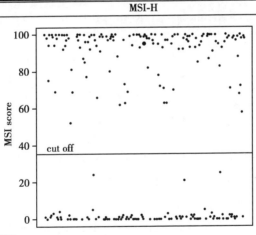

附注：

1. MSI-H：高度微卫星不稳定（microsatellite instability-high）；
   MSS：微卫星稳定(microsatellite stabe)。
2. 组织MSI检测分数与免疫治疗有一定相关性。
3. MSI检测方法仅有胃肠肿瘤的验证数据支持,非胃肠肿瘤结果仅供参考。

图 9-10 微卫星检测结果

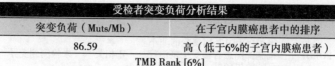

受检者突变负荷分析结果	
突变负荷（Muts/Mb）	在子宫内膜癌患者中的排序
86.59	高（低于6%的子宫内膜癌患者）

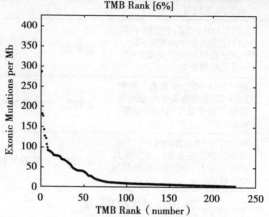

附注：
1. 突变负荷（Tumor mutation burden，TMB）指患者本产品靶向测序编码区每百万碱基（Mb）的体细胞突变数目，包括点突变和插入缺失，去除热点突变，包含同义突变。
2. 按照在受检者瘤种中的排列顺序将TMB分为高、中、低。从高到低排序，位于0%-25%区间的TMB为高，26%-75%为中，76%-100%为低。
3. TMB高、中、低的评估以内部数据库为准。
4. N/A：not available，在已有数据库中该受检者的肿瘤类型暂不适合比较和排序。
5. ——：采用大血样作为肿瘤组织样本检测的对照时，TMB的计算将会受到影响。则本次检测仅提供可能的参考数值（Muts/Mb），不提供在本瘤种内的排序结果。

图 9-11　突变负荷结果

图 9-9~ 图 9-11 取自一例子宫内膜癌患者的基因检测报告。从上面报告中可以看到的重要信息：

（1）高肿瘤突变负荷。

（2）DNA 错配修复基因缺失（dMMR）：MMR 状态的判断是根据癌组织中 MLH1、MSH2、MSH6 和 PMS2 这 4 种蛋白的表达情况，如果有其中一种发生变异、缺失，即可判定为dMMR。

（3）高度微卫星不稳定（MSI-H）：dMMR 即是表现为

MSI-H。

上述结果的临床意义：

（1）辅助诊断 Lynch 综合征。

（2）适合抗 PD-1/PD-L1 免疫治疗。

Tips：MSI 检测方法主要有两种：一种是免疫组化检测上述 4 种 MMR 相关蛋白的表达情况，其中任意一种缺失即判定为 dMMR，表现为 MSI-H；无缺失则判断为 MMR 表达正常，表现为 MSI-L 或 MSS。另一种是 PCR 检测多个微卫星位点，若有 ≥40% 发生改变，则为 MSI-H；若未发生改变则为 MSS；介于两者之间的为 MSI-L。

（李 巍 苏 丽）

参考文献

1. 杨宝峰，陈建国．药理学．3 版．北京：人民卫生出版社，2020.

2. 郭燕燕，周世梅．实用妇产科药物治疗学．2 版．北京：人民卫生出版社，2020.

3. 孙燕．抗肿瘤药物手册．北京：北京大学医学出版社．

4. 连丽娟．林巧稚妇科肿瘤学．4 版．北京：人民卫生出版社．

5. 中华医学会妇科肿瘤分会．聚乙二醇化脂质体阿霉素治疗卵巢癌的中国专家共识 (2018 年)．现代妇产科进展，2018, 27 (9): 641-644.

6. 中华医学会妇科肿瘤分会．妇科恶性肿瘤紫杉类药物临床应用专家共识．现代妇产科进展，2019, 28 (10): 724-730.

7. 秦叔逵，李进．阿帕替尼治疗胃癌的临床应用专家共识．临床肿瘤学杂志，2015, 20 (9): 841-847.

8. 中国优生科学协会肿瘤生殖学分会，中国医师协会微无创医学专业委员会妇科肿瘤专委会．妊娠期卵巢肿瘤诊治专家共识 (2020)．中国实用妇科与产科杂志，2020, 36 (5): 432-440.

9. 杨孝明，王玉东．妇科恶性肿瘤化疗患者卵巢功能保护．中国实用妇科与产科杂志，2019, 35 (6): 631-635.

10. 中国抗癌协会妇科肿瘤专业委员会，中国妇科腹腔热灌注化疗技术临床应用专家协作组．妇科恶性肿瘤腹腔热灌注化疗临床应用专家共识 (2019)．中国实用妇科与产科杂志，2019, 35 (2): 194-201.

11. 中国恶性胸腔积液诊断与治疗专家共识组．恶性胸腔积液诊断和治疗专家共识．中华内科杂志，2014, 53 (3): 252-255.

12. 张国楠，黄建鸣．BRCA、HRD 与 PARP 抑制剂：卵巢癌临床研究中的相关问题与思考．中国实用妇科与产科杂志，2020, 1: 40-44.

13. PLUMMER C, MICHAEL A, SHAIKH G, et al. Expert recommenda-

tions on the management of hypertension in patients with ovarian and cervical cancer recerving bevacizumab in the UK. Br J Cancer, 2019, 121 (2): 109-116.

14. 张诗民 , 陈元 , 褚倩 . 免疫检查点抑制剂治疗肿瘤的不良反应及管理策略 . 中国肿瘤临床 , 2018, 45 (12): 609-613.

15. 中国抗癌协会妇科肿瘤专业委员会 . 子宫肉瘤诊断与治疗指南 (第四版). 中国实用妇科与产科杂志 , 2018, 34 (10): 1106-1110.

附录 1 缩略语表

缩写	英文	中文
CBR	clinical benefit rate	临床受益率
CBR	clinical benefit response	临床受益反应
CR	complete response	完全缓解
DCR	disease control rate	疾病控制率
DFS	disease free survival	无病生存率
DLT	dose limiting toxicity	剂量限制性毒性
DR	duration of response	有效维持时间
HR	havzard ratio	相对风险率
ITT	intent to treat	意向治疗
LRFS	local relapse free survival	无局部复发生存
MR	minimal response	微小缓解
MS	median survival	中位生存
MST	median survival time	中位生存期
MTD	maximum tolerated dose	最大耐受剂量
NC	no change	稳定
OR	overall response	总缓解率

缩写	英文	中文
ORR	objective response rate	客观缓解率
OS	overall survival	总生存期
PD	progress of disease	疾病进展
PFS	progress free survival	无进展生存期
PR	partial response	部分缓解
QOL	quarlity of life	生活质量
RFS	relapse free survival	无复发生存
RR	response rate	有效率
RR	response risk	复发的相对风险值
SD	stable of disease	疾病稳定
TTF	time to failure	治疗失败时间
TTP	time to progress	疾病进展时间

附录 2 NCI 常见毒性分级标准

毒性	分数				
	0	1	2	3	4
WBC	≥ 4.0	3.0~3.9	2.0~2.9	1.0~1.9	<1.0
PLT	正常范围	75.0~ 正常	50.0~74.9	25.0~49.9	<25.0
HB	正常范围	10.0~ 正常	8.0~9.9	6.5~7.9	<6.5
粒细胞	≥ 2.0	1.5~1.9	1.0~1.4	0.5~0.9	<0.5
出血（临床）	无	轻度，无须输血	明显，每次需输血小板 1~ 2U	明显，每次需输血小板 3~4U	大量，每次需输血小板 4U
感染	无	轻度	中度	重度	危及生命
恶心	无	能吃，食欲正常	食欲明显下降但能进食	不能明显进食	-
呕吐	无	1 次 /24h	2~5 次 /24h	6~10 次 / 24h	>10 次 / 24h,需胃肠支持治疗

毒性	分数				
	0	1	2	3	4
腹泻	无	大便次数增加,2~3次/d	大便次数增加,4~6次/d或夜间大便或中度腹痛	大便次数增加,7~9次/d或大便失禁或严重腹痛	大便次数增加,>10次/d或明显血性腹泻或需胃肠外支持治疗
口腔黏膜炎	无	无痛性溃疡,红斑或有轻度疼痛	疼痛性红斑水肿或溃疡,能进食	疼痛性红斑水肿或溃疡,不能进食	需胃肠外或胃肠支持治疗
胆红素	正常	-	<1.5×N	(1.5~3.0)×N	>3.0×N
转氨酶(AST/ALT)	正常	≤2.5×N	(2.6~5.0)×N	(5.1~20.0)×N	>20.0×N
AKP或5-核苷酸酶	正常	≤2.5×N	(2.6~5.0)×N	(5.1~20.0)×N	>20.0×N
肝功能(临床)	与疗前比无变化	-	-	肝性脑病前状态	肝性脑病
肌酐	正常	<1.5×N	(1.5~3.0)×N	(3.1~6.0)×N	>6.0×N
蛋白尿	无变化	+或<3.0g%或<3g/L	++~+++或(3.0~1.0)g%或3~10g/L	++++或>1.0g%或>10g/L	肾病综合征

续表

毒性	分数				
	0	1	2	3	4
血尿	阴性	镜下血尿	肉眼血尿无血块	肉眼血尿+血块	需输血
脱发	无	轻度	显著或完全脱发	-	-
肺	无	无症状但有肺功能异常	用力活动后呼吸困难	一般活动后呼吸困难	休息时呼吸困难
疼痛	正常	轻度疼痛:不影响功能	中度疼痛:疼痛或用止疼药,影响功能,不影响日常活动	严重疼痛:疼痛或用止疼药,严重影响日常活动	病残
心律失常	无	无症状,一过性不需治疗	经常发生或持久的,但不需治疗	需治疗	需监护,或低血压,或室性心动过速或颤动
心功能	无	无症状,静息时 LVEF 比化疗前降低 <20%	无症状,静息时 LVEF 比化疗前降低≥20%	轻度慢性心功能衰竭治疗有效	严重或难治性慢性心功能衰竭
心肌缺血/心肌梗死	无	非特异性T波变平	无症状,ST及T波改变提示缺血	心绞痛,但无心肌梗死证据	急性心肌梗死
高血压	无或无变化	无症状,舒张压一过性升高 >20mmHg 既往正常血压升至 >150/100mmHg,不需治疗	经常或持续出现或有症状,舒张压升高 >20mmHg 或既往正常,血压 >150/100mmHg,不需治疗	需治疗	高血压危象

毒性	分数				
	0	1	2	3	4
心包炎	无	无症状性积液不需治疗	心包炎(肋骨、胸痛ECG改变)	有症状的积液需抽液	心脏压塞需急抽液
低血压	无或无变化	血压降低不需治疗(包括一过性体位性低血压)	需扩容治疗或其他治疗,但不需住院	需治疗或住院但48h内好转	停药后需治疗或住院>48h
神经-感觉	无或无变化	轻度感觉异常,深腱反射消失	轻度或中度客观感觉消失或中度感觉异常	严重的客观感觉消失或感觉异常,影响功能	-
神经-运动	无或无变化	主观感觉异常但常规检查无异	轻度无力无明显功能障碍	检查肌无力伴功能障碍	麻痹
神经-皮质	无	轻度嗜睡或躁动	中度嗜睡或躁动	严重嗜睡躁动,定位障碍,幻觉	昏迷,发作性精神失常
神经-小脑	无	轻度共济运动失调或轮替运动障碍	意向性震颤,辨距障碍,口齿不清,眼球震颤	共济失调	小脑坏死
神经-情绪		轻度焦虑或抑郁	中度焦虑或抑郁	严重焦虑或抑郁	自杀意向
神经性头痛	无	轻度	中度或严重但一过性	严重且持续	-
神经-便秘	无变化	轻度	中度	严重	肠绞痛>96h
神经-听力	无变化	无症状,听力测定时有丧失	耳鸣	听力下降需助听器	耳聋,不可纠正

续表

毒性	分数				
	0	1	2	3	4
神经-视力	无变化	-	-	有症状,视力不全丧失	失明
皮肤	无变化	散在斑疹、丘疹、红斑,但无症状	散在斑疹、丘疹、红斑伴瘙痒或其他相关症状	有症状的全身性红斑丘疹或疱疹	剥脱性皮炎或溃疡性皮炎
过敏(包括药物热)	无	一过性皮疹药物性发热<38℃	荨麻疹,药物性发热≥38℃,轻度支气管痉挛	血清病支气管痉挛需治疗(静脉)	过敏反应
非感染性发热	无	37.1~38.0℃	38.1~40.0℃	>40.0℃不超过24h	>40.0℃超过24h或发热伴低血压
局部•	无	疼痛	疼痛、肿胀、静脉炎	溃疡	需整形术
体重增加/减轻	<5.0%	5.0%~9.9%	10.0%~19.9%	≥20.0%	-
高血糖	正常	>ULN**~8.9mmol/L	>8.9~13.9mmol/L	>13.9~27.8mmol/L	>27.8mmol/L或酮症酸中毒
低血糖	正常	<LLN***~3.0mmol/L	2.2~<3.0mmol/L	1.7~<2.2mmol/L	<1.7mmol/L
淀粉酶	正常	$<1.5 \times N$	$(1.5~2.0) \times N$	$(2.1~5.0) \times N$	$\geq 5.1 \times N$
高钙血症	正常	>ULN~2.9mmol/L	>2.9~3.1mmol/L	>3.1~3.4mmol/L	>3.4mmol/L

续表

毒性	分数				
	0	1	2	3	4
低钙血症	正常	<LLN~2.0mmol/L	1.75~<2.0mmol/L	1.5~<1.75mmol/L	<1.5mmol/L
高钾血症	正常	>ULN~5.5mmol/L	>5.5~6.0mmol/L	>6.0~7.0mmol/L	>7.0mmol/L
低钾血症	正常	<LLN~3.0mmol/L	-	2.5~<3.0mmol/L	<2.5mmol/L
高钠血症	正常	>ULN~150mmol/L	>150~155mmol/L	>155~160mmol/L	>160mmol/L
低钠血症	正常	<LLN~130mmol/L	-	120~<130mmol/L	<120mmol/L
低磷血症	无	<LLN~0.8mmol/L	0.6~<0.8mmol/L	0.3~<0.6mmol/L	<0.3mmol/L
疲劳	无	比化疗前加重但不影响正常活动	中度(如KPS评分下降>20%)或致日常活动困难	严重(如KPS评分下降>40%)或不能进行日常活动	卧床或病残
指/趾甲变化	无	变色或凹甲	部分或完全缺失或甲床疼痛	-	-

* 局部:注射部位的反应;**ULN:正常值高限;***LLN:正常值低限

附录 3 肿瘤癌症治疗常见评价标准和观察指标

附表 3-1　实体瘤疗效评价标准

疗效		标准
完全缓解	CR	所有靶病灶消失,无新病灶出现,且肿瘤标记物正常,至少维持 4 周
部分缓解	PR	靶病灶最大径之和减少 ≥30%,至少维持 4 周
疾病稳定	SD	靶病灶最大径之和缩小未达 PR,或增大未达 PR
疾病进展	PD	靶病灶最大径之和增加 ≥20%,或出现新病灶

注:如仅一个靶病灶的最长径增加 ≥20%,而记录到的所有靶病灶的最长径之和增大为达 20%,则不应评价为 PD

附表 3-2　常用观察指标

项目	定义
总生存期	从随机化开始至因任何原因引起死亡的时间
总缓解期	从第一次出现 CR 或 PR,到第一次诊断 PD 或复发的时间
疾病稳定期	指从治疗开始到评价为疾病进展时的这段时间
无病生存期	是从随机入组开始到第一次复发或死亡的时间
无进展生存期	从入组开始到肿瘤进展或死亡之间的时间

项目	定义
至疾病进展时间	是指新随机化开始至出现疾病进展或死亡的时间
治疗失败时间	从随机化开始至治疗中止／终止的时间,包括任何中止／终止原因
疾病控制率	CR+PR+SD
客观缓解率	指肿瘤缩小达到一定量并且保持一定时间的患者比例,包括 CR+PR 的病例
总缓解率	经过治疗,CR+PR 患者总数占对于总的可评价病例数的比例
缓解率	达到 CR、PR 的患者占同期患者总数的百分比
临床获益率	CR+PR+SD

附录 4 循证医学证据类别和推荐等级

附表 4-1 CSCO 诊疗指南证据类别 (2019)

证据类别	来源	证据水平及专家共识度
1A	严谨的 Meta 分析、大型随机对照临床研究	高水平；一致共识
1B	严谨的 Meta 分析、大型随机对照临床研究	高水平；基本一致共识，争议小
2A	一般质量 Meta 分析、小型随机对照研究、设计良好的大型回顾性研究、病例 - 对照研究	稍低水平；一致共识
2B	一般质量 Meta 分析、小型随机对照研究、设计良好的大型回顾性研究、病例 - 对照研究	稍低水平；基本一致共识，争议小
3	非对照的单臂临床研究、病例报告、专家观点	低水平；无共识，争议大

附表 4-2　CSCO 诊疗指南推荐等级(2019)

推荐等级	标准
Ⅰ级推荐	1A 类和部分 2A 类证据(可及性好的普适性诊治措施,肿瘤治疗价值相对稳定,基本为国家医保所收录,患者有明确的获益性)
Ⅱ级推荐	1B 类和部分 2A 类证据(在国际或国内已有随机对照的多中心研究提供的高级别证据,但是可及性差或者效价比低,已超出平民经济承受能力的药物或治疗措施;价格昂贵但获益明显的措施,考虑其治疗价值因素,也可列为Ⅱ级推荐)
Ⅲ级推荐	2B 类和 3 类证据(对于正在探索的诊治手段,虽然缺乏强有力的循证医学证据,但是专家组具有一致共识的,推荐医疗人员参考)
不推荐 / 反对	已有充分证据证明不能使患者获益,甚至导致患者伤害的药物 / 医疗技术,专家组具有一致共识的(可以是任何类别等级的证据)